全国医学院校高职高专规划教材

供临床医学类及相关专业用

U0802989

儿 科 学

第2版

主　　编　陈涤民　栾建国

副 主 编　汪小玉　刘杰　绽雁翎　杨正鲁

编写秘书　易礼兰

编　　委（按姓名汉语拼音排序）

陈涤民（湖南医药学院）

刘　杰（邵阳医学高等专科学校）

栾建国（齐鲁医药学院）

万改红（甘肃医学院）

王　卉（齐鲁医药学院）

汪小玉（丽水学院）

杨正鲁（铜仁职业技术学院）

张　莉（齐鲁医药学院）

绽雁翎（河西学院医学院）

北京大学医学出版社

ERKEXUE

图书在版编目（CIP）数据

儿科学 / 陈涤民，栾建国主编 .—2 版 .—北京：北京大学医学出版社，2015.12（2018.1 重印）
全国医学院校高职高专规划教材
ISBN 978-7-5659-1238-2

Ⅰ . ①儿… Ⅱ . ①陈… ②栾… Ⅲ . ①儿科学—高等职业教育—教材 Ⅳ . ① R72

中国版本图书馆 CIP 数据核字（2015）第 229250 号

儿科学（第 2 版）

主　　编：陈涤民　栾建国
出版发行：北京大学医学出版社
地　　址：（100191）北京市海淀区学院路 38 号　北京大学医学部院内
电　　话：发行部 010-82802230；图书邮购 010-82802495
网　　址：http：//www.pumpress.com.cn
E － mail：booksale@bjmu.edu.cn
印　　刷：中煤（北京）印务有限公司
经　　销：新华书店
责任编辑：靳新强　　**责任校对**：金彤文　　**责任印制**：李　啸
开　　本：850 mm × 1168 mm　1/16　　**印张**：15.75　　**字数**：455 千字
版　　次：2011 年 6 月第 1 版　2015 年 12 月第 2 版　2018 年 1 月第 3 次印刷
书　　号：ISBN 978-7-5659-1238-2
定　　价：30.00 元

全国医学院校高职高专规划教材编审委员会

序

医药卫生类高职高专教育是我国医学教育体系的重要组成部分，随着国家对医药卫生体制改革的逐步推进，社会对基层卫生服务人才的需求与日俱增，对新时期高职高专医学人才培养及教材建设提出了更高要求。北京大学医学出版社于2011年组织全国高职高专院校教师编写出版了本套高职高专教材，由于教材的内容精炼、案例经典、符合临床、实用性强，受到众多高职高专院校师生的好评。

高职高专医学教材应服务于人才培养目标，基于高职高专学生的认知特点，以学生为中心、以就业为导向、以职业技能和岗位胜任力培养为根本，与课程、临床岗位和行业需求对接，促进产教融合。为推进教材建设、更好地服务于人才培养目标、将本套教材锤炼为精品之作，北京大学医学出版社对参与这套教材编写与使用的院校进行了深入调研，于2014年下半年正式启动了本套教材的修订再版工作，首先召开了教材编审委员会议，统一了教材修订再版的总体精神，重新审定再版教材目录、对个别主编进行了调整，然后召开了全体主编人会议。本轮教材修订加大了“双师型”和临床实践一线作者的比例，更加紧密地结合国家临床执业助理医师、全国护士执业资格考试大纲，理论、知识强调“必需、够用”；精选案例以促进案例教学；专业课教材的学习目标按布卢姆教育目标分类编写，突出了职业技能和岗位胜任力培养；力求以学生为中心，引导自主学习，渗透职业教育理念。总之，本轮教材在延续上版优点的基础上，体例更加规范，版式更加精美，质量明显提升，适用性更强。

在本次修订再版工作中，各参编院校给予了高度重视和大力支持，众多参编教师投入了极大的热情和精力，在主编带领下克服困难，以严肃、认真、负责的态度出色地完成了编写任务，在此一并致以衷心的感谢！“知行合一、行胜于言”一定程度上体现了职业教育理念，相信在北京大学医学出版社精心组织、编审委员会顶层设计和全体作者对教材的精雕细琢下，这套教材一定能与时俱进、日臻完善，满足新时期高职高专医学人才培养的需求，在教学实践中经受住检验，在教材建设“百花齐放、百家争鸣”的局面中脱颖而出，成为好学、好教、好用的精品教材。

王德炳

前　言

2010年北京大学医学出版社组织全国17所高等医药院校的专家教授进行了高等医药院校高职高专系列教材的编写工作。《儿科学》为系列教材之一，其内容和重点主要根据临床医学三年制专科生的教学大纲，结合临床执业助理医师考试大纲要求而编写的，主要供全国高职高专临床医学专业教学中使用。

为了深化医药卫生体制改革，进一步保障和改善民生，国家更加重视城市社区医院和广大农村乡镇医院硬件建设和医学人才的培养，对高等医药院校医学专科生的人才培养目标有了新的要求，加之医学科学技术不断发展，需要对原教材内容进行修编。2015年初，北京大学医学出版社在原有参编院校的基础上，扩大了参编院校，开展了本套系列教材的改编工作。

在《儿科学》教材改编中，我们遵循以坚持“三基五性”为原则，把握教材知识体系的构建和内容的深度及广度，增加了近年来本学科的新知识、新进展。在编写风格上除正文外，仍增加学习目标、本章小结、病例分析、思考题等，使学生能够掌握本章重点，将理论知识与临床实际相结合，有助于加深记忆，拓展学生的自主学习能力和临床思维能力。

在教材编写过程中，得到了各位编委和所在学校的大力支持，各位编者为确保教材的质量付出了辛勤的劳动，在此一并表示诚挚的感谢。

由于水平有限，书中难免有错误或不妥之处，恳请广大同仁及使用本教材的师生给予批评指正。

陈涤民　栾建国

2015年7月

目 录

第一章 绪 论

学习目标

通过本章内容的学习，学生应能：

识记：

说出儿童年龄分期及各期主要特点。

理解：

列举儿科学的范围与任务；解释儿科学的特点。

应用：

根据儿童特点，确定其年龄分期。

儿科学（pediatrics）是一门研究儿童健康的综合性医学科学，包括小儿生长发育、疾病防治及卫生保健等多个方面的内容。其服务对象在生理、病理、心理等方面都与成人有所不同，他们的共同特点是身心正处在不断发育及成长之中。

第一节 儿科学的范围与任务

儿科学属于临床医学范畴的二级学科，其研究对象是从胎儿到青春期的儿童。凡涉及小儿时期的健康和卫生问题均属儿科学范畴。随着医学模式的转变和儿科医学的发展，又将其分为预防儿科学、发育儿科学、社会儿科学以及临床儿科学。

随着医学研究的进展，儿科学逐渐向专业性更强的三级学科细化发展，并不断派生出新的专业分支。其分化形式主要有以下几种：根据不同年龄阶段的特点，分为围生期儿科学、新生儿医学及青春期医学；以系统划分为呼吸、消化、循环、神经、血液、肾、内分泌等。此外，还有传染病学、急救医学、康复医学等。小儿外科学则是外科学下的三级学科。

儿童是人类社会中最脆弱和最容易受到伤害的人群，保障儿童健康的措施必须通过成人来实施，普及科学育儿的知识已成为儿科学的一项新内容。

儿科学的基本任务包括：①及时有效地诊断与治疗影响小儿身心健康的各种疾病，努力降低发病率和死亡率；②预防各种影响小儿身心健康的疾病及不利的社会环境因素；③保障、改善并促进小儿体格与智能的健康发展。

第二节 儿科学的特点

儿科学与成人医学相比有很多不同之处，主要表现为：①儿童和青少年处于不断生长发育过程之中，除个体的差异外，还有明显的年龄差异；②儿童的机体免疫功能发育尚不完善，预防医学在儿科学中占有更加重要的地位；③小儿的器官、组织发育尚未成熟，储备和代偿能力较差，遇到较重的疾病和感染往往发展迅速，病情凶险；③儿童对疾病造成的损伤修复能力较强，及时正确的康复治疗对某些疾病的预后有重要意义。因此，在学习儿科学时绝不可将小儿视为成人的缩影。

1. 解剖特点 从出生到长大成人，小儿在外观上不断变化，体格发育指标如身长（高）、体重、头围、胸围等的增长，身体各部位比例的改变，骨骼发育如颅骨缝、囟门的闭合、骨化中心的出现、出牙换牙等均有一定的规律；内脏器官的大小、位置，以及皮肤、肌肉、神经、淋巴等系统均随着年龄的增长而变化。

2. 生理生化特点 小儿各系统器官的功能也是从不成熟到成熟，许多生理生化指标参考值如心率、呼吸、血压、外周血象及体液成分等均与成人不同。例如，婴儿每天体内的水交换量约等于细胞外液的 1/2，而成人仅为 1/7，前者比后者快 3～4 倍。小儿肾浓缩功能也不如成人，因此在出现腹泻等疾病时小儿比成人更易出现脱水。

3. 免疫特点 年幼儿童的免疫系统发育不完善，容易患感染性疾病。3～5 个月的婴儿从母体获得的 IgG 逐渐消失，加上此时分泌型 IgA 不足，因此易患呼吸道和胃肠道感染性疾病。一般要到 6～7 岁时小儿自身合成 IgG 的能力才达到成人水平，机体抵抗力逐渐提高。

4. 病理特点 同一致病因素对儿童所致的病理反应与成人有所不同，如维生素 D 缺乏在婴幼儿可引起佝偻病，在成人则表现为骨软化病；肺炎链球菌所致的肺部感染，在婴幼儿多表现为支气管肺炎，而在年长儿和成人则以大叶性肺炎较常见。

5. 疾病谱特点 儿童与成人有很大区别，如新生儿先天性疾病及高胆红素血症较多见，婴幼儿有热性惊厥，这些病在成人少见；小儿肿瘤以白血病多见，而成人则以肺癌、肝癌、胃癌等多见；心血管疾病中小儿先天性心脏病多见，成人则以冠心病多见。

6. 临床表现特点 小儿时期若患急性感染性疾病时，多有以下两种与成人不同的表现：①起病急、来势凶猛，缺乏局限能力，可迅速伴有中毒性脑病、败血症及中毒性休克；②新生儿及体弱儿可表现为体温不升、反应低下、外周血白细胞不增加或减少等。

7. 诊断特点 各年龄阶段小儿患病种类、临床表现等都有独特之处。以小儿无热惊厥为例，发生在新生儿期者应多考虑与产伤、窒息、颅内出血或先天异常有关，6 个月以内婴儿应考虑手足搐搦症，年长儿主要考虑癫痫。所以诊断时必须重视年龄因素，详细询问病史，认真查体，严密观察病情，才能早期做出正确诊断。

8. 治疗特点 急重症要做到分秒必争，及时诊治；用药必须注意儿童特点，严格按照小儿剂量，通常可按小儿体重或体表面积计算药量及给药速度；在对症处理（如退热、止抽等）后应注意病因及并发症治疗；细致观察、护理，支持疗法及心理安慰等都很重要。

9. 预后特点 小儿患病时虽然起病急，但如诊治及时，恢复也较快；否则，病情进展快，易恶化，预后亦较差。年龄小、体弱、危重病儿的临床表现往往缺乏特异性，且病情变化迅速，对患儿应密切观察，采取相应的有力措施，力争使患儿度过危重时期。

10. 预防特点 加强预防措施是降低小儿发病率和死亡率的重要环节。广泛推行计划免疫，预防传染病；重视儿童保健，宣传科学育儿法；及早筛查和发现先天性、遗传性疾病，并加以干预和矫治等都属于预防的范畴。

第三节 小儿年龄分期

根据小儿的解剖、生理和心理特点，一般将小儿年龄分为七个期。由于小儿生长发育为一个连续过程，各期之间既有区别，又有联系，不能截然分开。

1. 胎儿期（fetal period） 从受精卵形成到胎儿出生，共 280 天，约 40 周。此期又分为胚胎期和胎儿期。胚胎期指妊娠最初 8 周，此时为机体各器官原基分化的关键时期。妊娠第 9 周开始直至出生为胎儿期。胎儿容易受到母体异常因素的影响，诸如孕母有严重内分泌疾病、病毒感染、营养缺乏症、接触放射线、某些药物等理化因素刺激、吸烟酗酒及各种遗传疾病等，均可影响胎儿的正常生长发育，导致流产、畸形或宫内发育不良等，所以加强孕期与胎儿保健十分重要。

2. 新生儿期（neonatal period） 从胎儿出生脐带结扎时开始，至出生满 28 天为新生儿期。在该时期内小儿脱离母体转而独立生存，所处的内外环境发生巨大变化，但其适应能力尚不完善。此外，分娩过程中的损伤、感染延续存在，先天性畸形也常在此期表现。新生儿期尤其在出生第一周发病率及死亡率较高，是需要特殊保护的年龄段。

围生期（perinatal period）在我国是指从妊娠 28 周至出生后 7 足天的时期。“围生期死亡率”是评价一个国家和地区妇幼卫生工作质量的重要指标之一。该时期的保健主要由产科和儿科共同承担，还需要多学科协作。

3. 婴儿期（infant period） 自胎儿娩出脐带结扎至 1 周岁，其中包括新生儿期。此期为小儿生长发育最迅速的时期，每日需要的总热量和蛋白质相对较高，但其消化功能尚不完善，易发生消化和营养紊乱性疾病。婴儿期体内来自母体的免疫抗体逐渐消失，而自身免疫系统尚未完全成熟，对疾病的抵抗力较低，易患感染性疾病。此期的保健重点为提倡母乳喂养、指导合理营养、及时添加辅食、实施计划免疫和预防感染。

“婴儿死亡率”是指婴儿出生后不满周岁死亡人数同出生人数的比率。一般以年度为计算单位，以千分比表示，是反映一个国家和地区居民健康水平及社会经济发展水平的重要指标，特别是反映妇幼保健工作水平的重要指标。

4. 幼儿期（toddler period） 从 1 周岁到满 3 周岁称为幼儿期。此期幼儿的生长发育速度稍减慢，活动范围增大，接触周围事物增多，智能发育较快，语言、思维和对人及物的反应能力增强，但识别危险的能力尚不足，应注意防止意外和中毒。饮食从乳汁逐渐过渡到成人饮食，断奶后膳食结构变化极大，应注意预防营养缺乏和消化功能紊乱。由于接触外界较广，感染机会较前增多，而自身免疫力尚不够健全，故仍应注意预防感染性疾病。

5. 学龄前期（preschool age） 3 周岁后到 6 ~ 7 岁入小学前为学龄前期。此期体格生长趋稳步增长，智能发育更迅速，求知欲及模仿性强，具有高度可塑性。因此，要注意培养良好的道德品质和生活习惯。学龄前期儿童防病能力虽有所增强，但因接触面更广，发生感染性疾病和意外伤害的可能性仍较高，并易患免疫性疾病，如急性肾小球肾炎、风湿热等。

6. 学龄期（school age） 从 6 ~ 7 岁入小学起到 12 ~ 14 岁称为学龄期。此期体格生长仍稳步增长，智能发育更成熟，理解、分析、判断等综合能力增强，是接受文化教育的重要时期。除生殖系统外，各系统器官功能的发育到本期末已接近成人水平。各种疾病的发病率在这个时期有所降低，但应注意预防近视和龋齿，保证足够的营养和睡眠，安排有规律的生活、学习和锻炼。

7. 青春期（adolescence） 从第二性征出现到生殖功能发育成熟、身高停止增长的时期称为青春期。本期的特点是在体格发育加速的基础上，生殖系统迅速发育成熟。女孩的体格和性器官发育比男孩要早 2 年，其青春期为 11 ~ 12 岁至 17 ~ 18 岁，男孩的青春期为 13 ~ 15 岁至 19 ~ 21

岁。不同地区及民族有一定的个体差异。青春期儿童可发生各种行为、心理及体格方面的疾病，如视力障碍、肥胖、痛经、心理异常等。此期应注意加强性教育及卫生、心理方面指导，避免不良习惯，引导他们树立正确的人生理想，注重德智体全面发展。

第四节　我国儿科学的发展与展望

我国医学有数千年历史，在儿科学方面也积累了丰富的经验，并为祖国医学的发展作出了卓越贡献。早在春秋战国时代，名医扁鹊被誉为“小儿医”。我国最早的医书《黄帝内经》中已有小儿疾病的描述。1973 年长沙马王堆 3 号汉墓出土的帛书医方中也发现有婴儿索痉、婴儿瘛痫等记载。唐代孙思邈著《备急千金要方》，已按病症分类记述小儿疾病。唐朝时期开始在太医署内设少小科与内、外、五官科并列。宋代儿科发展迅速，钱乙的《小儿药证直诀》、刘昉的《幼幼新书》和陈文中的《小儿病源方论》均为著名的儿科专著。明代儿科预防成就突出，薛凯提出用烧灼脐带法预防新生儿破伤风；张琰的《种痘新书》中记载了人痘接种预防天花，较西欧真纳发明牛痘早 100 年。清代的《幼科铁镜》《幼儿集成》等均为祖国儿科医学的瑰宝。

20 世纪初期为近代儿科学崛起时期。20 世纪 30 年代西医儿科学在我国逐渐受到重视，1937 年中华医学会儿科学会在上海成立。40 年代各大城市医院开始普遍设立儿科。1943 年，我国近代儿科学的奠基人诸福棠主编的《实用儿科学》问世，成为我国第一部较完整的儿科医学参考书。新中国成立以来，党和政府非常关心和重视儿童医疗卫生事业的发展，在城乡各地建立和完善了儿科医疗保健机构，使儿童的生长发育监测、先天性疾病的筛查、计划免疫和儿童“四病”的防治得以落实。儿童常见病、多发病得到及时诊治，传染病发病率明显下降，抗生素的发展及广泛应用使儿童感染性疾病的发病率和死亡率逐年降低。20 世纪 90 年代以来大力提倡母乳喂养，以及配方乳、代乳食品的研究和提供，使儿童的生长发育水平不断提高，营养不良的发病率显著下降。

由于多种因素影响，我国城乡及区域之间医疗资源配置仍然不够合理，儿童疾病防治机构发展不平衡，致使农村和后发展地区的医疗条件、儿童医疗保健水平仍然较低，儿童急性传染病、营养不良发病率明显高于发达地区，农村婴儿死亡率和 5 岁以下儿童死亡率是城市的一倍，这些地区儿童的整体发育仍处于较低水平。

21 世纪以来，由于人们生活水平提高，医疗技术水平的进步，以及食品、环境方面出现的问题，我国儿科疾病谱也出现了一些新变化，高血压、高血脂、糖尿病、肥胖症呈现年轻化趋势，相关的慢性疾病逐渐增多；儿童心理行为、精神卫生方面的问题也有所增加，给儿科医疗工作者提出了新的挑战和研究课题。在新的时期，我们应当高度重视成人疾病在儿童期的早期干预和预防、环境污染和食品安全对儿童健康的影响、胎儿畸形和儿童先天性疾病的预防及筛查、儿童心理行为及精神卫生方面疾病的预防和治疗，要重视和发展儿童康复医学，降低儿童疾病的致残率。

21 世纪是生命科学时代，分子生物工程学的发展为临床诊断和治疗开辟了新的途径。一些儿科疾病的基因诊断、基因治疗将得到发展和普及，对部分疾病易感基因的识别、风险人群生活方式、环境因子的干预也将逐步开展。生物医药的研究成果为一些疾病提供了新的有效治疗方法。可以预见，人类后基因组学和蛋白质组学的研究将进一步揭示遗传性、代谢性疾病的本质，并在疾病的治疗和预防方面取得重大的突破。

2011 年，国务院颁布了《中国儿童发展纲要（2011—2020）》，提出将加大妇幼卫生经费投入，加强妇幼卫生服务体系建设，这些措施以及 21 世纪分子生物工程学和相关学科的创新成果，必将促进儿科学的快速发展，进一步提高我国儿童的医疗保健水平。

本章小结

儿科学服务对象是从胎儿期到青春期的儿童，研究范畴涉及发育儿科学、预防儿科学、临床儿科学。根据儿童生长发育特点，将小儿分为胎儿期、新生儿期、婴儿期、幼儿期、学龄前期、学龄期、青春期。儿科学与成人医学比较有很多不同之处，特别是在解剖、生理、免疫、临床表现和疾病诊治等方面有各自的特点，决不能将小儿视为成人的缩影。21世纪以来，我国儿科疾病谱出现一些新变化，高血压、高血脂、糖尿病、肥胖症等呈现年轻化趋势，儿童心理行为、精神卫生方面的问题也有所增加，给儿科医疗工作者提出了新的挑战和研究课题。

思考题

1. 说出小儿各期的特点。
2. 简述儿科疾病临床表现特点、诊断特点和治疗特点。

（陈涤民）

第二章　生长发育

学习目标

通过本章内容的学习，学生应能：

识记：

复述小儿生长发育规律，说出小儿体格生长发育常用指标及其正常平均值，描述小儿牙齿、骨骼、动作、语言等发育特点。

理解：

解释生长发育规律，列举小儿体格生长评价的常用方法及评价内容。

应用：

根据生长发育规律及生长发育特点对不同年龄阶段小儿的生长发育状况做出正确评价。

小儿机体总是处在生长发育的动态变化过程中。生长发育是儿童不同于成人的重要特点。生长是指儿童体格的增长和器官形态的增大，是量的变化；发育是指细胞组织结构的成熟和生理功能的完善，为质的改变。生长和发育两者紧密相关，生长是发育的物质基础，而发育的成熟状况又反映在生长的量的变化上。

第一节　生长发育规律及其影响因素

小儿的生长发育不论在总的速度上或各器官、系统的发育顺序上，都遵循着一定规律。认识小儿生长发育的规律及其影响因素，有助于儿科医生对儿童生长发育状况的正确评价与指导。

一、生长发育规律

1. 生长发育的连续性和阶段性　生长发育是一个连续不断的过程，贯穿于整个小儿期，但在不同年龄阶段的生长发育速度不同，呈阶段性。例如体重和身长在生后第一年，尤其前3个月增长很快，出生后第一年为第一个生长高峰；第二年以后生长速度逐渐减慢；到青春期生长速度又加快，出现第二个生长高峰。

2. 各系统、器官生长发育的不平衡性　小儿各系统发育快慢不同，各有先后。如神经系统发育较早；生殖系统发育较晚，青春期才开始发育；淋巴系统在儿童期发育迅速，于青春期前达高峰，以后逐渐下降至成人水平。年幼时皮下脂肪发育较发达，肌肉组织的发育到学龄期才加速，其他系统如心、肝、肾的发育基本与体格增长保持平衡（图 2-1）。这种各系统发育速度的不同与其在不同年龄的生理功能有关。

3. 顺序性　生长发育遵循一定的顺序规律：①由上到下，如先会抬头、后抬胸，再会坐、立、行；②自近到远，如从臂到手，从腿到脚的活动；③由粗到细，如手拿物品从全掌抓握到手指拾取；④由简单到复杂，如先画直线后画圈、图形；⑤由低级到高级，如先会看、听、感觉事物，认识事物，再发展到具有记忆、思维、分析、判断能力。

4. 生长发育的个体差异性　儿童生长发育虽然遵循一般的发展规律，但在一定范围内受机体内、外因素的影响，存在着相当大的个体差异。每个人生长的"轨道"不会完全相同。因此，儿童的生长发育水平有一定的正常范围，所谓的正常值不是绝对的，评价时必须考虑个体的不同影响因素，才能做出正确的判断。

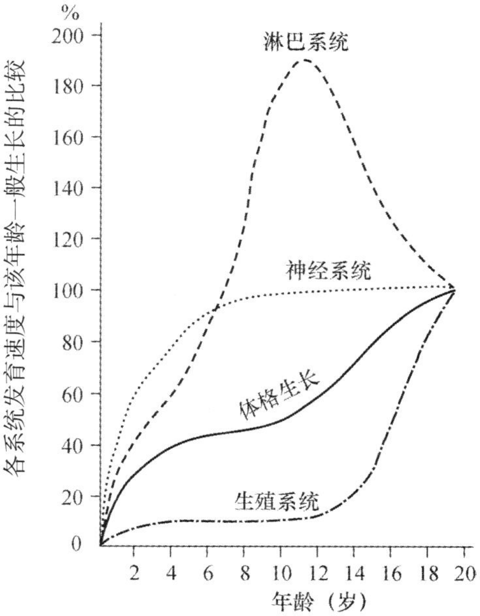

图 2-1　各系统器官生长发育不平衡示意图

二、影响生长发育的因素

遗传因素和环境因素是影响儿童生长发育进程的两个最基本因素。遗传决定了生长发育的潜力，同时这种潜力从受精卵开始就受到环境因素的作用与调节，表现出个人的生长发育模式，环境决定了生长发育的速度及最终能达到的程度。生长发育水平是遗传与环境共同作用的结果。

（一）遗传因素

细胞染色体所载基因是决定遗传的物质基础。小儿生长发育的特征、潜力、趋向、限度等都受父母双方遗传因素的影响，如皮肤和头发的颜色、面部特征、身材高矮、性成熟的迟早、对营养素的需要量、对传染病的易感性等都与遗传有关。遗传性疾病无论是染色体畸形或代谢性缺陷对小儿生长发育均有显著影响。性别的差异也影响生长发育，如女孩的平均身高、体重值较同龄男孩小，而女孩在语言方面的发育略早于男孩。

（二）环境因素

1. 营养　充足和合理的营养是小儿生长发育的物质基础，是保证小儿健康成长极为重要的因素。宫内营养不良的胎儿不仅体格生长落后，严重时还会影响脑的发育；出生后营养不良，特别是第 1～2 年的严重营养不良，可影响体重、身高及智能的发育，使机体的免疫、内分泌、神经调节等功能低下。年龄越小生长发育受营养因素的影响越大。

2. 疾病　疾病对生长发育的影响十分明显。急性感染常使体重减轻；慢性疾病则影响体重和身高的增长；内分泌疾病常引起骨骼生长和神经系统发育迟缓或异常发育；先天性疾病及遗传代谢病对体格和神经精神发育产生的影响更为明显。

3. 孕母情况　胎儿在宫内的发育受孕母生活环境、营养、情绪、疾病等各种因素的影响。母亲妊娠早期病毒性感染可导致胎儿先天畸形；孕母严重营养不良可引起流产、早产和胎儿体格生长以及脑的发育迟缓；孕母受到某些药物、毒物、放射线照射及精神创伤等均可使胎儿发育障碍。

4. 生活环境　良好的居住环境如阳光充足、空气新鲜、水源清洁、无噪音、居住条件舒适，良好的生活习惯、科学护理、良好教养、体育锻炼、完善的医疗保健服务等都是促进儿童生长发育达到最佳状态的重要因素。反之，则带来不良影响。

第二节　体格生长发育与评价

一、体格生长常用指标

一般常用的体格生长指标有体重、身高（长）、坐高（顶臀长）、头围、胸围、上臂围、皮下脂肪厚度等。胎儿时期至成人身体各部分比例见图 2-2。

（一）体重

体重（weight）为各器官、组织及体液的总重量。是反映体格发育的重要指标，也是临床儿科计算给药量和补液量的重要依据。

我国 2005 年九市城区调查结果显示平均男婴出生体重为 3.33 ± 0.39kg，女婴为 3.24 ± 0.39kg，与世界卫生组织的参考值相近（男 3.3 kg，女 3.2 kg）。生后一周由于摄入不足，加之水分丢失、胎粪排出，可出现生理性体重下降，在出生后 3 ~ 4 日达最低点（下降 3% ~ 9%），以后逐渐回升，生后 7 ~ 10 日应恢复到出生时体重。如果体重下降超过 10% 或至第 10 天还未恢复到出生时体重，则为病理状态，应分析其原因。

小儿年龄越小，体重增长越快。前半年每月平均增加 600 ~ 800g，其中第 1 个月可增加 1 ~ 1.5 kg；后半年每月平均增加 300 ~ 400g。出生后 3 个月体重约等于出生时体重的 2 倍（6kg）；1 岁时达 3 倍（9kg），是生长发育的第一个高峰；出生后第二年体重增加 2.5 ~ 3.5kg，2 岁时体重约为出生时的 4 倍（12kg）；2 岁至青春前期体重增长减慢，平均每年增长 2kg。

评价儿童体格生长时应以个体儿童体重增长的变化为依据，当无条件测量体重时，为便于医务人员计算小儿用药量和液体量，可用以下公式估算体重：

1 ~ 6 个月婴儿体重（kg）＝出生体重（kg）＋月龄 ×0.7

7 ~ 12 个月婴儿体重（kg）＝6（kg）＋月龄 ×0.25

2 ~ 12 岁儿童体重（kg）＝年龄 ×2＋8（kg）

进入青春期后，受内分泌的影响，体重增长较快，不能再按上述公式计算。

（二）身高（长）

身高（standing height）指从头顶到足底的垂直距离，代表头部、脊柱与下肢长度的总和，是反映骨骼发育的重要指标。3 岁以下小儿采取仰卧位测量，称为身长，3 岁以后采取立位测量称身高。

身高（长）的增长规律与体重相似。年龄越小增长越快，也出现婴儿期和青春期两个生长高峰。正常新生儿出生时身长平均为 50cm；出生后第一年身长增长最快，增长约 25cm，其中前 3 个月身长增长 11 ~ 12cm，约等于后 9 个月的增长值，故 1 岁时身长约 75cm；第二年增长速度减慢，约 10cm，即 2 岁时身长约 85cm；2 岁以后身高（长）稳步增长，平均每年增长 5 ~ 7.5cm。2 ~ 12 岁小儿身高（长）可按下列公式粗略推算：

身高（长）（cm）＝年龄 ×7＋75（cm）

身高（长）的增长受遗传、内分泌、营养、运动和疾病等因素的影响，短期的疾病与营养波动不易影响身高（长）的生长。明显的身材异常多见于甲状腺功能减低、生长激素缺乏、长期营养不良等。一般低于正常身高（长）平均数的 20% 以上，则为异常，应查找原因。

（三）坐高（顶臀长）

坐高（sitting height）指从头顶至坐骨结节的长度，3 岁以下小儿取仰卧位测量，又称顶臀长。坐高代表头颅与脊柱的发育。

小儿坐高增长规律与上部量相同。随下肢增长速度逐渐加快，坐高占身高的百分比则逐渐下

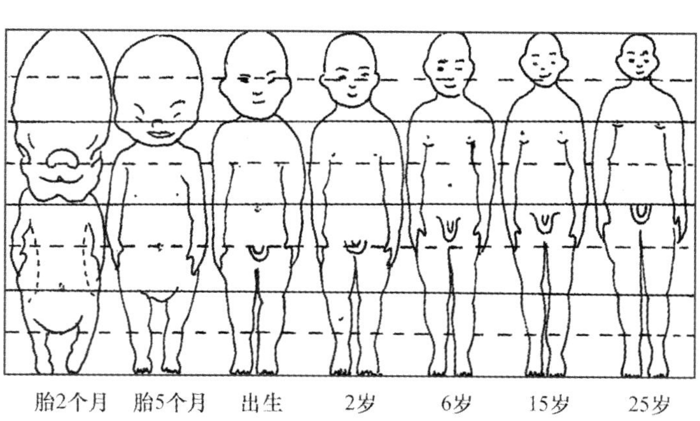

图 2-2　胎儿时期至成人身体各部分比例示意图

降，由出生时的 67% 降至 14 岁时的 53%。此百分比显示了上、下身比例的改变，比坐高绝对值更有意义。任何影响下肢生长的疾病，如甲状腺功能低下、软骨营养不良等可使坐高与身高的比例停留在幼年状态。

（四）头围

头围（head circumference，HC）是指自眉弓上缘经枕后结节绕头一周的长度，它反映脑和颅骨的发育。

胎儿时期脑发育最快，故出生时头围相对较大，平均约为 34cm。头围在 1 岁以内增长较快，出生前 3 个月和后 9 个月均增长 6cm，故 1 岁头围约为 46cm；1 岁以后头围增长明显减慢，2 岁约为 48cm，5 岁约为 50cm，15 岁接近成人，为 54～58cm。头围的测量在 2 岁前最有价值。头围过小提示脑发育不良；过大提示可能为脑积水。

（五）胸围

胸围（chest circumference）是平乳头下缘水平绕胸一周的长度。胸围的大小反映胸廓、皮下脂肪、胸背部肌肉及肺的发育程度。

小儿出生时胸围比头围小 1～2cm，平均为 32cm；1 岁时头围与胸围大致相等，1 岁以后胸围超过头围，1 岁至青春前期胸围超过头围的厘米数约等于小儿岁数减 1。

（六）上臂围

上臂围（upper arm circumference）是沿肩峰与尺骨鹰嘴连线中点水平绕上臂一周的长度，反映上臂骨骼、肌肉、皮下脂肪和皮肤的发育水平。常用于评估小儿的营养状况。

1 岁以内上臂围增长迅速，尤以前半年为快；1～5 岁期间增长缓慢，为 1～2cm。在测量体重、身高不方便的地区，可用上臂围测量筛查 5 岁以下小儿的营养状况。评估标准为：＞13.5cm 为营养良好，12.5～13.5cm 为营养中等，＜12.5cm 为营养不良。

（七）皮下脂肪

皮下脂肪占全身脂肪的 50% 以上，测量皮下脂肪的厚度不仅可以反映全身脂肪量的多少，还可以判断肥胖或营养不良的程度。临床常测量腹部皮下脂肪：在腹部锁骨中线上平脐处，测量时皮褶方向与躯干长轴平行，测量者用拇指与示指捏起皮肤和皮下脂肪，两手指间的距离为 3cm，将钳板置捏起的皮褶两边至底部并钳住，测量其厚度。

二、骨骼和牙齿的发育

（一）骨骼发育

1. 颅骨的发育　颅骨随脑的发育而增大，其发育较面部骨骼为早。可通过头围和囟门的大小以及骨缝闭合情况来衡量颅骨的发育（图 2-3）。婴儿出生时颅骨缝稍有分开，于 3～4 个月时闭合。

（1）前囟：为顶骨和额骨交界处形成的菱形间隙（图 2-3），出生时为 1.5～2.0cm（对边中点连线长度），随颅骨发育而增大，6 个月后逐渐骨化而变小，在 1～1.5 岁时闭合。前囟的检查在儿科临床极为重要，前囟过小或闭合过早见于小头畸形；前囟过大或闭合过晚见于佝偻病、先天性甲状腺功能减低症或脑积水患儿等；前囟饱满常提示颅内压增高，见于脑积水、脑炎、脑膜炎、脑肿瘤等疾病；前囟凹陷见于极度消瘦或脱水患儿。

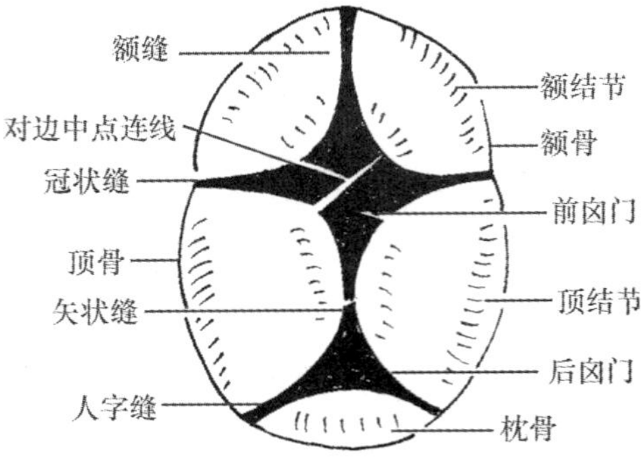

图 2-3　小儿的囟门示意图

（2）后囟：后囟为顶骨与枕骨交界处形成的三角形间隙，出生时即已很小或已闭合，最迟于生后 6～8 周闭合。

2. 脊柱的发育　脊柱的增长反映脊椎骨的发育。出生后第一年脊柱增长快于四肢，1 岁以后四肢生长快于脊柱。出生时脊柱的生理弯曲不明显，仅轻微后凸。3 个月左右随抬头动作的发育出现颈椎前凸，此为脊柱第 1 个生理弯曲；6 个月会坐后出现胸椎后凸，为脊柱第 2 个生理弯曲；1 岁左右开始行走时出现腰椎前凸，为脊柱第 3 个生理弯曲；至 6～7 岁脊椎的自然弯曲为韧带所固定。脊柱的生理弯曲与直立姿势有关，有利于身体平衡。儿童不正确的坐、立、走姿势及骨骼疾病均可引起脊柱畸形。

3. 长骨的发育　长骨的生长和成熟与体格生长有着密切的关系。主要依靠其干骺端的软骨骨化和骨膜下成骨作用使之增长、增粗，干骺端骨骺融合则标志着长骨生长结束。

随着年龄的增长，长骨干骺端的骨化中心按一定的顺序和部位有规律地出现。骨化中心的出现可反映长骨的生长成熟程度。通过 X 线检查长骨干骺端骨化中心的出现时间、数目及形态变化，并将其标准化，即为骨龄（bone age）。骨龄反映儿童发育成熟度，较实足年龄更为准确。观察腕部骨化中心出现的顺序及数目，是评价骨龄的简单方法。出生时腕部无骨化中心，出生后腕部骨化中心的出现次序是：头状骨、钩骨（3 个月左右）、下桡骨骺（约 1 岁）、三角骨（2～2.5 岁）、月骨（3 岁左右）、大、小多角骨（3.5～5 岁）、舟骨（5～6 岁）、下尺骨骺（6～7 岁）、豆状骨（9～10 岁）。10 岁时出全，共 10 个，故 1～9 岁腕部骨化中心的数目约为其岁数加 1。骨龄的测定有助于诊断某些疾病，如骨龄超前，可见于中枢性性早熟、先天性肾上腺皮质增生症；骨龄落后，应考虑生长激素缺乏症、甲状腺功能减低症等。

（二）牙齿的发育

牙齿的发育与骨骼有一定的关系，但牙齿与骨骼的生长不完全平行。人一生有两副牙齿，即乳牙（共 20 个）和恒牙（共 32 个）。

1. 乳牙　出生时在颌骨中已有骨化的乳牙芽孢，但未萌出，生后 4～10 个月乳牙开始萌出，约 2.5 岁出齐，2 岁以内乳牙的数目为月龄减 4～6。但乳牙的萌出时间也存在着较大的个体差异，12 个月后未出牙为乳牙萌出延迟。乳牙萌出顺序一般为下颌先于上颌、自前向后（图 2-4）。

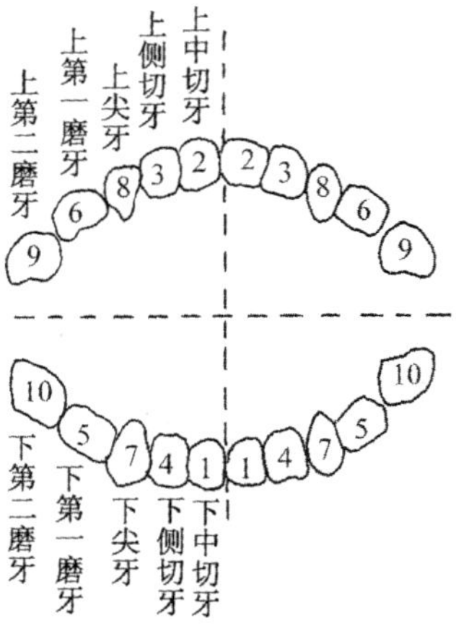

图 2-4　乳牙萌出顺序示意图

2. 恒牙　恒牙的骨化从新生儿时开始，6 岁左右萌出第 1 颗恒牙即第 1 磨牙，位于第 2 乳磨牙之后；6～12 岁乳牙按萌出先后逐个被同位恒牙代替，其中第 1、2 前磨牙代替第 1、2 乳磨牙；12 岁左右萌出第 2 恒磨牙；18 岁以后出第 3 恒磨牙（智齿），但也有人终生不出此牙。

三、生殖系统的发育

受下丘脑 - 垂体 - 性腺轴（HPGA）的调节，生殖系统迟滞青春期才开始迅速发育，青春期持续 6～7 年，可划分为 3 个阶段：①青春期前期：2～3 年。女孩 10～12 岁，男孩在 11～13 岁，开始性腺、性器官发育，出现第二性征，体格生长明显加速。②青春期中期：2～3 年。女孩 13～16 岁，男孩在 14～17 岁，体格生长速度达高峰，第二性征全部出现，性器官在解剖和生理功能上均已成熟。③青春期后期：3～4 年。女孩 17～21 岁，男孩 18～24 岁，体格生长停止，生殖系统的发育完全成熟。

青春期生长的年龄与第二性征出现顺序有很大个体差异。性早熟是指女孩在 8 岁以前，男孩 10 岁以前出现第二性征，即青春期提前出现；女孩 14 岁以后，男孩 16 岁以后无第二性征出现为性发育延迟。

（一）男性生殖系统的发育

男性生殖系统发育包括男性生殖器官的形态、功能发育和第二性征的发育。第二性征发育主要表现为阴毛、腋毛、胡须、变声和喉结的出现。通常 10～11 岁时睾丸、阴茎开始增大，12～13 岁时开始出现阴毛；14～15 岁时出现腋毛，声音变粗；16 岁后长出胡须，出现痤疮、喉结，肌肉进一步发育。首次遗精是男性青春期的生理现象，多在阴茎开始增大一年后或第二生长高峰后出现。

（二）女性生殖系统的发育

女性生殖系统发育包括女性生殖器官的形态、功能发育和第二性征发育。第二性征发育以乳房、阴毛、腋毛发育为标志。通常 9～10 岁时骨盆开始增宽，乳头发育，子宫逐渐增大；10～11 岁时乳房发育，阴毛出现；13 岁左右乳房进一步增大，有较多阴毛和腋毛，出现初潮，月经初潮是性功能发育的主要标志，大多在乳房发育 1 年后或第二生长高峰后出现。

四、体格生长的评价

充分了解小儿各年龄期生长发育的规律和特点，正确评价其生长发育状况，及早发现问题，给予适当的指导与干预，对促进儿童的健康成长十分重要。

（一）体格生长评价的常用方法

1. 均值离差法　该方法是目前最常用的、适用于儿童发育状况呈正态分布。以均值（X）为基值，标准差（SD）为离散距，X ± 1SD 包含 68.3% 的儿童生长水平；X ± 2SD 包含 95.4% 的儿童生长水平；X ± 3SD 包含 99.7% 的儿童生长水平。X ± 2SD 为正常值范围，若超出 X ± 2SD 者为异常，应注意病理现象。

2. 中位数百分位法　国际上常用的体格生长评价方法，适用于正态和非正态分布状况。以第 50 百分位（P50）为中位数，其余百分位数为离散距，常用 P3、P10、P25、P50、P75、P90、P97。当大量数据呈正态分布时，P50 相当于 X，P3 相当于 X-2SD，P97 相当于 X＋2SD。P3～P97 包含总体的 95%。不同测量指标数值也可按不同年龄画成正常曲线供比较用。

3. 指数法　根据机体各部分的比例关系，制订出特定的指数来评价生长发育。常用的有 BMI 指数即身体质量指数，简称体质指数：体重（kg）/ 身高（m）的平方，实际含义为单位面积所含的体重数。目前 BMI 指数是确定成人肥胖的最常用指标。

4. 相关法　利用体重、身高、胸围、臂围等多项指标综合评价，可了解体形。是目前认为较好的评价方法。其优点是对多项体格发育的指标测量后，若各数值不在同一水平而难以解释时，可用此法评价，可清楚了解被评价者的体形，缺点是比较繁琐，也看不出小儿的生长速度。

5. 生长发育图评价法　根据同一性别、各年龄组小儿的某项体格生长指标（如身高、体重等）的主要百分位数值（离差法的均值和标准差值也可用），标在坐标纸上，分别连成参考曲线，制成生长发育曲线图，作为评价儿童生长的指标。可较客观地了解小儿目前所处的体格发育水平及动态变化，看出发育趋势和生长速度为向下（下降）、向上（增长）或平坦（不增），及时发现偏离，分析原因予以干预。

（二）体格生长评价的基本要求

1. 准确的测量用具及统一的测量方法　必须应用准确和恒定的测量工具，严格按照规范的测量方法，这样测得的数据才有进行评价的价值。

2. 定期纵向观察　不能单凭一次检查结果就得出关于儿童体格发育的结论，必须长期、定期地纵向随访，有一系列的生长测量数据，最好画出曲线与参考曲线对比，才能真正了解该儿童的生长规律。

3. 参考人群值　在有代表性的人群中测得小儿体格生长的各种指标，作为评价应用参考数据。世界卫生组织 2006 年正式启用新的 WHO 儿童生长标准；我国 2005 年中国九大城市儿童的体格生长数据可作为目前中国儿童“参数”值，用于制备我国儿童生长发育曲线和比较儿童的营养生长状况。

（三）体格生长评价内容

1. 生长发育水平　将某一年龄时点所测得的某一项体格生长指标测量值（横断面测量）与参考人群值比较，得到该儿童在同质人群中所处的位置，即为此儿童该项体格生长指标在此年龄的生长发育水平，通常以等级表示其结果。生长水平包括所有单项体格生长指标，如体重、身高（长）、头围、胸围、上臂围等，可用于个体或群体儿童的评价。发育水平评价的优点是简单、易行，但忽略了个体间的差异，且不能预示其生长发育趋势。

2. 生长速度　对某一单项体格生长指标定期连续测量（纵向观察），将获得的该项指标在某一年龄阶段的增长值即是该项体格生长指标的生长速度。这种动态纵向观察的方法可发现小儿自己的生长轨道，体现个体差异。因此，生长速度的评价较发育水平更能真实地了解儿童生长状况。

3. 匀称程度　是对体格生长指标之间关系的评价。通常用一定身高的体重表示一定身高的相应体重范围，间接反映身体的密度与充实度。也可以用坐高（顶臀长）/ 身高（长）的比值反映下肢发育状况，结果以身材匀称或不匀称表示。

第三节　神经心理发育与评价

一、小儿神经心理发育

在儿童成长过程中，神经心理的正常发育与体格生长具有同等重要的意义。小儿神经心理发育大量反映为日常的行为，故又称之为行为发育。包括感知、运动、语言、情感、思维、判断、意志和性格等方面。小儿神经心理发育的基础是神经系统的发育，尤其是脑的发育。除先天遗传因素外，神经心理的发育与环境密切相关。

（一）神经系统的发育

小儿神经系统的发育较早，出生时脑重约 370g，占体重的 1/9 ~ 1/8，此时神经细胞数目已与成人相同，但其树突与轴突少而短。生后第一年脑生长发育迅速，6 个月达 600 ~ 700g，1 岁时 900g，10 岁时已达成人脑重（约 1500g），出生后脑重的增加主要是由于神经细胞体积增大和树突的增多、加长，以及神经髓鞘的形成和发育。神经髓鞘的形成和发育在 4 岁左右完成，在此之前，尤其在婴儿期，刺激引起的神经冲动传导缓慢，且易于泛化，不易形成明显的兴奋灶，小儿易疲劳继而容易进入睡眠状态。

出生时脊髓已基本发育成熟，2 岁时接近成人。小儿脊髓相对比成人长，新生儿脊髓下端在第2腰椎下缘，4岁时上移至第1腰椎，因此在对婴幼儿腰椎穿刺时位置应偏低，避免损伤脊髓。婴儿肌腱反射较弱，腹壁反射和提睾反射也不易引出，到1岁时才稳定。3～4个月前的婴儿肌张力较高，凯尔尼格征（Kernig sign）可为阳性，2岁以下儿童巴宾斯基征（Babinski sign）阳性亦可为生理现象。

（二）感知的发育

1. 视感知　出生时已有视觉感应功能，瞳孔有对光反应，但因视网膜视黄斑区发育不良和眼外肌协调性差，只能看清15～20cm范围内的实物。1个月时可凝视光源，2个月时可协调注视物体，开始有头眼协调；3～4个月头眼协调较好，可追寻活动的人或物体所在的方位；4～5个月开始能认识母亲，见到奶瓶表示喜悦。6～7个月时目光可随上下移动的物体垂直方向转动；8～9个月时可以注视远距离的物体；18个月时已能区别各种形状；2岁时可区别垂直线与横线；5岁时已可区别各种颜色；6岁时视深度已充分发育。

2. 听感知　出生时鼓室充满羊水，听觉不太灵敏；出生3～7日的新生儿能听到50～90dB的声响及50～1000Hz的音频；3个月出现定向反应，听到悦耳声时会微笑；6个月时可区别父母的声音；8个月时开始区别语言的意义；1岁能听懂自己的名字；4岁时听觉发育已经完善。

3. 味觉和嗅觉　出生时味觉的发育已很完善，对甜食出现吸吮动作，对酸、苦、辣味哭闹拒绝；4～5个月对食物轻微的味道改变均很敏感，此期应及时添加辅食。出生时嗅觉中枢与神经末梢已发育成熟，如闻到乳味就会寻找乳头；3～4个月时能区别愉快与不愉快的气味；7～8个月开始对芳香气味有反应。

4. 皮肤感觉　包括触觉、痛觉、温度觉及深感觉。新生儿触觉已很灵敏，尤其以眼、口周、手掌、足底等部位最为敏感。出生时已有痛觉，但较迟钝；第2个月起才逐渐改善。出生时温度觉就很灵敏，尤其对冷的反应。2～3岁时小儿能通过接触区分物体的软、硬、冷、热等属性；5岁时能分辨体积相同而重量不同的物体。

（三）运动的发育

运动发育可分为大运动（包括平衡）和细运动的发育。小儿运动发育的一般规律是:①头尾规律:小儿动作发育由上而下，先会抬头，再抬胸，以后开始翻身，6个月左右会坐，接下来是手臂和手的运动，最后才是站立和行走等；②由近到远:以上肢为例，先会抬肩、伸臂，再双手握物而至手指取物；③由不协调到协调，由泛化到集中:3～4个月看到玩具会手足乱动，但拿不到，5个月后能一把抓到；④由粗动作到细动作:先会抬头、坐、站、走等粗动作，然后才有手指摘物、脚尖走路等精细动作；⑤先正面动作后反面动作:先能俯卧时抬头，而后才能仰卧时屈颈，先学会向前行走，再学会倒着走路，先能抓取物体，以后才是有意识地松手放开物体。粗动作发育过程可归纳为“二抬四翻六会坐，七滚八爬周会走”。具体动作、语言、行为等功能发育过程见表2-1。

（四）语言的发育

语言是表达思想和意识的一种形式，与小儿智能发育有直接联系。语言的发育必须有完善的听觉、发音器官和大脑功能正常，须经过发音、理解和表达3个阶段。新生儿会用哭声表达饥饿和疼痛；2～4个月咿呀发音；6～7个月发出单字唇音，能听懂自己的名字；12个月龄时能有意识地叫“爸爸”“妈妈”，能说简单的单词如“再见”“没了”；1.5～2岁能讲2～3个字的词组，能认识和指出身体的部位，能用代词称“你”“我”等；3～4岁会用形容词、副词等，并会唱儿歌；5～6岁能讲述完整的故事，能认字。

（五）心理活动的发展

心理活动包括感觉、记忆、思维、想象、情绪、性格等的总和。出生时不具有心理现象，但一旦条件反射形成即标志着心理活动发育的开始。小儿的心理活动随年龄的增长处于不断发展之中。了解不同年龄阶段的心理特征，对促进小儿心理活动的健康发育有十分重要的意义。

表 2-1 小儿动作、语言、社会行为发育过程

年龄	动作	语言	社会行为
新生儿	无规律，不协调动作，紧握拳	能哭叫	铃声使全身活动减少或哭闹停止
2 个月	直立位和俯卧位时能抬头	发出和谐的喉音	能微笑，有面部表情，眼随物转动
3 个月	仰卧位变为侧卧位，用手摸东西	咿呀发音	头可随看到的物品或听到的声音转动 180°，注意自己的手
4 个月	扶着髋部时能坐，或在俯卧位时用两手支撑抬起胸部，手能握持玩具	笑出声	抓面前物体，自己玩手，见食物表示喜悦，较有意识地哭和笑
5 个月	扶腋下能站得直，两手各握玩具	能喃喃发出单调音节	伸手取物，能辨人声，望镜中人笑
6 个月	能独坐一会，用手摇玩具	能发单音	认生，自拉衣服，自握足玩
7 个月	会翻身，自己独坐很久，将玩具从一手换入另一手	能发“爸爸”、“妈妈”等复音，但无意识	能听懂自己的名字，自握饼干吃
8 个月	会爬，会自己坐起来，躺下去会扶着栏杆站起来，会拍手	重复大人所发简单音节	注意观察大人的行动，开始认识物体，两手会传递玩具
9 个月	试独站，会从抽屉中取出玩具	能懂几个较复杂的词句，如“再见”等	看见熟人会手伸出来要抱，或与人合作游戏
10～11 个月	能独站片刻，扶椅或推车能走几步，拇、示指对指拿东西	开始用单词，一个单词表示很多意义	能模仿成人的动作，招手“再见”，抱奶瓶自食
12 个月	独走，弯腰拾东西，会将圆圈套在木棍上	能叫出物品名字，如灯、碗，指出自己的手、眼	对人和事物有喜憎之分，穿衣能合作，用杯喝水
15 个月	走得好，能蹲着玩，能叠一块方木	能说出几个词和自己的名字	能表示同意、不同意
18 个月	能爬台阶，有目标地扔皮球	能认识和指出身体各部分	会表示大小便，懂命令，会自己进食
2 岁	能双脚跳，手的动作更准确，会用勺子吃饭	会说 2～3 个字构成的句子	能完成简单的动作，如拾起地上的物品，能表达喜、怒、怕、懂
3 岁	能跑，会骑三轮车，会洗手、洗脸，脱、穿简单衣服	能说短歌谣，数几个数	能认识画上的东西，认识男女，自称“我”，怕羞，表现自尊心、同情心
4 岁	能爬梯子，会穿鞋	能唱歌	能画人像，初步思考问题，记忆力强，好发问
5 岁	能单腿跳，会系鞋带	开始识字	能分辨颜色，数 10 个数，知物品用途及性能
6～7 岁	参加简单劳动，如扫地、擦桌子、剪纸、泥塑、结绳等	能讲故事、开始写字	能数几十个数，可简单加减，喜独立自主

1. 注意的发展　人对环境的一部分或一方面的选择性警觉或对一种刺激的选择性反应就是注意，是认知过程的开始，可分为无意注意和有意注意。婴儿期以无意注意为主，3 个月开始能短暂地集中注意人脸和声音。随着年龄的增长、活动范围扩大、动作语言功能逐渐成熟，逐渐出现有意注意，但幼儿时期稳定性差，易分散、转移。5～6 岁小儿能较好地控制自己的注意力。

2. 记忆的发展　记忆是将所学得的信息贮存和“读出”的神经活动过程，可分为感觉、短暂记忆和长久记忆 3 个不同的系统。长久记忆又分为再认和重现两种。5、6 个月婴儿虽能再认母亲，但直到 1 岁以后才有重现。随年龄的增长，重现能力亦增强。婴幼儿时期的记忆特点是时间短，内容少，易记忆带有欢乐、愤怒、恐惧等情绪的事物，且以机械记忆为主。随着思维、理解、

分析能力的发展，才有了有意记忆和逻辑记忆，使记忆能力进一步拓宽加深，能记忆大量较复杂的事情。

3. 思维的发展　思维是运用理解、记忆、综合分析能力，认识事物的本质、掌握事物规律性的一种心理活动的高级形式。思维有具体形象思维和抽象概括的逻辑思维两种。1 岁以后的小儿开始产生思维，在 3 岁以前只有最初级的具体形象思维；3 岁以后开始有初步的抽象概括性思维；6～11 岁以后儿童逐渐学会综合分析、分类比较等抽象思维方法，具有进一步独立思考的能力。

4. 想象的发展　想象是人感知客观事物后在大脑中创造出新的思维活动。新生儿无想象能力；1～2 岁时想象处于萌芽状态；3 岁后想象内容稍多，但仍为片段、零星的，学龄前期想象力有所发展，但以无意想象和再造想象为主；有意想象和创造性想象到学龄前才迅速发展。

5. 意志的发展　意志为自觉主动克服困难以完成预期目标的心理过程。新生儿无意志，随着语言、思维的发展，婴幼儿期开始有意行动或抑制自己的表现时即为意志的萌芽。随着年龄渐长，语言思维发展越深入，社会交往越多，在成人教育的影响下，自觉而有目的地控制个人行为的意志逐步形成和发展。

6. 情绪、情感的发展　情绪是人们对事物情景或观念产生的主观体现和客观表达。年龄越小情绪反应越强烈，易变而较短暂，外显而真实。随着年龄的增长，儿童对不愉快因素的耐受性逐渐增加，能够有意识地控制自己，使情绪逐渐趋向稳定。良好情绪常表现为高兴、愉快、喜悦，而不良情绪则表现为恐惧、愤怒、妒忌、担忧、焦虑等。

情感是在情绪的基础上产生的对人、物的关系的体验，属较高级复杂的情绪，持续时间长而不甚外显。随年龄的增长和与周围人交往的增多，情感也日益丰富，逐渐产生了同情感、安全感、信任感、友谊感、荣誉感等。保证有规律的生活，融洽的家庭气氛，适度的社交活动和避免精神紧张与创伤，能使小儿维持良好的情绪和情感，有益于智能发展和优良品德的养成。

7. 个性和性格的发展　个性是每个人处理环境关系的心理活动的综合模式，包括思维方法、情绪反应、行为风格等。每个人都有自己的心理特点，因此每个人的个性也不同，表现在兴趣、能力、性格和气质等方面。

性格是一个人所具有的较稳定的和比较经常的心理特征，并非先天决定。婴儿期性格未定，性格一旦形成即相对稳定。在小儿性格的发展中，外界环境和父母教育对儿童性格的形成有十分重要的影响。民主的父母可培养出独立性强、大胆机灵、社交能力强的儿童；严厉的父母经常打骂孩子，会使儿童性格冷酷、顽固、缺乏自信；溺爱孩子的父母则使其骄傲、自私、任性，缺乏独立能力和主动性，依赖性强；父母教育方式不一致则使儿童养成两面讨好、投机取巧、会说谎的性格。

二、小儿神经心理发育的评价

儿童神经心理发育的水平表现在儿童在感知、运动、语言和心理等过程中的各种能力及性格方面，对这些能力和性格的评价称为心理测试。心理测试仅能判断儿童神经心理发育的水平，没有诊断疾病的意义。心理测试需由经专门训练的专业人员根据实际需要选用，不可滥用。

目前，心理测试方法种类很多，按测试目的分为筛查性测试和诊断性测试两大类。

（一）能力测试

1. 筛查性测试

（1）丹佛发育筛查测试（DDST）　主要用于 2 个月 ～6 岁（最适年龄≤4.5 岁）小儿的智能筛查。该测验共 105 个项目，测试内容分为大运动、语言、精细运动 - 适应性行为、个人 - 社会四个能区。结果为正常、异常、可疑或不可测。对异常或可疑者应进一步做诊断性测试。

（2）绘人测试　适用于 5～9.5 岁儿童。要求被测小儿依据自己的想象绘一全身正面人像，以身体部位、各部比例和表达方式的合理性计分。方法简便，10～15min 可完成，不需语言交流。

（3）图片词汇测试（PPVT） 适用于 4～9 岁儿童的一般智能筛查，尤其适用于语言或运动障碍者。用 150 张图片，每张有黑白线条画四幅，测试者说一个词汇，要求儿童指出其中相应的一幅画，答对一张计 1 分，答错不得分，测到连续 8 张中有 6 张答错时为止。该法可个别测试，也可进行集体测试。

2. 诊断性测试

（1）Gesell 发育量表 适用于 4 周 ～3 岁的婴幼儿。从大运动、精细动作、个人 - 社会、语言和适应性行为五个方面测试，结果以发育商（DQ）表示。

（2）Bayley 婴儿发育量表 适用于 1～3.5 岁小儿，包括精神发育量表（163 项）、运动量表（81 项）和婴儿行为记录（24 项）。

（3）Standford-Binet 智能量表 适用于 2～18 岁儿童及青少年。测试内容包括幼儿的具体智能（感知、认知、记忆）和年长儿的抽象智能（思维、逻辑、数量、词汇），用以评价小儿学习能力以及对智能发育迟缓者进行诊断及程度分类，结果以智商（IQ）表示。

（4）Wechsler 学前及初小儿童智能量表（WPPSI） 适用于 4～6.5 岁儿童。通过编制一整套不同测试题，分别衡量不同性质的能力，将得分综合后可获得儿童多方面能力的信息，较客观地反映学前儿童的智能水平。

（5）Wechsler 儿童智能量表修订版（WISC-R） 适用于 6～16 岁儿童，内容与评分方法同 WPPSI。

（二）适应性行为测试

智力低下的诊断与分级必须结合适应性行为的评定结果。国内现在多采用日本 S-M 社会生活能力检查量表，即“婴儿 - 初中学生社会生活能力量表”。此量表适用于 6 个月 ～15 岁儿童社会生活能力的评定。

本章小结

1. 生长发育是儿童不同于成人的重要特点。生长发育遵循由上到下、由近到远、由粗到细、由低级到高级、由简单到复杂的一般规律，同时生长发育具有连续性和阶段性、各系统器官生长发育不平衡及个体差异等规律。

2. 遗传和环境是影响生长发育进程的两个最基本因素，遗传决定了生长发育的潜力，环境决定了生长发育的速度及最终能达到的程度。

3. 体格生长常用的指标有体重、身高（长）、坐高（顶臀长）、头围、胸围、上臂围、皮下脂肪等，与体格生长相关的还有骨骼、牙齿、生殖系统的发育。

4. 神经心理发育包括感知、运动、语言、心理功能的发育，以神经系统的发育和成熟为物质基础，充分了解儿童各年龄时期生长发育的规律和特点，正确评价其体格生长和神经心理发育状况，及早发现问题，给予适当的指导与干预，对促进儿童的健康成长十分重要。值得注意的是世界卫生组织 2006 年正式启用新的 WHO 儿童生长标准；我国 2005 年中国九大城市儿童的体格生长数据可作为目前中国儿童参照人群值。

思考题

1. 识记题

（1）简述小儿生长发育的规律及影响因素。

（2）简述小儿运动发育的一般规律。

2. 应用题

（1）有一男孩，4岁，体重17kg，身高98cm，头围50cm，胸围53cm，会背歌谣。会自己穿鞋，该小儿发育是否正常？

（2）一健康小儿，体重7.5kg，前囟2.0cm，出牙2个，能喃喃发音可笑出声，不认生，会伸手取物，头能直立，不会坐，不会爬，该小儿可能是多大年龄？

（万改红）

第三章　小儿营养与喂养

学习目标

通过本章内容的学习，学生应能：

识记：

简述小儿对能量及营养素的需要，说出纯母乳喂养、补授法、代授法及人工喂养等概念；陈述辅食添加的原则、步骤及方法。

理解：

列举产能营养素的主要功能，分析不同时期母乳的特点，区分母乳喂养及人工喂养的优缺点。

应用：

根据小儿对营养素及能量的需要，能进行牛奶的正确配算，并指导合理喂养。

第一节　营养基础

营养（nutrition）是指人体获得和利用食物维持生命活动的整个过程。食物中经过消化、吸收和代谢能够维持生命活动的物质称为营养素（nutrients）。合理喂养是满足小儿正常生理需要、保证小儿健康成长的重要因素。营养素包括宏量营养素（包括蛋白质、脂肪、糖类）、微量营养素（矿物质包括常量元素和微量元素、维生素）、其他膳食成分（水、膳食纤维），其中蛋白质、脂肪和糖类在体内氧化分解、提供人体所需能量，故亦称为三大产能营养素。

膳食参考摄入量（dietary reference intakes，DRIs）是一组每日平均膳食营养素摄入量的参考值，包括4项营养水平指标：①估计平均需要量（estimated average requirement，EAR）：是指某一特定性别、年龄及生理状况群体中对某营养素需要量的平均值，摄入量达到EAR水平时可以满足群体中50%个体对该营养素的需要；②推荐摄入量（recommended nutrient intake，RNI）：是指可以满足某一特定性别、年龄及生理状况群体中绝大多数（97%～98%）个体的需要；③适宜摄入量（adequate intake，AI）：是通过观察或实验室获得的健康人群某种营养素的摄入量，在不能确定RNI时使用，但远不如RNI精确；④可耐受最高摄入量（tolerable upper intake level，UL）：是指平均每日可摄入某营养素的最高量。

一、儿童能量代谢

人体的能量主要由蛋白质、脂肪、糖类供给，它们在体内氧化产生的能量分别为：蛋白质16.7kJ/g（4kcal/g），脂肪37.6kJ/g（9kcal/g），糖16.7kJ/g（4kcal/g）。能量缺乏和过剩都对身体健康不利。小儿的能量需要包括以下五个方面。

1. 基础代谢　是指在清醒、安静、空腹的状况下，于 20～25℃环境中，维持人体最基本生理活动的能量所需。小儿基础代谢的能量需求较成人高，随年龄增长而逐渐减少。婴儿基础代谢能量需求占总能量的 60%，每日约需 230kJ/kg（55kcal/kg），7 岁时每日约需 184kJ/kg（44kcal/kg），12 岁时与成人相近，每日约需 125kJ/kg（30kcal/kg）。

2. 食物特殊动力作用　是指人体摄取食物而引起的机体能量代谢的额外增多，称食物的热力作用，系用于食物的消化、吸收、转运和代谢等活动的能量消耗。蛋白质特殊动力作用最大，可使代谢增加 30%，脂肪和糖类分别增加代谢 4%、6%。婴儿食物蛋白质含量高，食物特殊动力作用占总能量的 7%～8%，采用混合膳食的年长儿仅占 5%。

3. 活动所需　与小儿的身材大小、活动强度、活动类型和活动持续时间等有关，个体差异较大。婴儿每日需 63～84kJ/kg（15～20kcal/kg），好哭多动的婴幼儿比安静孩子所需能量高 3～4 倍。随年龄增长活动量增加，需要量逐渐增加，到 12～13 岁每日约需 125kJ/kg（30kcal/kg）。

4. 生长所需　这是小儿特有的能量需要，其需要量与生长速度成正比，随年龄增长逐渐减少。婴儿期生长速度最快，生长所需能量占总需能量的 25%～30%。生后数月内小婴儿为 167.4～209.2kJ/kg（40～50kcal/kg），1 岁时为 62.8kJ/kg（15kcal/kg），以后逐渐减少，到青春期又增加。

5. 排泄消耗　正常每日未被消化吸收的食物排出于体外，此项能量消耗不超过总能量的 10%，腹泻或消化功能紊乱时丢失增加。

上述五方面能量的总和为总需能量。中国营养学会规定婴儿能量平均需要量为 397kJ/（kg·d）[95kcal/（kg·d）]，1 岁以后以每岁计算。

二、营养素

1. 蛋白质　是构成人体细胞和组织的基本成分，并为人体提供能量，蛋白质供能占总能量的 8%～15%。小儿对蛋白质的需要量相对较多，除需要有与成人相同的 8 种必需氨基酸外，组氨酸是小儿生长发育期的必需氨基酸，胱氨酸、酪氨酸、精氨酸、牛磺酸为早产儿所必须。蛋白质氨基酸模式与人体蛋白质氨基酸模式越接近，生物利用率越高，称为优质蛋白，主要来源于动物和大豆蛋白质。食物的合理搭配及加工，使必需氨基酸在种类和数量上互相补充，提高生物利用率，称为蛋白质的互补作用，例如谷类食物中的赖氨酸含量较少，而豆类富含赖氨酸，故谷类与豆类同食可互补有无，提高膳食的蛋白质利用率。婴儿期蛋白质的推荐摄入量（recommended nutrients intake，RNI）为 1.5～3.0g/（kg·d），优质蛋白质应占蛋白质摄入总量的 50% 以上。小儿蛋白质长期缺乏可出现生长发育迟缓、营养不良、贫血、水肿等，摄入过多又可发生便秘和消化不良。

2. 脂类　包括脂肪（三酰甘油）和类脂。是机体能量的重要来源和主要储存形式。人体不能合成而必须由食物供给的脂肪酸称为必需脂肪酸，如亚油酸、亚麻酸。其多种衍生物对于婴幼儿的生长发育，特别是神经系统和感觉器官的发育，调节细胞代谢功能等有非常重要的作用。主要来源于植物，亚油酸主要存在于植物油和坚果类，亚麻酸多存在于坚果类、鱼类脂肪和绿叶蔬菜中，母乳中含有丰富的必需脂肪酸。脂肪的 RNI 为 3～4g/（kg·d），婴儿期脂肪供能约占总能量的 45%（35%～50%），故在此期不需限制脂肪的摄入，随着年龄增长，其比例逐渐下降，年长儿为 25%～30%。必需脂肪酸供能应占总能量的 1%～3%。

3. 糖类　是人体最主要的供能物质。每日由糖类供给的能量占总能量的 50%～60%。糖供给不足时，可引起低血糖，并且机体将分解脂肪和蛋白质以满足能量需要，以致酮体产生过多而致酸中毒。糖类主要来源于谷类和薯类食物。

4. 维生素　是维持人体正常生理功能，调节体内新陈代谢所必需的物质。其需要量很少，但多不能在体内合成或合成不足，必须由食物供给。维生素分为脂溶性（维生素 A、D、E、K）及水溶性（维生素 B 族、维生素 C 等）两大类。前者可储存于体内，排泄较慢，易蓄积中毒，缺乏时症状出现较迟；后者易溶于水，可迅速从尿中排泄，缺乏时迅速出现症状，需每日供给，但不易发生蓄积中毒。维生素的来源和需要量见表 3-1。

表 3-1　维生素的需要量和来源

种类	每日需要量	来源
A	2000～4500IU	肝、牛乳、鱼肝油、番茄、胡萝卜、黄色水果及蔬菜
D	400～800IU	晒太阳、鱼肝油、肝、蛋黄
K	1～2mg	肝、蛋、豆类、绿叶菜、肠内细菌合成
B_1	0.5～1.5mg	米糠、麦麸、豆、坚果、肠内细菌合成
B_2	1～2mg	肝、肉、蛋、乳类、蔬菜、酵母
B_6	1～2mg	各种食物，肠内细菌合成
叶酸	0.1～0.2mg	绿叶蔬菜、肝、肾、酵母较丰富，肉、鱼、乳类次之，但羊乳含量极少
B_{12}	1μg	肝、肾、肉、蛋、鱼
C	30～50mg	各种新鲜蔬菜和水果

5. 矿物质　包括常量元素和微量元素。常量元素是指在人体中的含量大于体重的 0.01% 的矿物质，主要有钙、磷、钠、钾、氯、硫等。婴儿期钙的骨骼沉积量最大，钙元素需要量大，应注意适量补充。微量元素在人体内含量很低，一般小于人体体重的 0.01%。人体必需微量元素需要通过食物摄入，具有重要的生理功能，如构成酶或维生素的重要活性基团、参与激素的合成、参与核酸的代谢等。必需微量元素有碘、锌、硒、铜、钼、铬、钴、铁等，其中铁、碘、锌的缺乏是小儿最常见的微量元素营养缺乏症，应注意补充。矿物质的来源和需要量见表 3-2。

表 3-2　矿物质的需要量和来源

种类	每日需要量	来源
钾	1～2g	豆类、谷类、鱼类、禽类、肉类、乳类
钠、氯	0.5～3g	食盐、乳类
钙	约 1g	乳类、豆类、绿叶蔬菜
磷	约 1.5g	乳类、肉类、豆类、谷类
镁	200～300mg	谷类、豆类、坚果、肉类、乳类
铁	5～15mg	肝、蛋黄、血、豆类、肉类、绿叶蔬菜
锌	5～15mg	鱼、蛋、肉、全谷、豆类、酵母
铜	1～3mg	肝、肉、鱼、贝类、全谷、坚果、豆类
碘	40～100μg	海带、紫菜、海鱼等海产品

6. 水　是人体的重要组成成分，体内的一切新陈代谢、生理、生化过程都需要水的参与。水的需要量与新陈代谢和能量的需要量成正比，因此，小儿对水的需要量亦相对较多，婴儿需水量约为 150ml/（kg·d），以后每 3 岁减少 25ml/（kg·d），至成人为 40～50ml/（kg·d）。

7. 膳食纤维　主要来自植物的细胞壁，为不被人类肠道消化的非淀粉多糖，包括纤维素、半纤维素、木质素等，具有吸收大肠水分，软化粪便，增加粪便体积，促进肠蠕动等，并可吸附胆酸，有利于降低血清胆固醇。婴幼儿可从谷类、新鲜蔬菜、水果中获取一定量的膳食纤维。

第二节　婴儿喂养

一、母乳喂养

母乳是满足婴儿生理和心理发育的最好的天然食品，应大力提倡母乳喂养，健康母亲的乳汁可满足 4 ~ 6 个月以内婴儿的营养需要。

（一）母乳成分

产后 4 ~ 5 天以内的乳汁为初乳，量少，质略稠而带黄色，脂肪较少，蛋白质含量较多，主要为分泌型免疫球蛋白 A（sIgA），维生素 A、牛磺酸和矿物质含量亦较丰富，并含有初乳小球（充满脂肪颗粒的巨噬细胞及其他免疫活性物质）。5 ~ 14 天的乳汁为过渡乳，总量有所增加，脂肪含量高，蛋白质及矿物质逐渐减少。14 天 ~9 个月的乳汁为成熟乳，成熟乳每日泌乳量可达 700 ~ 1000ml，营养成分适当。10 个月以后的乳汁为晚乳，晚乳的总量和营养成分都减少，营养价值下降。

（二）母乳喂养的优点

1. 营养丰富，成分比例适当，易消化吸收　人乳中的蛋白质、脂肪、糖的比例适当（1∶3∶6），适合婴儿的消化能力和生长发育所需。蛋白质以乳清蛋白为多，酪蛋白少，在胃中形成凝块小，脂肪中含不饱和脂肪酸较多，脂肪颗粒小，含有脂肪酶，易于消化、吸收；人乳中的糖类 90% 为乙型乳糖，能促进双歧杆菌和乳酸杆菌的生长以及钙、镁和氨基酸的吸收。人乳缓冲力小，pH 值为 3.6，对胃酸的中和作用弱，利于酶的发挥，对消化有利。钙磷比例适宜（2∶1），易于吸收；锌、铜、碘含量较多，铁含量与牛乳相近，但吸收率为牛乳的 10 倍。

2. 增强婴儿免疫力　母乳可提供较多不可替代的免疫成分。初乳含有丰富的 sIgA，能有效地抵抗病原微生物和过敏原对肠黏膜的侵袭，有抗感染和减少过敏反应的作用。母乳含乳铁蛋白，可抑制大肠埃希菌的生长。此外，母乳还含有巨噬细胞、淋巴细胞、溶菌酶、补体、双歧因子等，可抑制大肠埃希菌和白念珠菌的生长。母乳喂养的婴儿 1 岁内呼吸道、消化道及全身感染发病率远低于人工喂养儿。

3. 有利于婴儿脑发育　人乳含有的卵磷脂、鞘磷脂、必需脂肪酸和乳糖，可促进大脑细胞的增殖、神经髓鞘的形成，对中枢神经系统的发育有重要作用；人乳中的牛磺酸含量是牛乳的 10 ~ 30 倍，牛磺酸对婴儿神经系统和视网膜的发育有重要作用。

4. 母乳量随小儿生长而增加，温度及泌乳速度适宜，不需加热，不易污染，直接喂哺，经济、方便、安全。

5. 增进母子感情　通过对婴儿的触摸、爱抚、微笑、言语促进母婴间的情感交流，对婴儿早期智力开发和今后身心健康发展有重要意义。母亲哺乳时还可密切观察婴儿的情况，及时发现某些疾病。

6. 有利于母亲健康　母亲哺乳时可刺激子宫收缩，减少产后出血，推迟月经复潮，有利于计划生育。母乳喂养还能减少乳母患乳腺癌和卵巢癌的可能性。

（三）母乳喂养方法

1. 产前准备　妊娠期做好母乳喂养的准备，宣传母乳喂养的优点，树立母乳喂养的信心。孕母在妊娠后期，每日用温开水（忌用肥皂或乙醇之类）擦洗乳头；乳头内陷者，用双手拇指从不同角度按捺乳头两侧并向周围牵拉，每日 1 至数次。

2. 哺乳时间及次数　正常分娩，母婴健康状况良好时，应尽早开奶。提倡母婴同室，一般在生后半小时内（15min ~ 2h 内）就可让母亲喂奶。最初 1 ~ 2 个月，可按需哺乳，以后可每 2 ~ 3h

喂1次，逐渐延长至3～4h喂1次，夜间停1次，每昼夜共6～7次，添加辅食后逐渐减少哺喂次数。

3. 哺乳方法　哺乳前给婴儿换好尿布，清洗双手，拭净乳头。掌握正确的喂哺姿势，一般宜采用坐位，斜抱婴儿，其头、肩部枕于哺乳侧肘弯部，另一手示指和中指轻夹乳晕两旁，使婴儿含住乳头和大部分乳晕，且能自由用鼻呼吸。每次哺乳时应先吸空一侧乳房，再吸另一侧，下次哺乳以未吸空一侧开始。每次哺喂时间为15～20min。哺乳后竖抱婴儿，使其头伏在母亲肩上并轻拍背部，使胃中吞咽的空气呃出，以防溢乳；然后将婴儿右侧卧位，以利胃排空，防止反流或吸入造成窒息。

（四）母乳喂养的注意事项

1. 乳母要保持良好的身心状态　乳母要注意合理安排生活和工作，保证营养合理，睡眠充足，生活规律、心情愉快，避免吸烟、饮酒及服用某些药物（阿司匹林、苯巴比妥类、吗啡等）。

2. 防治乳头、乳房疾病　要保持乳头清洁；发生乳头皲裂时，应暂停直接哺乳，将乳汁吸出消毒后哺喂，用鱼肝油软膏涂抹乳头裂伤处；有乳汁淤积或发生乳房硬块（乳核）者，应及早进行湿热敷、按摩，并及时吸空乳房；发生乳腺炎时，应暂停患侧喂哺，采用热敷和抗生素治疗，必要时切开引流。

3. 哺乳禁忌　母亲患有急慢性传染病（如肝炎、结核、感染HIV等）、败血症、心功能不全、严重肾疾病、糖尿病、慢性消耗性疾病及重症精神病时不宜哺喂。

（五）断乳

随着婴儿年龄增长，母乳的质和量逐渐不能满足小儿所需，同时，小儿消化功能的日趋成熟、乳牙的萌出以及咀嚼能力的增强使小儿对非流质食物逐渐适应，故在生后4～6个月开始添加辅食，为断奶做准备。一般在1岁左右完全断奶，最迟不宜超过1.5岁。

二、部分母乳喂养

指母乳不足或因其他原因加用牛乳、羊乳或配方奶作为补充的一种喂养方法，有补授法和代授法。如母乳喂哺时间不变，每次先哺母乳，将乳房吸空，然后再补充其他乳品，为补授法；如每日用其他乳品代替1至数次母乳喂养，为代授法。部分母乳喂养最好采用补授法，可使婴儿多得母乳。不得已采用代授法时每日母乳喂哺次数不应少于3次，以防母乳分泌减少。

三、人工喂养

4～6个月以内的婴儿由于各种原因不能进行母乳喂养时，完全采用配方乳或兽乳（如牛乳、羊乳等）喂养婴儿的方法，称为人工喂养。

（一）鲜牛乳

牛乳来源充足，成分与母乳相仿，是最常用的代乳品。牛乳蛋白质含量较人乳高，但以酪蛋白为主，在胃内形成的凝块较大，不易消化吸收。脂肪含量与人乳相似，但饱和脂肪酸含量多，脂肪球大，且缺乏脂肪酶，较难消化。牛乳中乳糖含量少，且以甲型乳糖为主，有利于大肠埃希菌生长，增加了婴儿腹泻的机会。矿物质含量高，易使胃内酸度下降，且增加了婴儿肾的溶质负荷；钙磷比例不当（1.2∶1），影响钙的吸收，易发生低钙血症。最大的缺点是缺乏各种免疫因子，且易受污染，使婴儿患感染性疾病的机会增多。所以牛乳必须经过稀释、加糖、加热才能喂养婴儿。

（二）牛乳制品

1. 全脂奶粉　是鲜牛奶经过高温灭菌、真空浓缩、喷雾干燥等工艺加工制成的干粉。较鲜牛乳易消化，并减少过敏的可能性，便于贮存和运输，但维生素有损失。使用时按重量1∶8（1g奶粉加8g水）或按容量1∶4（1匙奶粉加4匙水）的比例，配成全牛奶。

2. 蒸发奶　鲜牛奶经蒸发浓缩至一半容量制成，食用时加等量水即成全脂牛奶。蒸发奶在制作过程中，蛋白质和脂肪经过变化易于消化吸收，常用于新生儿和体弱儿。

3. 配方奶粉　以牛乳为原料，参照人乳调整牛乳某些成分。如减少酪蛋白和无机盐的含量，加入乳清蛋白、乳糖，以植物油补充牛乳脂肪，适量添加维生素和微量元素等，使其成分尽量接近人乳。人工喂养儿和婴儿断乳时首选配方乳，使用时按年龄选用。

4. 酸奶　鲜牛奶加乳酸杆菌或乳酸、柠檬酸等可制成，有利于消化吸收。

（三）羊奶

羊乳的成分与牛乳接近，但酪蛋白的含量低于牛乳，乳凝块较细、软，脂肪颗粒大小与人乳相似。但羊乳中叶酸含量极低，长期单纯羊乳喂养易引起巨幼细胞性贫血。

（四）其他代乳品

包括代乳粉、米粉、奶糕、豆浆等，现已较少以此类食物作为婴儿的主要食物，常作为辅助食品。

四、婴儿食物转换

4个月以后的婴儿单靠乳类食品喂养已不能满足其生长发育及营养的需要，应及时添加辅食，以保障婴儿的健康发育，并为断乳做准备。

（一）添加辅食的目的

1. 补充乳类中营养素的不足，预防营养缺乏性疾病。

2. 改变婴儿食物的质量，从流质食物向半流质、软食、固体食物逐渐过渡，以满足其生理需要，并为断奶做准备。

3. 逐步培养婴儿良好的饮食习惯，使婴儿从吸吮奶瓶到适应用匙、杯、碗、筷等进食，从他人授食逐步过渡到自食。

（二）添加辅食的原则

1. 根据小儿营养需要及消化系统成熟程度逐渐添加辅食。遵循由少到多、由稀到稠、由细到粗、由一种到多种的原则。

2. 应在小儿健康、消化功能正常时添加，天气炎热或患病时减少或暂停添加辅食。

（三）添加辅食的步骤和方法（见表3-3）。

表3-3　添加辅食的步骤和方法

月龄	食物性状	添加的辅食	餐数（每日）		进食技能
			主餐	辅餐	
4～6个月	泥状	米汤、米糊、蛋黄、鱼泥、豆腐脑、水果泥	6次奶（夜停一次）	加1～2次	用勺喂
7～9个月	末状	米粥、烂面、饼干、蛋羹、肉末、肝泥、水果	4次奶	1餐饭 1次水果	学用杯
10～12个月	软碎状	软饭、面条、豆制品、碎肉、碎菜、蛋、鱼、水果	3次奶 1次水果	3餐饭	自用勺、用手抓食

第三节　幼儿喂养

幼儿期处于由以乳类喂养为主转变为普通饮食的关键时期，饮食的内容和形式均发生很大变化，食物品种也日趋多样化。虽然幼儿的咀嚼、消化功能逐渐增强，但发育尚未完全成熟，仍然是消化功能紊乱和营养障碍性疾病多发的年龄，故幼儿喂养相当重要，应遵循以下原则：

1. 合理膳食，满足幼儿各种营养素和能量的需要　幼儿膳食中的能量、营养素的质和量以及各营养素的比例要适合该年龄小儿的需要。1～2岁小儿每日能量的供给为460kJ/kg（110kcal/kg），2～3岁为每日420kJ/kg（100kcal/kg），蛋白质、脂肪、糖类的重量比值为1∶1.2∶4，供能之比为10%～15%∶25%～30%∶50%～60%，蛋白质摄入量每日约为40g，其中优质蛋白质（动物性蛋白质和豆类蛋白质）应占总蛋白质量的1/3～1/2。

2. 食物的性质和性状　应和幼儿的消化功能相适合，使幼儿保持良好的食欲，食物应以细、碎、软为特点，如软饭、面条、带馅食品、肉、蛋、鱼、豆制品、蔬菜及水果等，品种要多样化，避免刺激性和过于油腻的食物；烹调时要注意色、香、味、形，能引起小儿的兴趣、促进食欲。进餐次数以每日3餐，另加2～3次点心或（和）乳品为宜，即“三餐两点”。

3. 养成良好的饮食习惯，培养自我进食能力　在安静舒适、气氛愉快的环境下进餐。要定时进食、不挑食、不偏食、不吃零食，细嚼慢咽，专心进食、不要边吃边玩或边看电视，不要强迫孩子进食，逐渐形成有规律的饮食习惯和行为。鼓励自我进食，训练用勺、叉子、筷子等餐具自己往口中送食物，注意从小培养进食前、后洗手，帮助家长（或老师）摆座椅、分碗筷等能力。

本章小结

1. 小儿能量所需包括基础代谢所需、生长发育所需、食物的特殊动力作用、活动所需及排泄损失五个方面，其中生长发育所需能量是小儿特有的。

2. 婴儿的喂养方式有：母乳喂养、混合喂养和人工喂养，其中母乳喂养是婴儿首选的天然喂养方式，具有成分比例适当、营养丰富、易消化吸收、能增强免疫力、利于脑发育、喂养经济方便，促进母婴健康等其他乳类无法比拟的特点，故大力提倡母乳喂养。

3. 人工喂养一般首选配方奶粉，用鲜牛奶喂养应进行稀释—加糖—煮沸，人工喂养要根据每日的需能量和需水量估计奶量和喂水量，按需调配。

4. 辅食添加是及时补充乳类营养素不足，帮助婴儿改变喂养方式和食物质、量的重要过程，并适时（1岁左右）为断奶做准备，添加辅食时应遵循由少到多、由稀到稠、由细到粗、由一种到多种的原则，循序渐进，在小儿健康状态时按要求逐步添加。

思考题

1. 识记题

（1）小儿能量需求包括哪五个方面？

（2）试述母乳喂养的优点和牛乳的特点。

（3）简述添加辅食的原则。

2. 应用题

婴儿，女，8个月，体重8kg，母乳喂养，已经正常添加辅食。设计该婴儿每日的膳食安排，应如何添加辅食？

（万改红）

第四章　儿童保健与疾病诊治原则

学习目标

通过本章内容的学习，学生应能：

识记：

说出各年龄期儿童保健重点，复述小儿计划免疫接种程序，列举儿科病史与体格检查特点，陈述小儿液体疗法基本原则及静脉补钾基本原则。

理解：

分析儿科病史采集和体格检查的方法与成人的不同点，区分三种不同性质的脱水及三种不同程度的脱水，解释混合溶液的张力计算方法及静脉补液“三定”的确定依据。

应用：

运用所学知识，能撰写儿科完整病例；根据液体疗法基本原则，为腹泻患儿拟定静脉输液方案。

第一节　儿童保健

一、各年龄期儿童保健重点

1. 胎儿期　此期是通过孕母的保健来实现的。孕前应提倡男女婚检和遗传咨询。患有心肾疾病、结核病、甲状腺功能异常以及糖尿病者应在医生指导下确定是否适合怀孕及孕期用药。怀孕前后避免接触放射线、铅汞等重金属及有机磷等化学毒物，戒烟酒。孕早期避免病毒感染防止胎儿畸形。孕中晚期给予良好的生活环境，减轻身心负担，预防流产和早产。

2. 新生儿期　生后1周内的新生儿发病率和死亡率极高，此期是保健的重点。应防止新生儿窒息、产伤和感染。出生后应密切观察生命体征，注意保温。高危儿送入新生儿监护室。提倡母婴同室，尽早母乳喂养。完成新生儿先天性遗传代谢性疾病筛查，有条件者做视网膜和听力筛查。按时接种卡介苗及乙肝疫苗。建立新生儿访视制度，指导新生儿护理。

3. 婴儿期　此期是小儿生长发育最旺盛的时期，需大量的营养素，但婴儿消化功能不成熟，易发生消化紊乱和营养缺乏性疾病，故保健重点是提供合适的营养。鼓励母乳喂养，婴儿4～6个月时及时添加辅食。开展计划免疫，定期监测生长发育，防治佝偻病、贫血、营养不良、发育异常等疾病。

4. 幼儿期　是小儿感知能力、自我意识及社会心理发育最迅速的时期。可有计划开展早期教育，促进幼儿体格和智力稳步发展。培养小儿良好的生活习惯，如睡眠、进食、排便及游戏活动等。此期小儿已有一定的活动能力，需防止异物吸入、烫伤等意外伤害。

5. 学龄前期　此期小儿智力发育迅速，独立活动范围大，是性格形成的关键时期。应加强智能训练，培养小儿的学习习惯、思维能力和良好的心理素质，加强体育锻炼，注意视力、龋齿的发生，预防溺水、外伤及误服药物等意外伤害。

6. 学龄期　此期小儿求知欲强，智力发育更加成熟，应提供适宜的学习条件，培养良好的学习习惯，注重素质教育，加强视力和牙齿的防护。

7. 青春期　此期身心变化剧烈，是体格发育的第二个高峰期。外界环境对个体发育的影响越来越大，可出现心理、行为、精神等方面的不稳定。此期需给予心理指导，采取适当的方法开展生殖健康教育、法制教育，防范意外伤害，保证他们的身心健康。做好青春期的生理、心理和性知识教育。

二、儿童保健的具体措施

小儿年龄越小，对保健的要求越高，也越细致。

（一）生活起居

1. 哺乳期小儿提倡母婴同室，便于母乳喂养及护理，新生儿、早产儿避免与过多外人接触。室内阳光充足，通气良好，温湿度适宜，一般温度在 20～22℃，湿度为 55%～60%。

2. 自小应培养与大人分床睡眠的习惯，保证小儿充足的睡眠时间。小儿选用暖色、柔软、宽松的衣着，且便于穿、脱。婴儿不用松紧腰裤，以利于胸廓发育。

3. 培养小儿良好的生活习惯　①培养规律的睡眠，睡前避免过度兴奋，可选用适当的乐曲，但不摇、不拍、不抱，不用喂哺催眠；②按小儿年龄选取合适的膳食种类，自小培养独立进食的能力，不偏食、不挑食、不强迫进食，更不要暴饮暴食，控制零食，进食量可因人而定；③培养良好的卫生习惯，勤洗澡、更换衣裤，勤剪指（趾）甲。3 岁以上小儿训练正确的刷牙方法，养成饭后漱口、食前便后洗手的习惯，不饮生水，不随地吐痰，不乱扔垃圾。

（二）饮食

小儿出生后提倡纯母乳喂养 4～6 个月，并及时添加合理的辅食，应对乳母进行正确的母乳喂养知识等的指导。合理安排小儿膳食，培养小儿良好的饮食习惯（详见第三章）。

（三）社会适应能力的培养

儿童的社会适应能力与家庭环境、育儿方式密切相关。父母的言行对孩子影响是深远的，应提高自身素质，言行一致，成为孩子的良师益友。

1. 独立生活能力　在日常生活中逐渐锻炼小儿独立的生活能力，如训练小儿学会使用勺、筷子自己进食，自己解决大小便，独自睡眠，自己洗手、洗脸、漱口以及穿衣帽鞋，学会整理摆放自己的衣物和玩具等，培养小儿独立分析问题和解决问题的能力。

2. 情感交流和沟通能力　在教孩子说话、坐立走以及游戏过程中，交流情感，培养亲情。在与小朋友玩耍中增加友情，培养小儿沟通和社交能力。应尽早加入到各种集体活动中，学习遵守规则、促进团结和谐，既能积极主动，又能谦让容忍。

3. 想象力、创造力和意志　通过日常生活行为、学习和游戏，启发引导儿童发现问题和探索问题，培养想象力和创造力。锻炼儿童勇于克服困难的意志，增强其自觉、自制、果断和坚毅的品质。

（四）体格锻炼

体格锻炼可以增强体质、提高机体免疫力。从出生后 2 周自 1 个月就可开始锻炼。根据小儿年龄的不同，体质强弱而采取合适的锻炼方法，提高对外界环境的适应能力。

1. 婴幼儿　在日常护理中融入体格锻炼。①如新生儿期开始洗浴穿衣前后给予全身抚触、按摩和被动操。②洗浴可采用温水浴或擦浴，可提高小儿对环境冷热变化的适应能力。③加强室内通风，鼓励户外活动，随小儿适应能力的增强而延长户外活动时间，一方面可以提高免疫力，另一方面可以预防维生素 D 缺乏性佝偻病。

2. 年长儿　洗浴以淋浴为主，提高儿童自我完成洗浴的能力，注意不同小儿对水温的适应能力。鼓励户外活动和集体活动。通过音乐、舞蹈和体操，或者各种球类、跳绳等活动，一方面加强体格锻炼，另一方面提高儿童自我和整体协调能力。

（五）健康检查

6 岁以内小儿应定期进行健康检查，对小儿的生长发育、营养状态和心理卫生进行评价，给予指导或帮助，如有异常，可早期发现并及早干预。

1. 新生儿访视　由社区卫生服务站或妇幼保健院专职儿童保健人员负责实施，在新生儿期内访视 3～4 次。其内容包括：①了解新生儿出生情况，明确观察重点；②给予喂养和护理指导；③对各项体格生长发育指标进行监测，并观察有无产伤、黄疸、先天畸形等；④预防接种情况。

2. 儿童保健　应根据小儿不同的年龄段的保健特点，定期进行健康检查，一般年龄小者、体弱者适当增加检查次数，3 岁以上小儿每年至少 1 次。检查内容包括：①生长发育指标的监测，重点检查有无体格及智力发育的异常；②计划免疫实施情况；③全身各系统体格检查，包括相应的实验室检查，重点是视力和牙齿的检查，以及有无营养缺乏性疾病（佝偻病、贫血、营养不良、微量元素缺乏症等）和寄生虫病等。

（六）计划免疫

1. 预防接种程序　通过有计划地使用各类疫苗进行预防接种，提高整体人群的免疫能力，从而达到控制和消灭传染病的目的。按照我国卫生部的规定，1 岁以内小儿需完成的预防接种见表 4-1。目前，预防其他传染病的疫苗也相继问世，如风疹疫苗、腮腺炎疫苗、流感疫苗和甲肝疫苗等，各地可根据当地疾病流行情况和小儿家长的意愿，酌情开展。

表 4-1　儿童计划免疫接种程序

年龄	接种疫苗		
出生	卡介苗		乙肝疫苗
1 个月			乙肝疫苗
2 个月	脊髓灰质炎三价混合疫苗		
3 个月	脊髓灰质炎三价混合疫苗	百白破混合制剂	
4 个月	脊髓灰质炎三价混合疫苗	百白破混合制剂	
5 个月		百白破混合制剂	
6 个月			乙肝疫苗
8 个月	麻疹疫苗		
1.5～2 岁		百白破混合制剂复种	
4 岁	脊髓灰质炎三价混合疫苗复种		
6 岁	麻疹疫苗复种	百白破混合制剂复种	

2. 疫苗接种禁忌证　疫苗接种方法要按照该疫苗的使用说明书为准，接种前需注意其禁忌证，如：有明确的过敏史者；具有免疫功能缺陷病的儿童；急性传染病以及恢复期；患者慢性消耗性疾病；患者活动性肺结核；患有心、肝、肾等重要器官严重疾病以及发热的儿童。

3. 接种反应及处理　接种反应一般可分为正常反应和异常反应两种。

（1）绝大多数局部反应和全身反应都是轻微、短暂的，经过适当休息可以恢复正常。若全身和局部反应较严重，应及时到医院诊治。如接种百白破疫苗后若出现低热，可暂时观察，不予处理；体温过高时应予适当降温；卡介苗接种若化脓形成小溃疡，腋下淋巴结肿大，可局部处理，以防感染扩散，但不可切开引流。脊髓灰质炎三价混合疫苗接种后极少数婴儿发生轻度腹泻，一般不需要特殊处理，多数可自愈。

（2）晕厥：多发生在空腹、精神紧张的儿童。一旦发生，应让儿童立即平卧，密切观察脉搏、心率、呼吸、血压，给温开水或糖水口服，一般可在短时间内恢复正常。

（3）过敏性休克：极少见。一旦发生，应立即皮下注射 1∶1000 肾上腺素，剂量为每次 0.01～0.03mg/kg，同时使用糖皮质激素等药物抢救。

（七）防范意外伤害

小儿意外伤害事件屡屡发生，种类繁多，目前已成为 5 岁以下小儿的主要死因之一，需高度重视，予以防范。

1. 窒息　小婴儿需防止因衣被、亲人的身体和吐出的乳汁或果汁等造成的窒息。较大婴幼儿需防止一些特殊食物如花生、黄豆、果冻、果核等吸入气管，或某些日常生活用品如纽扣、棋子、硬币、螺钉等的误吸。

2. 外伤　家庭和托幼机构的窗户、阳台、床及楼梯等部位应安装防护栏，应防止儿童攀爬树木、梯子等，避免高处坠落伤。避免到建筑工地及装修场所，防止高空坠落物砸伤。各种电器开关、插头要有保护装置。防止各种烫伤，如开水、油、煤气、火炉等所致的烧烫伤。加强危险物品的管理，如刀、剪等锐利器具以及火柴、鞭炮等。另外注意预防有锐利边角的家具、玩具等造成的磕碰伤。

3. 中毒　加强对小儿饮食的管理，一方面防止变质食物的摄入，另一方面防止有毒物质如毒蘑、毒果仁及河豚等的误食。加强药品存放的管理，防止小儿误食。

4. 其他　严禁野泳，防止溺水。在学校、影院、大型超市等人群密集之处年长儿要进行疏散演练和培训，减少因地震、火灾及踩踏等带来的意外伤害。遵守交通规则，防止各种交通事故伤害。居家装修要注意环保，防止甲醛、苯及氡等有害物质的伤害。

第二节　儿科病史和体格检查的特点

在儿科疾病的临床诊疗过程中，病史采集和体格检查（简称体检）是医生获取小儿医学信息必要的手段，并且无论是在内容、程序、方法以及技巧方面，还是在信息的判断方面都与成人有所不同，有其自身特点，掌握这些特点是正确开展儿科疾病诊疗工作的基础。

一、儿科病史采集和记录的特点

病史的采集要求客观准确，患儿多需由家长及抚育人代述病史，较大的患儿可让他自己补充叙述病情，一般从主诉开始，逐渐进行有目的、有层次、有顺序的询问，最后达到对患儿病情的全面了解。在询问过程中，态度和蔼，语言通俗易懂，避免暗示、诱导和逼问，要取得患儿和家长的密切配合。病史的记录要按顺序书写，内容要详细、全面、准确。对于病情危急的患儿为避免延误诊治，应先急救处理危急状况，在抢救过程中，重点询问现病史，待病情稳定后再详细询问全面病史。

1. 一般情况　记录患儿的姓名、性别、年龄、出生日期、民族、就诊日期、病史陈述者与患儿的关系及病史的可靠程度、家长姓名及年龄、住址（包括电话号码）等项。对于小儿年龄，新生儿要求精确到天数，甚至小时、分钟；2 岁以内婴儿要求精确到月数；2 岁以上儿童写明几岁几个月。

2. 主诉　即患儿来院就诊的主要症状或体征及其经过时间，字数不宜多。例如“持续发热 5 天”“间断咳嗽 10 天，加重伴喘 2 天”等，可用病史陈述者的语言概括记录。

3. 现病史　应详细描述此次患病的主要症状、疾病的发展和诊治的经过。应对主要症状的特征进行全面细致的描述，包括主要症状的发生发展过程、诊疗经过及诊疗后的动态变化过程，同时注意描述其伴随症状和重要的阴性症状，以及与现病密切相关的疾病。最后记录起病后全身状况的改变，如精神、日常活动、饮食、睡眠及二便情况。

4. 个人史　主要包括出生史、喂养史、生长发育史及预防接种史等。可依据患儿年龄及所患疾病各有侧重。

（1）出生史：包括母孕期情况和分娩情况。询问并记录胎次、生产方式、产次、是否足月、出生体重、出生时有无窒息情况等，新生儿可写入现病史中。

（2）喂养史：生后开奶时间、母乳喂养还是人工喂养或是混合喂养、添加辅食的种类和时间、断奶时间及断奶后食物种类等。年长儿则应注意询问有无挑食、偏食及特殊的饮食习惯等。

（3）生长发育史：主要询问体格及神经心理发育两方面的内容。体格生长发育的常用指标有体重、身长（高）、头围、胸围增长情况、开始出牙的月龄，囟门闭合情况以及何时开始会抬头、独坐、独走等。另外对学龄儿童还应了解其学习情况及行为表现。

（4）预防接种史：应把计划免疫和非计划免疫接种的内容全部记录在案，包括何时接种过何种疫苗及接种次数、接种效果以及有无疫苗接种后反应及处理情况。

5. 既往史

（1）既往所患疾病的诊治及转归情况。注意与现患疾病相同或相似的疾病史，如过敏、哮喘、晕厥或抽搐等。

（2）外伤史、手术史以及输血史。

（3）特殊用药史及药物过敏史　对糖尿病、肾病综合征、甲状腺功能亢进或低下等需长期用药的患者，要了解用药的剂量和持续时间，对药物过敏要详细询问过敏的时间和表现，避免再次发生。

（4）传染病接触史　疑似传染病，应详细了解近期的接触史，特别注意患者是否来自某种传染病流行的疫区。

6. 家族史　询问父母及其他家庭成员的年龄及健康状况，有无家族性或遗传性疾病史，有无急慢性传染病史，尤其注意有无与患儿相同的疾病或相似的临床表现。询问父母是否是近亲结婚等。

二、小儿体格检查的特点

体格检查是医生获取病人信息最重要的手段，任何先进的仪器设备也应在全面细致的体格检查之后使用，体检过程中应体现医生的责任心和爱心。

（一）注意事项

1. 做好体检前的准备工作，争取患儿及家长的配合。检查室应比较安静，光线充足，布置温馨，室温要适宜，检查备品齐全而又不使患儿紧张。其次营造一种和谐的气氛，医生注意语言和动作的轻柔，一方面减少紧张和恐慌，使患儿安心、家长放心。

2. 小儿的体位和检查的方法、顺序要灵活掌握。婴幼儿可让家长抱着检查，有时为避免患儿紧张，可让家长直抱小儿伏在肩上，医生从其背后进行腹部的触诊、心肺的听诊等检查。容易受哭闹影响的项目应趁小儿安静时最先检查，如查呼吸、脉搏、心脏听诊、腹部触诊等。而不受哭闹影响的项目可随时检查。对小儿刺激较大的项目如口腔、咽部的检查等也应留在最后。对病情危重、需紧急抢救的患儿应重点检查生命体征或抢救所需项目，待病情稳定后再做全面细致的体格检查。

3. 要有保护性观念和措施。无论是对患者，还是对医生，加强对双方的保护是体检时必须注意的一项重要内容。检查室内只留一个病人和尽量少的陪护，检查前后应洗手，衣帽、口罩要整洁。手和用具要温暖，手法要轻柔，动作要敏捷。尽量仅暴露正在检查的部位，且不宜过久。检查结束时要交待家长及时看护，防止坠伤和摔伤。

4.体格检查的顺序可根据具体情况灵活掌握，但记录应按规定顺序进行，不仅记录所有的阳性体征，还要记录重要的阴性结果。

（二）检查方法

1. 一般项目　从见到患儿开始至询问病史时即可观察小儿一般状况，包括小儿发育营养状况、精神状态（易激惹、烦躁、清醒、安静、嗜睡、昏迷等）、体位、步态、面部表情、反应情况、语言表达、哭声强弱等。

2. 一般测量　既包括对体温、脉搏、呼吸、血压等重要生命体征的测量，也包括体重、身高（长）、头围、胸围、腹围等项目，主要根据年龄、病情选测必要项目。

（1）体温：根据小儿年龄和病情选取合适的方法。①腋下测温法：是最常用的方法。测前需用干毛巾将小儿腋窝擦干，体温计水银头放置适当，夹紧腋窝，测量 5 ~ 10min 后看表，36 ~ 37℃为正常。②口腔测温法：适合能够配合的年长儿，以免咬碎后损伤口腔黏膜。测量时间为 3min，37℃为正常。③肛门内测温法：适合小婴儿、检查不合作的儿童以及昏迷、休克的患儿。肛表插入肛门内 3 ~ 4cm，测量 3 ~ 5min，一般 36.5 ~ 37.5℃为正常。肛表需注意清洁、消毒。体温差别除与试表方法有关外，还与小儿年龄、活动量、穿衣多少及外界温度有关。年龄愈小，体温相对越偏高，且越易受外界温度影响。

（2）呼吸、脉搏：因易受患儿情绪的影响，故应在小儿安静时进行。小儿年龄越小，呼吸、脉搏越快。检查呼吸、脉搏的频率时，还应注意呼吸类型、深浅和节律以及脉搏节律、血管充盈度和紧张度等。各年龄段小儿呼吸、脉搏正常参考值见表 4-2。

表 4-2　各年龄段小儿呼吸、脉搏（次 / 分）

年龄	呼吸	脉搏	呼吸：脉搏
新生儿	40 ~ 45	120 ~ 140	1 ：3
<1 岁	30 ~ 40	110 ~ 130	1 ：3 ~ 4
2 ~ 3 岁	25 ~ 30	100 ~ 120	1 ：3 ~ 4
4 ~ 7 岁	20 ~ 25	80 ~ 100	1 ：4
8 ~ 14 岁	18 ~ 20	70 ~ 90	1 ：4

（3）血压：应选择与小儿年龄相适应的血压计袖带，袖带的宽度为上臂长度的 1/2 ~ 2/3，袖带过宽时测得的血压值较实际值偏低，过窄较实际值高。小儿血压随年龄增长而逐渐升高，不同年龄小儿血压正常值可用下列公式大致推算：收缩压（mmHg）=80mmHg+（年龄 ×2），舒张压（mmHg）=收缩压（mmHg）×2/3。对有心血管疾病的患儿应测量四肢血压。

（4）体重：测量时应注意其准确性。

（5）身长：三岁以前要用量床测量。

3. 皮肤黏膜及皮下组织　在充足的光线下，观察皮肤有无苍白、潮红、黄疸、发绀、皮疹、瘀点、瘀斑、脱屑、瘢痕、色素沉着、毛发异常。触诊时注意皮肤弹性和温湿度、皮下脂肪厚度，以及检查有无水肿、硬肿及皮下结节等。

4.浅表淋巴结　检查颈部、耳后、腋窝、腹股沟等处浅表淋巴结的数量、大小、质地、边界、活动度，以及表皮是否发红、皮温是否升高、有无波动感、粘连及触痛等。正常小儿扪到单个质软、状似黄豆大小的淋巴结，可移动无压痛。

5. 头部

（1）头颅：观察头颅形状和大小，需测头围，并注意有无颅骨缺损。新生儿观察有无头皮血肿、水肿、颅骨重叠以及囟门大小、紧张度。小婴儿应观察有无枕秃和颅骨软化。婴幼儿检查囟门闭合情况。

（2）面部：观察有无特殊面容。注意眼距宽窄，眼睑有无肿胀及下垂，眼球有无突出、斜视及震颤，内眦大小及有无赘肉，结膜是否充血或苍白及有无分泌物，角膜有无混浊或溃疡，巩膜有无黄染等，检查双侧瞳孔大小及对光反射。耳部应检查耳廓有无畸形，外耳道有无流脓，必要时应用耳镜检查鼓膜。鼻部检查注意鼻腔是否通畅、有无鼻翼扇动、有无脓性或血性分泌物。

（3）口腔：观察口唇是否干燥、苍白或发绀，口角有无疱疹、糜烂，颊黏膜有无充血、血泡、溃疡、黏膜斑、鹅口疮等。检查牙的数目及位置，注意有无龋齿，牙龈有无肿胀、溃疡，舌苔及舌乳头是否发红或突出。最后检查咽部，多需用压舌板及家长的协助。注意咽部有无充血、疱疹、溃疡，同时注意双侧扁桃体大小，有无充血、脓苔等。

6. 颈部　观察有无斜颈、短颈、颈蹼和颈抵抗，颈动脉搏动是否对称有力，听诊是否闻及血管杂音。颈静脉是否充盈，气管是否居中，可否触及甲状腺等。

7. 胸部

（1）胸廓：是否对称，有无鸡胸、漏斗胸、肋骨串珠、赫氏沟（Harrison 沟）、肋外翻等佝偻病体征，同时注意，有无心前区隆起或肋间隙饱满、凹陷、增宽、变窄及其他畸形（如桶状胸等）。

（2）肺：望诊包括呼吸频率、节律的改变以及有无呼吸困难的表现。触诊主要检查语颤的改变，注意有无双侧语颤增强，减弱及胸膜摩擦感，可在小儿说话或啼哭时进行。小儿胸壁薄，叩诊音较成人“清”、故叩诊时用力要轻，可采用直接叩诊法。听诊时须注意小儿哭闹对听诊的影响，注意小儿吸气相和呼气相的对比。听诊部位要全面，一般肺部湿啰音在肺底、腋下、肩胛间区几个部位最明显。

（3）心：望诊时注意心前区是否有隆起，正常小儿心尖搏动范围在 2～3cm^2 之内，肥胖儿不易看到。触诊注意心尖搏动强弱，有无震颤和心包摩擦音。叩诊一般只叩左右界，叩左界时应在心尖搏动点水平自左向右叩，听到浊音点即为左界，以左乳线为标准记录在外或内几厘米或在乳线上；叩右界时应在肝浊音界上一肋间的水平自右向左叩，有浊音改变时即为右界，以右胸骨线为标准记录在外几厘米或在右胸骨线上；心脏大小的结果判断需结合年龄（表 4-3）。听诊宜在小儿安静时进行，听诊器体件接触小儿皮肤前最好用手捂温。注意小儿心脏听诊的特征：小婴儿心尖第一音和第二音的响度几乎相等；健康儿童可听到第三心音和第二心音分裂；肺动脉瓣区第二音（P2）常比主动脉瓣区第二音（A2）响（P2＞A2）；在肺动脉瓣区或心尖部可听到功能性收缩期杂音，亦有窦性心律不齐。

表 4-3　各年龄段小儿的心界

年龄	心左界	心右界
＜1 岁	左乳线外 1～2cm	沿右胸骨旁线
2～5 岁	左乳线外 1cm	右胸骨旁线和右胸骨线之间
5～12 岁	左乳线上或乳线内 0.5～1cm	接近右胸骨线
＞12 岁	左乳线内 0.5～1cm	右胸骨线

8. 腹部　望诊时注意小婴儿腹部饱满可呈“蛙腹”状，易见肠型，并注意观察有无脐疝。新生儿注意脐带是否脱落，脐部有无脓性分泌物或出血。触诊时体位摆放要灵活，尽量在小儿安静时进行。检查小儿有无压痛时须注意观察小儿的表情反应，不能单纯依靠回答确定。5 岁以下小儿肝可在右肋缘下 1～2cm 处触及，柔软而无压痛，在婴儿期偶尔可触到脾边缘。腹部听诊有时可闻及肠鸣音亢进，注意有无血管杂音。

9. 脊柱及四肢　注意有无躯干四肢比例失调，脊柱四肢有无畸形，如“O”形腿“X”形腿、手（足）镯及杵状指（趾）和多指（趾）畸形等，各关节有无红肿、活动受限等。

10. 肛门及外生殖器　注意有无肛门闭锁、肛裂、疝气等畸形。女孩注意有无阴道分泌物、畸形。男孩注意有无隐睾、鞘膜积液、尿道下裂、包皮过长过紧等。

11. 神经系统　应根据小儿年龄和具体病种选取不同的检查项目。

（1）一般情况：包括小儿的神志、颅形、精神状态、面容及面部表情、眼神、语言能力、对外界反应、有无异常行为等。囟门未闭的小儿还应注意囟门是否膨隆、紧张。

（2）脑膜刺激征：包括颈抵抗、凯尔尼格征及 Brudzinski 征。正常小婴儿由于生理性屈肌紧张，在生后 3～4 个月内凯尔尼格征及 Brudzinski 征可呈阳性。

（3）神经反射：包括原始反射和一般反射。在新生儿期须检查该年龄段特有的神经反射（原始反射），如觅食反射、吸吮反射、握持反射、拥抱反射等，原始反射在新生儿期后逐渐减弱并消失。另外，新生儿和小婴儿提睾反射、腹壁反射可引不出或很弱，而面神经征可为阳性；2 岁以下小儿巴宾斯基征可为阳性，但一侧阳性另一侧阴性时即有意义，应结合其他检查综合判断。

第三节　儿科治疗原则

不同年龄段的小儿在生理、病理和心理方面各有其特点，在疾病的发生、发展与转归等方面亦有不同，因此在疾病的治疗上必须充分考虑年龄因素。由于小儿起病急，变化快，单纯一个器官或系统的疾病可表现为全身症状，故治疗措施既要及时、全面，又要有针对性、突出重点。儿科临床工作者必须根据小儿特殊的生理、心理特点，熟练掌握护理、饮食、用药和心理等各方面的治疗技术，使患儿身心顺利康复。

一、护理原则

护理是在儿科疾病治疗过程中的一个重要环节，良好的护理能够促进患儿早日康复，需要医护通力合作、共同完成。

1. 健全制度，按章办事　建立、健全各项规章制度，如值班和交接班制度、病房巡视制度、“三查七对”制度、医嘱核对和执行制度、血液和药品保管使用制度、精密仪器和用品管理制度、医患沟通和探视制度、各种应急预案的建立和演练等，并能严格遵照执行，使病房各项事务有条不紊地顺利进行和完成。

2. 病房安排合理　病室要整洁、舒适、安静，并保持空气清新、温湿度适宜，室内物品摆放合理。应按年龄、病种、病情轻重和护理要求合理安排病房。如新生儿和传染病者单设病区，应按病种分室管理，危重者收住抢救监护病室，每个病区留 1～2 个床位以备应急之用。

3. 细致观察、准确记录、及时报告　小儿哭闹、姿态、表情、动作等方面的异常，多有可能是疾病的表现，小儿患病时临床表现常不典型，起病急，发展快，变化多端，易于恶化，因此应按时巡视、细致观察，准确记录观察所见，认真分析病情及时处理，必要时请示汇报，以免贻误病情。

4. 各种不良事件的预防

（1）加强医患沟通，及时通报、合理解释病情变化，端正态度，减少纠纷。

（2）需严格执行洗手、消毒等规章制度，规范各种静脉穿刺、插管等治疗方法，预防交叉感染，防止医源性感染。

（3）加强对血液及血液制品的管理，防范各种输血（血制品）不良反应。药品要医护密切合作，检验保质期，仔细阅读说明书，核对检查医嘱，防止加错药、用错药。在用药过程中尽早发现用药不良反应，及时处理并上报。

（4）加强对患儿及陪护的宣教和管理，防范跌伤和窒息等意外伤害。

二、饮食治疗原则

小儿的饮食应根据年龄和病情来选择，选择适当的饮食有助于治疗和康复。

1. 乳品　稀释乳可供新生儿和早产儿食用；半脱脂奶或全脱脂奶，脂肪含量低，只供腹泻及消化力弱的患儿食用；豆奶适用于乳糖吸收不良和牛乳过敏的小儿；无乳糖奶粉适合乳糖不耐受的婴儿。

2. 一般膳食　普通饮食，应采用易消化、营养丰富、热能充足的食物；软食，如烂饭、面条、馒头、肉末、鱼羹等，供消化功能未完全恢复或咀嚼能力差的患儿；半流质饮食，由牛乳、豆浆、稀粥、烂面、蒸蛋羹等组成，可加饼干、面包等，适用于消化功能尚弱，不能咀嚼吞咽大块固体食物的患儿；流质饮食，全部为液体，如牛乳、豆浆、米汤、果汁、牛肉汤等，易于消化吸收，适用于消化系统疾病、急性感染、胃肠道手术后病儿。流质饮食的热能与营养素均低，只能短期应用。

3. 特殊膳食　少渣饮食，选用纤维素含量少的食物，对胃肠刺激性小，易消化，适用于胃肠道感染的病儿；无盐及少盐饮食，无盐饮食每日食物中含盐量在0.5g以下，烹调时不另加食盐，少盐饮食则需每天额外供给1g氯化钠，供心、肝、肾功能不全的患儿使用；贫血饮食，如动物血、动物肝、各种肉类等；高蛋白饮食，富含蛋白质的食物，如鸡蛋、鸡、瘦肉、肝或豆制品等，适用于营养不良、消耗性疾病患儿；低脂肪饮食，适用于肝病患儿；低蛋白饮食，用于尿毒症、肝性脑病和急性肾炎的少尿期患儿；代谢病专用饮食，如不含乳糖食物用于半乳糖血症患儿；低苯丙氨酸的奶粉、面粉，适用于苯丙酮尿症的患儿；糖尿病饮食等。

4. 禁食　适用于频繁呕吐、消化道出血或手术的患儿，应根据病情需要合理控制禁食时间，注意静脉供能的量及营养成分的平衡，并监测水、电解质和酸碱平衡。

5. 检查前膳食　注意在进行某些化验检查前对饮食是否有特别的要求，如采血化验前多需要空腹进行；消化道出血病人做潜血试验时，需连续3天进食不含肉类、动物肝、血和绿叶蔬菜等食品；用高蛋白、高脂肪膳食使胆囊排空，以检查胆囊和胆管功能。

三、药物治疗原则

药物是治疗疾病的最重要手段。由于小儿肝肾等解毒脏器功能发育不成熟，药物的半衰期延长，对药物的毒副作用较成年人更为敏感和突出。因此必须熟悉小儿药物治疗的特点，掌握药物性能、作用机制、毒副作用、适应证和禁忌证，合理用药以及精确的剂量和适当的用药方法，发挥药物的最大疗效，减小不良反应，这是小儿药物治疗的重要原则。

1. 抗生素　应针对患儿的特点，严格用药指征，尽量使用毒副作用较小的有效抗生素，如青霉素类、头孢菌素类和大环内酯类。一般情况以应用一种抗生素为宜，重症感染时需联合用药。小儿处于生长发育期，注意一些药物可能对儿童造成较大的毒副作用：如氨基糖苷类可致儿童听神经损害和肾损害、氯霉素抑制骨髓造血功能、动物实验发现喹诺酮类药物损害幼年动物软骨发育等，应慎用或避免使用这些药物。不要滥用和长期使用抗生素，以免引起肠道菌群失衡、双重感染及耐药等。

2. 肾上腺糖皮质激素　应严格掌握疾病指征。糖皮质激素使用药后往往会掩盖原发疾病的症状，降低机体免疫力，引起感染扩散，延误诊断和治疗。长期应用糖皮质激素还会影响小儿的生长发育，并可引起骨质疏松、肌肉萎缩、血压增高等。

3. 退热药　中度以下发热可用物理降温法，一般不使用退热药。儿童通常选用对乙酰氨基酚和布洛芬；婴儿不宜使用阿司匹林，以免发生Reye综合征。不宜联合用退热药。

4. 镇静止惊药　常用药为苯巴比妥、地西泮、水合氯醛等，需注意给药方法和对呼吸的抑制作用。

5. 消化道用药　腹泻时慎用止泻剂，注重水电解质的补充，可选用消化道黏膜保护剂。便秘时需注意调整饮食结构、培养正确的排便习惯和调节消化道微生态环境等。

6. 祛痰止咳药　对咳嗽有痰的患者，不主张镇咳，而以祛痰为主。

7. 乳母用药　某些药物可经乳汁传给婴儿，如阿托品、苯巴比妥和水杨酸盐等，应慎用，或权衡利弊停止哺乳。

8. 小婴儿用药　2 个月以下小婴儿的肝、肾等代谢功能均不成熟，极易出现药物不良反应，如磺胺类药、维生素 K_3 可引起高胆红素血症，氯霉素引起“灰婴综合征”等，故用药受到极大限制，用药前必须详细阅读药物使用说明书。

四、心理治疗原则

小儿疾病的诊治，不仅要重视生理状况的治疗，也应重视心理上的治疗。这是包括所有医护人员和家属监护人共同的责任，并贯穿在整个治疗过程中。

患病时小儿处在医院的陌生环境，易出现焦虑、紧张甚至恐慌。为此，医护人员必须取得家属的配合，为患儿营造一个安静、舒适、整洁、和谐温馨的治疗环境，和蔼亲切的语言、轻柔敏捷的动作、热情和善的面孔和细致周到的服务，能够促进患儿早日恢复身心健康。

知识链接

小儿药物治疗的特点

小儿药物治疗的特点：①在组织内的分布因年龄而异，如巴比妥类、吗啡、四环素在幼儿脑浓度明显高于年长儿；②对药物的反应因年龄而异，吗啡对新生儿呼吸中枢的抑制作用明显高于年长儿，麻黄碱升压作用在未成熟儿低；③肝解毒功能不足，对某些药物的代谢时间延长，药物的半衰期延长，增加了药物的血浓度和毒性作用；④肾排泄功能不足，药物及其分解产物在体内滞留时间延长，增加了药物的毒副作用，⑤先天遗传因素，家族中有遗传病史的患儿对某些药物可产生先天性异常反应；家族中有药物过敏史者要慎用某些药物。

第四节　小儿体液平衡特点及液体疗法

一、小儿体液平衡的特点

体液是人体的重要组成部分，在神经、内分泌、呼吸和泌尿等系统的精密调节下保持水、电解质和酸碱度等处于动态平衡状态，维持生命活动平稳进行。因小儿各器官系统功能发育不成熟，代偿潜力相对较小，易受疾病和外界环境的影响，而液体出入量又相对较大，故水、电解质和酸碱平衡紊乱在儿科临床较常见。

（一）体液的总量和分布

体液分布于血浆、组织间隙及细胞内，前两者合称为细胞外液。年龄越小，体液总量相对越多，主要是间质液所占比例越高，而血浆和细胞内液的比例与成人相近，不同年龄儿童的体液分布见表 4-4。

表 4-4　不同年龄儿童的体液分布（占体重的 %）

体液分布	足月新生儿	1 岁	2～14 岁	成人
总量	78	70	65	55～60
细胞内液	35	40	40	40～45
细胞外液	43	30	25	15～20
血浆	6	5	5	5
间质液	37	25	20	10～15

（二）体液的电解质组成

细胞内液和细胞外液的电解质组成有显著的差别。细胞外液阳离子主要为 Na^+、K^+、Ca^{2+} 和 Mg^{2+}，其中 Na^+ 含量占 90% 以上，对维持细胞外液的渗透压起主要作用。细胞外液阴离子主要为 Cl^-、HCO_3^- 和蛋白质。细胞内液阳离子以 K^+、Ca^{2+}、Mg^{2+} 和 Na^+ 为主，其中 K^+ 占 78%。阴离子以蛋白质、HCO_3^-、$H_2PO_4^-$ 和 Cl^- 等离子为主。

（三）水代谢的特点

正常儿童虽然每天水摄入量有较大的波动，但体内液体和电解质的含量保持相对稳定。

1. 水的代谢量　与机体的新陈代谢速度、摄入热量、食物性质、经肾排出溶质量、不显性失水、活动量及环境温度有关。小儿生长发育快，活动量大、新陈代谢旺盛，摄入热量、蛋白质和经肾排出的溶质量均较高；体表面积相对大、呼吸频率快，使不显性失水较成人多；故小儿需水量相对较大。按体重计算，年龄愈小，每日需水量愈多（表 4-5）。

表 4-5　不同年龄小儿每日需水量

年龄（岁）	需水量（ml/kg）
＜1	120～160
1～3	120～140
4～9	70～110
10～14	50～90

2. 水的排出　主要通过肾以尿的形式排出水分，其次为经皮肤和肺的不显性失水和消化道（粪便）排水，另有一少部分的水贮存于体内供新生组织增长。汗液的蒸发属显性失水，是调节体温的重要机制，与环境温度及机体的散热机制密切相关。正常情况下，水通过皮肤和肺这两个途径的不显性失水，也可调节体温。每天人体产生热量的 1/4 左右是通过皮肤和肺蒸发水分而丧失的，而电解质的损失极少，新生儿成熟度愈低、体表面积愈大、呼吸频率愈快、体温及环境温度愈高、不显性失水量就愈多，尤其是使用暖箱和辐射台的新生儿和早产儿更要重视不显性失水。因此，在静脉补液中要注意补充不显性失水部分。

小儿水的排泄速度较成人快，年龄越小，出入量相对越多。婴儿每日水的交换量约为细胞外液量的 1/2，而成人仅为 1/7，故小儿对缺水的耐受力差，肾的浓缩和稀释功能均有限，如进水不足同时又有水分继续丢失时，可比成人更易出现脱水。

3. 水平衡的调节　正常情况下水分排出主要靠肾的浓缩和稀释功能调节，从而控制细胞外液容量与成分。小儿年龄越小，肾体液调节功能越差。小婴儿肾小管的浓缩功能不足，在排泄同等量溶质时所需水量较成人为多，尿量也相对较多。当水入量不足或失水量增加时，易超过肾浓缩能力的极限，各种代谢产物滞留到体内并导致高渗性脱水。新生儿出生 1 周后肾稀释能力即可达成人水平，可使尿液稀释到 50～100mOsm/L，尿比重达到 1.035。但由于小儿肾小球滤过率低，水的排泄速度受限，短时间内摄入水量过多又易导致水肿和低钠血症。小儿年龄越小，肾排钠、排酸、产氨能力也越差，因而也容易发生高钠血症和酸中毒。

二、水、电解质和酸碱平衡紊乱

(一)脱水

脱水是指水摄入不足和(或)丢失过多所引起的体液总量(尤其是细胞外液量)的减少。脱水时不仅丧失水分，还有钠、钾和其他电解质的丢失。

1. 脱水的程度　脱水的程度常以丢失液体量占体重的百分比来表示。体重下降的程度一般根据前囟、眼窝的凹陷与否、皮肤弹性、循环情况、眼泪和尿量，以及有无酸中毒等临床表现综合分析判定。临床上常将脱水程度分为三度，见表 4-6。

表 4-6　脱水的分度及临床表现

临床表现	轻度	中度	重度
体液丢失量	30 ~ 50ml/kg	50 ~ 100ml/kg	100 ~ 120ml/kg
失水量占体重百分比	5% 以下	5% ~ 10%	10% 以上
精神状态	无明显改变	烦躁或萎靡	昏睡或昏迷
呼吸	正常	深、可快	深和快
脉搏	可触及	减弱	明显减弱
血压	正常	直立性低血压	低血压
前囟及眼窝	正常	轻度凹陷	明显凹陷
眼泪	有	少	无
口腔黏膜	稍干燥	干燥	极干燥
皮肤弹性	稍差	差	极差
尿量	正常	明显减少	少尿或无尿
酸中毒	无	有	严重
周围循环衰竭	无	不明显	明显

2. 脱水的性质　脱水的性质反映了水和电解质丢失的不同比例，临床上常根据血清钠及血浆渗透压的水平，将脱水分为等渗性脱水、低渗性脱水和高渗性脱水三种，其中以等渗性脱水最为常见，其次为低渗性脱水，高渗性脱水少见。低渗性脱水时血清钠＜130mmol/L，等渗性脱水时血清钠在 130 ~ 150mmol/L，高渗性脱水时血清钠＞150mmol/L。不同性质的脱水其临床表现不尽相同，见表 4-7。

表 4-7　不同性质脱水的临床表现

病因及临床表现	低渗性	等渗性	高渗性
病因	以失盐为主	失水与失盐大致相同	以失水为主
口渴	不明显	明显	极明显
血压	很低	低	正常或稍低
神志	嗜睡或昏迷	精神萎靡	烦躁易激惹
皮肤弹性	极差	稍差	尚可
血钠浓度	＜130mmol/L	130 ~ 150mmol/L	＞150mmol/L

（二）钾代谢异常

人体内钾主要存在于细胞内，正常情况下，细胞内钾浓度约为150mmol/L，血清钾浓度为3.5～5.0mmol/L。钾在调节细胞的各种功能中起重要作用。

1. 低钾血症　当血清钾浓度低于3.5mmol/L时称为低钾血症。

（1）病因：①钾的摄入不足；②由消化道丢失过多，如呕吐、腹泻、各种引流；③肾排出过多，如大量利尿或者酸中毒时。重症脱水、酸中毒病儿血清钾虽在正常范围，缺钾的症状也不明显，但当输入过多不含钾的溶液后，由于血浆被稀释，钾随尿量的增加而排出，酸中毒被纠正后钾则向细胞内转移，从而出现低钾症状；④钾在体内分布异常，如家族性低血钾性周期性麻痹病人，因其钾由细胞外液迅速转入细胞内而产生低钾血症；⑤各种原因的碱中毒；⑥其他原因，如糖原合成时可消耗钾，还有Cushing综合征、原发性醛固酮增多症、甲状腺功能亢进、低镁、碳酸酐酶抑制剂的应用等也可引起低血钾。

（2）临床表现：低钾血症的临床表现不仅取决于血钾的浓度，而且取决于缺钾发生的速度。机体因有各种代偿机制，能够耐受慢性失钾，体内缺钾虽达到严重程度，而临床症状不一定很重。一般当血清钾低于3mmol/L时即可出现症状：①神经肌肉兴奋性降低，肌肉软弱无力，重者出现呼吸肌麻痹或麻痹性肠梗阻，膝反射、腹壁反射减弱或消失；②心律失常、心肌收缩力降低、血压下降，甚至发生心力衰竭，心电图表现为T波低宽、出现U波、QT间期延长，T波倒置以及ST段下降等；③低血钾使肾浓缩功能下降，出现多尿，重者出现碱中毒。长期低血钾可致肾单位硬化、间质纤维化。慢性低血钾还可使生长激素分泌减少。

（3）治疗：低血钾的治疗主要为补钾，以口服为主，每天不超过4～6mmol/kg（30～45mg/kg）。不能口服时可以静脉滴入，但应严格掌握补充的速度与浓度，以防出现严重的心律失常，甚至致死。在补钾时应注意监测血清钾水平，有条件者给予心电监护。一般补钾的输注速度应小于每小时0.3mmol/kg，浓度小于40mmol/L（0.3%），见尿补钾。当低血钾伴有碱中毒时，常伴有低血氯，故需注意氯的补充。另外，注意应积极治疗原发病，控制钾的进一步丢失。

2. 高钾血症　血清钾浓度高于5.5mmol/L时称为高钾血症。

（1）病因：①肾衰竭、肾小管酸中毒、肾上腺皮质功能低下等使排钾减少；②休克、重度溶血以及严重挤压伤等使钾分布异常；③由于输入含钾溶液速度过快或浓度过高等。

（2）临床表现：①高钾血症时心率慢而不规则，可出现室性早搏和心室颤动，甚至心搏停止。心电图可出现高耸的T波，P波消失或QRS波群增宽，心室颤动及心脏停搏等；②高钾血症时患儿可出现神经和精神症状，如精神萎靡、嗜睡、手足感觉异常、腱反射减弱或消失，重者出现弛缓性瘫痪、尿潴留甚至呼吸麻痹。

（3）治疗：高血钾时：①积极治疗原发病；②停用含钾药物和食物；③5%碳酸氢钠3～5ml/kg稀释成等张液快速静脉输入，或葡萄糖液加胰岛素（葡萄糖0.5～1.0g/kg，每3g葡萄糖加1单位胰岛素）静脉滴注，促使钾进入细胞内，使血清钾降低；④10%葡萄糖酸钙按0.5ml/kg在数分钟内缓慢静脉应用，可对抗高血钾的心脏毒性作用，但必须在监测心电图的基础上使用；⑤可采用离子交换树脂、血液或腹膜透析等排钾。对于假性醛固酮增多症引起的高血钾，其有效方法是应用氢氯噻嗪。

（三）酸碱平衡紊乱

酸碱平衡是指体液中的H^+浓度保持在相对恒定的状态。正常儿童pH值范围是7.35～7.45。机体在代谢过程中不断产生酸性和碱性物质，通过体液的缓冲系统和肾、肺等器官系统的调节，使其保持动态平衡状态，以保证机体的正常代谢和生理功能。

血液及其他体液的缓冲系统主要包括两个方面：碳酸/碳酸氢盐系统和非碳酸氢盐系统。在血液非碳酸氢盐缓冲系统，主要为血红蛋白、有机磷及无机磷，其次是血浆蛋白质。在间质液几乎无非碳酸氢盐缓冲系统，而在细胞内液，碳酸/碳酸氢盐及非碳酸氢盐缓冲系统均起作用，后者主要由有机磷蛋白及其他成分组成。

HCO_3^- 和 H_2CO_3 是血液中最重要的一对缓冲物质，正常 HCO_3^- 和 H_2CO_3 比值保持在 20/1。若两者比值的正常范围发生改变或体内代偿功能不全时，体液 pH 值超出 7.35 ~ 7.45 的正常范围，即可出现酸碱平衡紊乱。肺是通过排出或保留 CO_2 来调节血液中碳酸的浓度的，其作用起效快，而肾通过排酸保钠来调节，其作用起效慢。由于肺呼吸功能障碍使 CO_2 排出过少或过多，使血浆中 H_2CO_3 的量增加或减少引起的酸碱平衡紊乱，称为呼吸性酸中毒或碱中毒。而由代谢紊乱使血浆中 H_2CO_3 的量增加或减少引起的酸碱平衡紊乱，称为代谢性酸中毒或碱中毒。出现酸碱平衡紊乱后，机体通过调节系统使 $[HCO_3^-]/[H_2CO_3]$ 的比值维持在 20/1，pH 值尚处在正常范围内，称为代偿性酸中毒（或）碱中毒；如果 $[HCO_3^-]/[H_2CO_3]$ 比值不能维持在 20/1，即 pH 低于或高于正常范围，则称为失代偿性酸中毒或碱中毒。酸碱失衡既可单独存在，如呼吸性酸中毒、呼吸性碱中毒、代谢性酸中毒、代谢性碱中毒，亦可混合出现。

1. 代谢性酸中毒

（1）原因：①酸性物质的产生过多或排泄减少，如酮症酸中毒，组织低氧时产生的乳酸增多，肾衰竭时酸性产物排出减少；②碱性物质丢失过多，常发生于腹泻、小肠瘘管的引流等。代谢性酸中毒时主要的缓冲成分是碳酸氢盐，也可通过呼吸代偿使 $PaCO_2$ 降低，但通过呼吸代偿的程度有限，很少能使血液 pH 完全达到正常，仅能达到部分代偿，完全代偿取决于肾酸化尿液，使血碳酸氢盐水平恢复正常，再通过呼吸的重新调节，最终才能使酸碱平衡达到正常。

（2）治疗：其原则是积极治疗原发病，促进酸性物质排泄，合理补充碱性物质。

当血气分析的 pH＜7.30 时需使用碱性药物。所需补充的碱性溶液 mmol 数＝剩余碱（BE）负值 ×0.3× 体重（kg）。因 5% 碳酸氢钠 1ml＝0.6mmol 碳酸氢钠，故所需 5% 碳酸氢钠（ml）＝（–BE）×0.5× 体重（kg）。临床上常将碳酸氢钠稀释成 1.4%（等张含钠液）的浓度，先输入估算量的 1/2，复查血气后再调整剂量。另外，在纠正酸中毒后，因钾离子进入细胞内使血清钾降低，游离钙也减少，需注意及时补钾、补钙。

2. 代谢性碱中毒

（1）病因：①氢离子丢失过多，如频繁呕吐或胃液引流导致氢和氯的丢失；②摄入或输入过多的碳酸氢盐；③由于血钾降低，肾碳酸氢盐的重吸收增加，如原发性醛固酮增多症、Cushing 综合征等引起血钾降低；④呼吸性酸中毒时，肾代偿性分泌 H^+ 增多，HCO_3^- 重吸收增多，使酸中毒得到代偿，当应用机械通气后，血 $PaCO_2$ 能迅速恢复正常，而血浆 HCO_3^- 含量仍高，故导致代谢性碱中毒；⑤细胞外液减少及近端肾小管 HCO_3^- 的重吸收增加。

代谢性碱中毒时，为减少血 pH 变化，会出现一定程度的呼吸抑制，以 $PaCO_2$ 略升高作为代偿，但呼吸抑制时可出现低氧症状，后者又能刺激呼吸，增加 CO_2 的排出，故这种代偿有限。碱中毒时肾排出 HCO_3^- 使血 pH 降低，此时常见有碱性尿，称为反常性碱性尿（pH 可达 8.5 ~ 9.0）；当临床上同时存在低血钾和低血容量时，须给予纠正，以促使碱中毒的纠正。

（2）治疗：①去除病因；②停用碱性药物，纠正水、电解质平衡失调；③静脉滴注生理盐水，重症者静脉滴注氯化铵；④碱中毒时如同时存在低钠、低钾和低氯血症，应在纠正碱中毒时同时纠正这些离子的紊乱。

3. 呼吸性酸中毒　呼吸性酸中毒是原发于呼吸系统的功能紊乱，引起肺泡 $PaCO_2$ 增加所致。能引起呼吸性酸中毒的疾病很多，如肺炎、肺气肿、呼吸道梗阻、支气管哮喘、肺水肿、肺不张、肺萎陷、呼吸窘迫综合征等肺本身的疾病；胸部疾病所致呼吸受限，如气胸、胸腔积液、肺创伤；神经 - 肌肉疾病，如重症肌无力、急性感染性多发性神经根炎等；中枢神经系统疾病如头颅损伤、麻醉药过量或中毒以及人工呼吸机使用不当、吸入 CO_2 过多等。

呼吸性酸中毒时主要通过肾代偿使血碳酸氢盐增加，尿液中氯分泌增加而致血氯降低。在血 $PaCO_2$＜60mmHg 时常可通过代偿使 pH 维持正常。高碳酸血症尚可引起血管扩张，颅内血流增加，致头痛及颅内压增高，严重高碳酸血症可出现呼吸中枢抑制，血 pH 降低。

呼吸性酸中毒时常伴有低氧血症及呼吸困难，治疗时应主要针对原发病，必要时应用人工辅助通气。

4. 呼吸性碱中毒　呼吸性碱中毒是由于肺通气过度，血二氧化碳分压过低所致。可见于药物或心理因素所致的呼吸过度、机械通气时每分通气量太大。低氧、贫血、一氧化碳中毒时呼吸亦加快，可使 $PaCO_2$ 降低出现碱中毒。呼吸性碱中毒时临床上多表现为原发病的症状和体征，可见到神经肌肉兴奋性增加和肢体感觉异常。血气分析显示为 pH 值增加、$PaCO_2$ 降低、血 HCO_3^- 浓度降低，而患者尿液常呈酸性。呼吸性碱中毒的治疗主要针对原发病。

5. 混合性酸碱平衡紊乱　当有两种或以上的酸碱紊乱同时出现时称为混合性酸碱平衡紊乱。需结合病史、临床表现和血气分析综合判断。如呼吸窘迫综合征病人呼吸性酸中毒与代谢性酸中毒可同时存在；当慢性呼吸性酸中毒伴有充血性心力衰竭时，如过度使用利尿剂可出现代谢性碱中毒；肝功能衰竭时可出现代谢性酸中毒与呼吸性碱中毒。

混合性酸碱平衡紊乱的治疗：①积极治疗原发病，保持呼吸道通畅，必要时给予人工辅助通气。② pH 明显低下时在保证有效通气的前提下方可使用碱性药物。

三、液体疗法

液体疗法是儿科疾病治疗的重要手段。其目的是恢复血容量，纠正水、电解质和酸碱平衡紊乱，补充部分热量，保证机体的正常生理功能。液体疗法包括口服补液和静脉补液，补充的液体包含三部分：生理需要量、累积损失量和继续丢失量。

（一）口服补液

口服补液盐（oral rehydration salts，ORS）是世界卫生组织推荐用以治疗急性腹泻合并脱水时的一种溶液，经临床应用取得了良好效果，对发展中国家尤其适用。ORS 有多种配方，目前主张以 2002 年世界卫生组织推荐的低渗配方 ORS 液取代传统的 ORS 液，该配方为氯化钠 2.6g，枸橼酸钠 2.9g，氯化钾 1.5g，葡萄糖 13.5g，临用前加温开水 1000ml 溶解。该 ORS 液张力为 1/2，总渗透压为 245mmol/L，临床使用同样有效，且更为安全。

口服补液适用于轻、中度脱水而无呕吐及腹胀患儿；因含电解质较多，在用于补充累积损失量和继续丢失量时需要适当稀释。

（二）静脉补液

静脉补液适用于严重呕吐、腹泻伴中、重度脱水的患儿。在静脉补液实施过程中需掌握以下原则：三定（定量、定性、定速）、三先（先盐后糖、先浓后淡、先快后慢）及两补（见尿补钾、见惊补钙）。

1. 定输液量（定量）　第一天补液总量应包括补充生理需要量、累积损失量和继续丢失量，其中轻度脱水为 90 ~ 120ml/kg；中度脱水定为 120 ~ 150ml/kg；重度脱水为 150 ~ 180ml/kg。第二天的补液量需根据病情决定，一般需补充继续丢失量和生理需要量。现以婴儿腹泻脱水为例，制订第一天的液体疗法。

（1）生理需要量：正常生理需要量估计可以按热量需求来计算，年龄越小，生理需要量越多。一般按每消耗 100kcal（418kJ）能量需 100 ~ 150ml 水计算，禁食时基础代谢需要热量 60 ~ 80kcal/kg，故每日生理需水量为 60 ~ 80ml/kg。

（2）累积损失量：一般而言，补充累积损失量在婴儿轻度脱水为 30 ~ 50ml/kg，中度为 50 ~ 100ml/kg，重度为 100 ~ 120ml/kg。婴儿期以后上述补液量减少 1/3 ~ 1/2。

（3）继续丢失量：在开始补充累积损失量后，腹泻、呕吐、胃肠引流等损失大多继续存在，以致体液继续丢失，如不予以补充将又成为新的累积损失。对此必须动态评估，根据实际丢失量补充。

2. 定输液性质（定性） 根据脱水性质决定输液种类。一般情况下，累积损失部分为低渗性脱水补 2/3 张含钠溶液，等渗性脱水补 1/2 张含钠溶液，高渗性脱水补 1/3 ~ 1/5 张含钠溶液；继续丢失量按 1/2 ~ 1/3 张含钠溶液补充；生理需要量按 1/4 ~ 1/5 张含钠溶液补充。如临床上判断脱水性质有困难时，可先按等渗性脱水处理。

3. 定输液速度（定速） 补液的速度取决于脱水程度和有无休克表现，原则上应先快后慢。液体总量的 1/2（相当于累积损失量）应在 8 ~ 12h 补完，输入速度约为每小时 8 ~ 12ml/kg；余下液体（相当于继续丢失量和生理需要量）于 12 ~ 16h 内补充，输入速度为每小时 5ml/kg。对伴有循环不良或休克的重度脱水患儿，应先行扩容，以改善血液循环和肾功能，一般采用 2 : 1 等张含钠液 20ml/kg（总量不超过 300ml），于 30 ~ 60min 内快速静脉滴注或推注，扩容所用液体量应从累积损失量中扣除。

4. 纠正酸中毒 见本节酸碱平衡紊乱部分。

5. 纠正低钾血症 见本节钾代谢异常部分。

6. 纠正低钙和低镁血症 营养不良、佝偻病患儿，补液过程中易发生手足搐搦，可采用 10% 葡萄糖酸钙每次 1 ~ 2ml/kg（最大量≤10ml）加葡萄糖溶液稀释后静脉滴注，必要时可重复使用。补钙后手足搐搦未控制，应考虑可能存在低镁血症，应测定血镁浓度，然后再根据血镁测定结果给予相应治疗。

（三）几种常用溶液的成分及配制

儿科常用液体包括非电解质和电解质溶液。其中非电解质溶液常用 5% 或 10% 葡萄溏溶液，因葡萄糖输入人体内将被氧化成水，故属于无张力溶液。电解质溶液包括氯化钠、氯化钾、碳酸氢钠、乳酸钠和氯化铵及它们的不同配制液体。儿科静脉补液中常用溶液的组成各配制见 4-8 和表 4-9。

表 4-8 常用混合溶液的组成

溶液名称	生理盐水	10% 或 5% 葡萄糖溶液	1.4% 碳酸氢钠溶液
2 : 1 溶液（等张含钠液）	2	0	1
4 : 3 : 2 溶液（2/3 张含钠液）	4	3	2
2 : 3 : 1 溶液（1/2 张含钠液）	2	3	1
1 : 1 溶液（1/2 张含钠液）	1	1	0
1 : 2 溶液（1/3 张含钠液）	1	2	0
1 : 4 溶液（1/5 张含钠液）	1	4	0

表 4-9 常用混合液的简易配制（总液量 100ml）

溶液名称	0.9% 氯化钠溶液（ml）	5% 或 10% 葡萄糖溶液（ml）	1.4% 碳酸氢钠溶液（ml）
2 : 1 溶液（等张含钠液）	65		35
4 : 3 : 2 溶液（2/3 张含钠液）	45	33	22
2 : 3 : 1 溶液（1/2 张含钠液）	33	50	17
1 : 1 溶液（1/2 张含钠液）	50	50	
1 : 2 溶液（1/3 张含钠液）	35	65	
1 : 4 溶液（1/5 张含钠液）	20	80	

本章小结

1. 儿科病史的采集、体格检查和记录以及观察、分析、判断等方面与成人不同，具有自身的特点，掌握与此有关的方法和技巧，是开展儿科临床诊疗工作的基础。

2. 小儿各器官功能发育不成熟，对药物毒、副作用较敏感，除根据病情、年龄选择药物外，还要考虑小儿对药物的特殊反应及药物对患儿生长发育的影响，慎重选择药物治疗。

3. 儿童体液占体重的比例大，调节体液平衡的系统各器官不成熟，易受疾病和外界环境的影响而出现体液平衡失调，严重时危及生命。液体疗法是纠正患儿水、电解质和酸碱平衡紊乱的重要治疗手段，其目的是维持或恢复正常的体液容量和成分，以保持患儿正常的生理功能。对患儿水、电解质紊乱和酸碱失衡情况进行全面评估，制定合理的液体疗法方案。在静脉补液实施过程中还需掌握以下原则："三定"（定量、定性、定速）、"三先"（先盐后糖、先浓后淡、先快后慢）及"两补"（见尿补钾、见惊补钙）。

思考题

1. 识记题

（1）试述脱水程度的判定方法。

（2）简述婴幼儿体液平衡的特点 。

2. 应用题　患儿，男，10 个月，因腹泻 3 天，呕吐 1 天，高热 6h 入院。人工喂养。3 天前吃冰棒后开始腹泻，大便 15 ~ 20 次 / 天，排蛋花汤样便，伴低热。今晨病情加重，呕吐频繁，为胃内容物，仍腹泻不止。随后高热烦躁。8h 无尿。查体：体温 39.2℃，脉搏 150 次 / 分，呼吸 44 次 / 分，发育营养正常，精神萎靡，嘴唇干燥樱红，眼窝及前囟凹陷，皮肤弹性差，四肢凉，脉细速，心音低钝。腹胀，肠鸣音亢进，肛周黏膜红肿糜烂。实验室检查：血钠 132mmol/L，血钾 3.5mmol/L，CO_2CP8mmol/L。请为该患儿拟定第一天补液方案。

（刘　杰）

第五章　新生儿与新生儿疾病

学习目标

通过本章内容的学习，学生应能：

识记：

说出新生儿的分类及有关概念，陈述新生儿窒息的复苏方案与复苏程序，复述缺氧缺血性脑病、颅内出血、肺透明膜病、感染性肺炎、败血症、黄疸及寒冷损伤综合征等新生儿常见疾病的临床表现及诊治措施。

理解：

区分正常足月儿及早产儿外观上的不同点，列举正常足月儿及早产儿的解剖生理特点；解释上述常见疾病的病因及发病机制。

应用：

根据新生儿及新生儿疾病特点，能进行新生儿的分类；能对新生儿常见疾病做出初步诊断及拟定治疗计划。

第一节　概　　述

新生儿（neonate，newborn）是指从母体娩出后脐带结扎到生后28天内（≤28天）的婴儿。围生期（perinatal period）指产前、产时和产后的一个特定时期，我国目前定义是：自妊娠28周至生后足7天。围生期的婴儿称围生儿，因其各系统发育尚未完善，处于从宫内向宫外转换的关键阶段，其患病率和死亡率最高。

【新生儿分类】

1. 根据胎龄　胎龄（gestational age，GA）是指从末次正常月经第1天起至分娩时为止，常以周表示。①足月儿（full term infant）：37周≤GA＜42周；②早产儿（preterm infant）：GA＜37周；③过期产儿（post-term infant）：GA≥42周。

2. 根据出生体重　出生体重（birth weight，BW）是指出生1h内的体重。①低出生体重儿（low birth weight，LBW）：BW＜2500g，其中BW＜1500g者称极低出生体重儿（very low birth weight，VLBW），BW＜1000g者称超低出生体重儿（extremely low birth weight，ELBW）。大多是早产儿，也有足月或过期小于胎龄儿；②正常出生体重儿（normal birth weight，NBW）：2500≤BW＜4000g；③巨大儿（macrosomia）：BW≥4000g。

3. 根据出生体重和胎龄的关系　①小于胎龄儿（small for gestational age，SGA）：BW在同胎龄儿平均出生体重的第10百分位以下；②适于胎龄儿（appropriate for gestational age，AGA）：BW在同胎龄儿平均出生体重的第10～90百分位之间；③大于胎龄儿（large for gestational age，

LGA）：BW 在同胎龄儿平均出生体重的第 90 百分位上。

4. 根据出生后周龄　①早期新生儿（early newborn）：出生后 1 周内的新生儿，也属于围生儿；②晚期新生儿（late newborn）：生后第 2 周至第 4 周末的新生儿。

5. 高危儿（high risk infant）　指已发生或可能发生危重疾病而需要特殊监护的新生儿。多发生于以下因素：①孕母疾病史：孕母有感染、糖尿病、妊娠高血压、心肺疾患、阴道流血、羊膜早破、胎盘早剥、前置胎盘等；孕母为 Rh 阴性血型；②母孕史：孕母年龄>40 岁或<16 岁，过去有死胎、死产或性传播病史、吸烟、吸毒或酗酒史等；③分娩史：难产、手术产、急产、产程延长、分娩过程中使用镇静和止痛药物等；④新生儿异常：窒息、多胎儿、早产儿、过期产儿、小于胎龄儿、巨大儿、宫内感染和先天畸形等。

第二节　正常足月儿和早产儿的特点与护理

正常足月儿（normal term infant）是指 37 周≤胎龄<42 周，2500g≤出生体重<4000g，无畸形、无疾病的活产婴儿。早产儿是指胎龄<37 周的新生儿，又称未成熟儿。我国早产儿的发生率为 5%～10%，死亡率为 12.7%～20.8%，且胎龄愈小，体重愈低，死亡率愈高。

一、正常足月儿和早产儿的外观特点

正常足月儿和早产儿的外观特点见表 5-1

表 5-1　足月儿与早产儿的外观特点

项目		足月儿	早产儿
皮肤		红润、皮下脂肪丰满、毳毛少	绛红、水肿、毳毛多
头部		头大（占全身比例的 1/4），头发分条清楚	头更大（占全身比例 1/3），头发细而乱
耳壳		软骨发育好、耳舟成形、直挺	软、缺乏软骨、可折叠、耳舟不清楚
指/趾甲		达到或超过指/趾端	未达指/趾端
跖纹		足纹遍及整个足底	足底纹理少
乳腺		结节>4mm，平均 7mm	无结节或结节<4mm
外生殖器	男婴	睾丸已降至阴囊，阴囊皱裂形成	睾丸未降或未全降至阴囊，阴囊少皱裂
	女婴	大阴唇可遮盖小阴唇	大阴唇不能遮盖小阴唇

二、正常足月儿和早产儿的生理特点

1. 呼吸系统　胎儿肺内充满液体，30～35 ml/kg，分娩时有 1/3～1/2 因产道挤压经口鼻排出，未排出部分在呼吸建立后由肺间质内毛细血管和淋巴管吸收，如吸收延迟则导致湿肺。胸廓呈桶状，肋肌薄弱，呼吸主要靠膈肌的升降，呈腹式呼吸，呼吸浅快而不规则，约 40 次/分（安静时）。

早产儿呼吸中枢发育不成熟，呼吸浅表而不规则，可出现周期性呼吸或呼吸暂停（apnea）。前者是指呼吸停止<20s，无心率减慢及发绀；后者是指呼吸停止>20s，伴心率减慢（<100 次/分）及发绀，胎龄愈小、发生率愈高。因肺表面活性物质缺乏，易发生呼吸窘迫综合征（肺透明膜病）。

2. 循环系统　出生后血液循环和血流动力学发生重大变化：①胎盘－脐血循环终止；②肺循环阻力下降，肺血流增加；③回流至左心房的血量明显增多，体循环压力增高；④卵圆孔、动脉

导管在功能上关闭。新生儿心率快，波动大，90～160次/分，平均120～140次/分，足月儿血压平均为70/50mmHg。

早产儿心率更快，血压较低，部分伴有动脉导管开放。

3. 消化系统　足月儿吞咽功能完善，胃呈水平位，贲门括约肌松弛、幽门括约肌发达，故易溢乳甚至呕吐。肠壁薄，有利于营养物质的吸收，但肠腔内毒素和消化不全产物也易进入血循环，引起中毒或过敏症状。消化道已能充分分泌消化酶，但淀粉酶缺乏，故不宜过早喂淀粉类食物。生后24h内排出墨绿色胎粪，若生后24h仍不排胎便，应排除肛门闭锁或其他消化道畸形病变。肝内尿苷二磷酸葡萄糖醛酸基转移酶的量及活力低下，故多数新生儿会出现生理性黄疸；同时对多种药物处理能力低下，易发生药物中毒。

早产儿吸吮与吞咽反射弱，胃容量小，易出现哺乳困难或乳汁吸入引起肺炎。消化酶含量接近足月儿，但胆酸分泌少，脂肪的消化吸收较差。缺氧、炎性损伤或喂养不当等不利因素可引起坏死性小肠结肠炎。因胎粪形成少且肠蠕动差，胎粪排出常延迟。肝功能更不成熟，生理性黄疸较足月儿重，持续时间长，易发生胆红素脑病。蛋白质合成低下，肝糖原储备少，易发生低蛋白血症、低血糖和水肿。

4. 泌尿系统　足月儿出生时肾结构发育完成，但肾小球滤过率低，稀释功能正常，浓缩功能差，易发生水肿或脱水。肾处理酸负荷能力不足，故易发生代谢性酸中毒。肾小管对糖重吸收功能差，输注葡萄糖速度过快时可致糖尿。一般在生后24 h内排尿，1周内每日可达20次，如生后48 h仍不排尿应进一步检查，排除泌尿系统疾病。

早产儿肾浓缩功能更差，排钠分数高，肾小管对醛固酮反应低下，易出现低钠血症。葡萄糖阈值更低，易发生糖尿。肾小管排酸能力差，普通牛乳中蛋白质含量和酪蛋白比例高，内源性氢离子增加，易致晚期代谢性酸中毒，表现为面色苍白、反应差、体重不增加和代谢性酸中毒，如人工喂养可予以早产儿配方乳喂养可改善症状。

5. 血液系统　足月儿出生时血红蛋白为170g/L（140～200g/L），胎儿血红蛋白（HbF）占70%～80%，5周后下降至55%，随后渐被成人型血红蛋白取代。白细胞数生后第1天为（15～20）×10^9/L，3天后明显下降，5天后接近婴儿值；分类中以中性粒细胞为主，4～6天与淋巴细胞相近，以后淋巴细胞占优势。血小板数与成人相似。因胎儿肝维生素K储存量少，凝血因子活性较低，易发生新生儿出血症。

早产儿白细胞和血小板数稍低于足月儿，其“生理性贫血”出现早，且胎龄越小，持续时间越长，程度越严重。维生素K、铁及维生素D储存较少，更易发生出血、贫血及佝偻病。

6. 神经系统　正常足月儿脑相对大，但脑沟、脑回仍未完全形成；脊髓相对长，末端约在第3、4腰椎下缘。足月儿大脑皮层兴奋性低，睡眠时间长；大脑对下级中枢抑制弱，且锥体束、纹状体发育不全，常出现不自主、不协调动作。出生时即具备多种原始反射（觅食反射、吸吮反射、握持反射、拥抱反射等），生后3～4个月自然消失。凯尔尼格征、巴宾斯基征阳性、腹壁和提睾反射弱属正常现象。

早产儿神经系统成熟程度与胎龄有关，胎龄愈小，原始反射愈难引出，甚至消失，肌张力低。脑室管膜下存在着发达的胚胎生发层组织，易发生脑室周围-脑室内出血及脑室周围白质软化病变。

7. 体温　新生儿体温调节中枢功能发育不完善，皮下脂肪较薄，体表面积相对较大，易散热；寒冷时主要依靠棕色脂肪产热，当环境温度过低时，如不及时保温，可发生低体温、低氧血症、低血糖和代谢性酸中毒或寒冷损伤；如环境温度高、进水少、散热不足时可使体温增高，发生脱水热。中性温度（neutral temperature）是指使机体维持正常体温所需的代谢率和耗氧量最低时的环境温度。出生体重愈低、日龄愈小，中性温度愈高。

早产儿体温调节中枢更不完善，棕色脂肪少，产热能力差，寒冷时更易发生低体温甚至发生硬肿症；汗腺发育差，外界环境温度高时体温也升高。

8. 能量及体液代谢 新生儿基础热量消耗为209 kJ/kg（50 kcal/kg），每日总热量需418～502kJ/kg（100～120kcal/kg）。体内含水量占体重的70%～80%，需水量亦大，随日龄增加逐渐减少。由于喂乳量不足、水分丢失及胎粪排出，体重可下降，1周末下降至最低点（小于出生体重的10%），10天左右恢复到出生体重，称生理性体重下降。足月儿钠需要量为1～2mmol/（kg·d），初生10天内一般不需补钾，以后需要量为1～2mmol/（kg·d）。

早产儿吸吮能力弱，消化能力差，每日所需液量更高，常需静脉营养。钠需要量亦高，＜32周早产儿为3～4mmol/（kg·d）。因甲状旁腺功能低下，易引起低钙血症。其生理性体重下降应不超过出生体重的15%～20%。

9. 免疫系统 新生儿非特异性和特异性免疫功能均不成熟。IgG可通过胎盘，故出生数月的婴儿对某些疾病有一定免疫力。但IgA和IgM不能通过胎盘，故易患呼吸道和消化道感染，尤其是革兰阴性杆菌感染。血清补体含量及T细胞免疫功能均低下。皮肤黏膜薄嫩，屏障功能差，易发生感染。

10. 新生儿常见的几种特殊生理状态

（1）生理性黄疸 参见本章第八节。

（2）“马牙”和“螳螂嘴” “马牙”分布于上腭中线和齿龈部位，为黄白色、米粒大小的小颗粒，系上皮细胞堆积或黏液腺分泌物积留形成，数周后可自然消退；“螳螂嘴”位于两侧颊部隆起的脂肪垫，有利于吸乳。二者均属正常，不可挑破，以免感染。

（3）乳腺肿大 男女新生儿生后4～7天可出现乳腺增大，蚕豆至核桃大小，系来自母体的雌激素中断所致，2～3周消退，忌挤压，以免感染。

（4）假月经 部分女婴生后5～7天自阴道流出少许血性分泌物或大量非脓性分泌物，亦系雌激素中断所致，持续1周左右，不需处理。

（5）新生儿红斑及粟粒疹 生后1～2天，在头部、躯干及四肢常出现大小不等的多形性斑丘疹，称为“新生儿红斑”，可自然消失；在鼻尖、鼻翼以及颜面部形成小米粒大小的黄白色皮疹，称为“新生儿粟粒疹”，经脱皮后自然消失。

三、足月儿和早产儿的护理

1. 保暖 生后需采取各种保暖措施，使婴儿处于中性温度中。早产儿、尤其是BW＜2000 g或低体温者，更易出现寒冷损伤综合征，应置于自控开放式抢救台上或暖箱中，并根据体重、日龄选择相应的中性温度；如无条件可采取其他保暖措施如热水袋等。空气相对湿度为55%～65%。

2. 喂养及营养 正常足月儿生后半小时即可喂哺母乳，以促进乳汁分泌，亦可防止低血糖，提倡按需哺乳。配方乳每3小时1次，每日7～8次。奶量从小量渐增，以奶后安静、无腹胀、呕吐、胃内无残留（胃管喂养者）和理想的体重增长（每天15～30g/kg，生理性体重下降期除外）为标准。

早产儿也应母乳喂养，无法予以母乳喂养者，可开始先试喂5%葡萄糖水，耐受后再予以早产儿配方乳。哺乳量原则上是胎龄愈小，出生体重愈低，每次哺乳量愈少，喂奶间隔时间愈短，并且根据以上标准调整，早产儿理想的体重增长为每天10～15g/kg。哺乳量不能满足所需热量者或吸吮能力差、吞咽不协调者可用滴管喂养、间歇性或持续性鼻饲喂养，必要时考虑静脉营养。

足月儿出生后肌注1次维生素K，1 mg，早产儿连用3天，预防出血症；出生后4天加维生素C 50～100 mg/d；10天后加维生素A 500～1000 IU/d，维生素D 400～1000 IU/d；4周后添加铁剂，足月儿每日给元素铁2mg/kg，极低出生体重儿每日3～4mg/kg，并加用维生素E 25U和叶酸2.5 mg，每周2次。

3. 呼吸管理　婴儿开始呼吸前应迅速清除鼻咽黏液，保持气道通畅。早产儿不需常规吸氧，有给氧指征时，吸氧流量或浓度以维持使 PaO_2 6.7～9.3kPa（50～70mmHg）或 $TcSO_2$（transcutaneous SO_2，经皮血氧饱和度）90%～95%为宜，以防止早产儿视网膜病和慢性肺疾病。呼吸暂停者可予弹、拍足底或托背予以刺激，无效时予以氨茶碱静脉注入，负荷量为 5mg/kg，8～12h 后用维持量 2.5 mg/（kg·d），分 2～4 次，重者予 CPAP 或机械通气治疗。

4. 皮肤黏膜的护理　新生儿皮肤黏膜屏障差，需对新生儿皮肤、脐部、臀部及口腔进行合理的护理；对局部感染灶应积极处理。

5. 预防感染　新生儿室工作人员应严格遵守消毒隔离制度，接触新生儿前应严格洗手，护理和处置均应无菌操作。工作人员或新生儿如患感染性疾病需立即隔离，以防交叉感染。

6. 预防接种　生后第 1 天、1 个月、6 个月时各注射乙肝疫苗 1 次，每次 20～30μg；生后 3 天内接种卡介苗。如母为乙肝病毒携带者或乙肝患者，婴儿出生后 24h 需肌内注射高价乙肝免疫球蛋白 1 次。

7. 新生儿筛查　包括先天性甲状腺功能减低症、苯丙酮尿症等先天性代谢缺陷病的筛查及新生儿听力和视力筛查。

第三节　新生儿窒息

新生儿窒息（asphyxia of newborn）是指生后短时间内无自主呼吸或未能建立有效呼吸而导致低氧血症、高碳酸血症、代谢性酸中毒及全身多脏器损伤的临床表现。是引起新生儿死亡和儿童伤残的重要原因之一。

【病因】

窒息的本质是缺氧，凡影响胎儿或新生儿气体交换导致缺氧的因素均可引起窒息。可出现于产前、产时或产后。

1. 孕母因素　孕母患慢性全身性疾病如心脏病、糖尿病、严重贫血、妊娠高血压综合征和急性传染病等，有吸毒、吸烟史，年龄≥35 岁或＜16 岁及多胎妊娠等。

2. 胎盘因素　前置胎盘、胎盘早剥和胎盘老化等。

3. 胎儿因素　早产儿、小于胎龄儿、巨大儿等，先天畸形如肺发育不全、先天性心脏病等，宫内感染致神经系统受损，羊水或胎粪吸入致呼吸道阻塞等。

4. 分娩因素　头盆不称、臀位、机械助产，产程中麻醉药、镇痛药或催产药使用不当等因素。

5. 脐带因素　脐带脱垂、绕颈、打结、过短或牵拉等。

【病理生理】

1. 呼吸改变

（1）缺氧初期，呼吸代偿性加深加快，如缺氧未及时纠正，随即转为呼吸停止和心率减慢，即原发性呼吸暂停。此时肌张力存在，血压稍升高，伴发绀。

（2）若缺氧持续存在，则出现喘息样呼吸，继而呼吸停止，心率继续减慢，即继发性呼吸暂停。此时肌张力消失，皮肤苍白，心率和血压持续下降，此时需正压通气方可恢复自主呼吸，否则会导致死亡。

2. 各器官缺氧缺血改变　窒息开始时，缺氧和酸中毒引起体内血液重新分布，肺、肠、肾、肌肉和皮肤等非生命必需器官血流量减少，以保证心、脑和肾上腺等生命必需器官的供血。如缺氧持续，无氧代谢及体内储存糖原耗尽，使代谢性酸中毒加重，血流代偿机制丧失，心肌功能受损，心率和动脉血压下降，生命必需器官供血减少，脑损伤发生；非生命必需器官血流量则进一步减少导致各脏器受损。

3. 血液生化和代谢改变 窒息可导致低氧血症、混合性酸中毒、高血糖或低血糖、高胆红素血症及低钠血症、低钙血症等生化与代谢异常。

【临床表现和诊断】

1. 胎儿窒息（宫内窘迫） 早期胎动增加，胎心率≥160 次 / 分；晚期胎动减少甚至消失，胎心率＜100 次 / 分或不规则；羊水被胎粪污染。

2. 新生儿窒息诊断和分度 临床上常用 Apgar 评分评价新生儿有无窒息和窒息程度。①时间：分别于生后 1min、5min 和 10min 进行；②内容：包括皮肤颜色（appearance）、心率（pulse）、对刺激的反应（grimace）、肌张力（activity）和呼吸（respiration）；③评估标准：每项 0～2 分，共 10 分（表 5-2）；1 分钟评分 8～10 分为正常，4～7 分为轻度窒息，0～3 分为重度窒息；④评估意义：1 分钟评分为窒息诊断和分度的依据，5 分钟及 10 分钟评分有助于判断复苏效果及预后；⑤注意事项：评分易受多因素影响，如早产儿或孕母应用镇静药等，评分均较实际偏低；评分应做到快速、客观、准确。

表 5-2 新生儿 Apgar 评分标准

体征	0 分	1 分	2 分
皮肤颜色	青紫或苍白	身体红，四肢青紫	全身红
心率（次 / 分）	无	＜100	＞100
弹足底或插鼻管后反应	无反应	有些动作，如皱眉	哭，喷嚏
肌张力	松弛	四肢略屈曲	四肢活动
呼吸	无	慢，不规则	正常，哭声响

3. 多脏器受损表现 重度窒息常可导致缺氧缺血性脑病和颅内出血；其次为羊水或胎粪吸入综合征、呼吸窘迫综合征、肺出血；缺氧缺血性心肌损害；应激性溃疡、坏死性小肠结肠炎、肾衰竭及代谢紊乱等。

4. 辅助检查 对宫内缺氧胎儿，可通过羊膜腔镜了解羊水胎粪污染程度或在胎头露出宫口时取头皮血行血气分析，以评估缺氧程度；生后可检测血气、血糖、电解质、尿素氮和肌酐等生化指标。

【治疗】

主要是进行有效的窒息复苏。需分秒必争，产、儿科医生协作进行。

（一）复苏方案

采用国际公认的 ABCDE 方案。① A（airway）：清理呼吸道；② B（breathing）：建立呼吸；③ C（circulation）：维持正常循环；④ D（drugs）：药物治疗；⑤ E（evaluation and environment，）：评估和环境（保温）。前三项最重要，其中 A 是根本，B 是关键，E 贯穿于整个复苏过程中。

呼吸、心率和皮肤颜色是窒息复苏评估的三大指标，并遵循：评估——决策——措施——再评估——再决策——再措施的程序，并严格按照 A → B → C → D 步骤进行，不能颠倒。

（二）复苏步骤

最初的复苏要求在生后 15～20s 内完成：①保暖：娩出后立即置于预热的开放式抢救台上；②减少散热：用温热干毛巾揩干全身；③摆好体位：肩部垫高 2～3 cm，使颈部轻微伸仰。

1. 清理呼吸道（A） 立即吸净口、咽和鼻腔黏液，不超过 10s。如羊水混有胎粪，应于第一次呼吸前即吸净口、咽及鼻腔，以免胎粪吸入，如无自主呼吸，需行气管插管将胎粪吸出。

2. 建立呼吸（B） 1）触觉刺激：拍、弹足底 1～2 次或快速摩擦患儿腰背刺激呼吸。如出现正常呼吸，心率＞100 次 / 分，肤色红润或仅手足青紫可继续观察；

2）正压通气：如触觉刺激后仍无规律呼吸或心率＜100 次 / 分，应立即用复苏气囊行面罩正压通气，40～60 次 / 分，吸呼比为 1：2，压力为 20～30 cmH_2O，以可见胸廓起伏动和听诊呼吸音正常为宜；③经 30s 后，如心率＞100 次 / 分，出现自主呼吸可注意观察，如仍无规律呼吸或心率＜100 次 / 分，需继续用气囊面罩或气管插管正压通气。

3. 维持正常循环（C） 正压通气 30s 后，如心率＜60 次 / 分，应同时行胸外心脏按压。用中、示指或双拇指按压胸骨体下 1/3 处，100～120 次 / 分（每按压 3 次，正压通气 1 次），按压深度为 1.5～2 cm 或为胸廓前后径的 1/3。

4. 药物治疗（D） ①肾上腺素：经胸外心脏按压 30s 后，心率仍＜80 次 / 分或为 0，应即予 1：10000 肾上腺素 0.1～0.3 ml/kg 静脉注入或 0.3～1ml/kg 气管内注入，5min 后可重复一次；②扩容剂：给药 30s 后，如心率＜100 次 / 分，并有血容量不足表现时，可予生理盐水每次 10 ml/kg 扩容，5～10min 内静脉输注，大量失血时给予输血；③纳洛酮：用于其母产前 4～6 h 用过吗啡类麻醉或镇痛药所致的新生儿呼吸抑制，每次 0.1 mg/kg 静脉注入或 0.3～0.5mg/kg 气管内注入。

（三）复苏后的转运与监护

复苏后需转至新生儿重症监护室（NICU），重点监测体温、心率、呼吸、血压、尿量、氧饱和度及窒息引起的多器官损伤。

【预防】

加强围生期保健，及时处理高危妊娠；加强胎儿监护，及早发现胎儿宫内缺氧并及时处理；培训产、儿科医护人员，掌握 ABCDE 复苏技术；医院产房内需配备复苏设备。

第四节 新生儿缺氧缺血性脑病

案例 5-1

女婴，生后 30h，以“窒息复苏后 30h，反复抽搐 15h”入院。母患妊高征，孕 39 周，因胎心率减慢剖宫产出，体重 3.0kg，生后 1min Apgar 评分 3 分。窒息复苏后即表现为反应差，约 15h 前出现抽搐，反复发作 4 次，应用止惊药物可缓解。查体：体温正常；皮肤稍黄染；前囟紧张，双瞳孔等大，对光反射灵敏；呼吸平稳，心音稍低钝，腹软；四肢肌张力高，原始反射减弱。

问题与思考：

请提出患儿的临床诊断、诊断要点及需要进行的辅助检查，并制订出合理的治疗方案。

新生儿缺氧缺血性脑病（hypoxic-ischemic encephalopathy，HIE）是指围生期窒息引起的脑缺氧、血流量减少或暂停而导致胎儿或新生儿脑损害。HIE 是引起新生儿死亡和永久性神经系统功能障碍的重要原因。

【病因】

HIE 最常见的原因是新生儿窒息，其他如胎盘、脐带因素、妊娠高血压等疾病引起宫内慢性缺氧，以及出生后心、肺部疾患、严重失血或贫血亦可引起脑损伤。

【发病机制】

1. 脑血流改变　当缺氧为不完全性时，血液代偿性重分配，以保证脑、心、肾上腺等器官的血供。如缺氧继续延续，脑血流锐减，出现第 2 次血流重分配，以保证脑代偿最旺盛部位丘脑、小脑、脑干的血液灌注量，此时脑室周围白质和大脑皮质矢状旁区受损明显。如缺氧缺血为急性完全性，上述机制无效，脑损伤更易发生在这些代谢最旺盛的部位，如基底神经节，但大脑皮质不受影响。

2. 脑血管自主调节功能障碍　缺氧和高碳酸血症还可导致脑血管的自主调节功能障碍，形成“压力被动性脑血流”，当血压升高时，脑血流过度灌注可能导致脑血管破裂出血；低血压则可导致脑血流量减少导致缺血，引起缺血性脑损伤。

3. 脑组织代谢改变　葡萄糖是大脑主要能量来源，对缺氧缺血非常敏感。缺氧时，脑组织无氧酵解增加、乳酸堆积，出现低血糖和代谢性酸中毒，导致脑细胞损害和死亡；细胞膜上钠 - 钾泵、钙泵功能不足，使钠、水进入细胞内，造成脑细胞水肿；大量 Ca^{2+} 进入细胞内激活某些受其调节的酶，脑细胞的完整性进一步被破坏。

【临床表现】

主要表现为意识障碍、肌张力改变、原始反射异常、惊厥或脑干受损表现。神经系统症状常发生在生后 24h 内，常在 24 ~ 72h 病情恶化甚至死亡。临床上根据病情、病程和预后分为 轻、中、重三度（表 5-3）。

表 5-3　HIE 临床分度标准

项目	轻度	中度	重度
意识	过度兴奋	嗜睡、迟钝	昏迷
肌张力	正常	减低	松软或间歇性伸肌张力增加
拥抱反射	稍活跃	减低	消失
吸吮反射	正常	减低	消失
惊厥	无	常有	多见，频繁发作
中枢性呼吸衰竭	无	无或轻	常有
瞳孔改变	无	无或缩小	不对称或扩大、光反应消失
前囟张力	正常	正常或稍饱满	饱满、紧张
病程及预后	兴奋症状在 24h 内最明显，3 天内逐渐消失，预后好	症状大多在 1 周末消失，10 天后仍不消失者可能有后遗症	病死率高，多在 1 周内死亡，存活者症状可持续数周，后遗症可能性较大

【辅助检查】

1. 实验室检查　血清肌酸磷酸激酶同工酶（CPK-BB）值、神经元特异性烯醇化酶（NSE）活性均升高。

2. 影像学检查

（1）颅脑 B 超：有助于了解脑水肿、基底核和丘脑、脑室内及其周围出血等病变。

（2）头颅 CT：可了解颅内出血范围、类型，最适检查时间为生后 2 ~ 5d；脑水肿时表现为局灶性或弥漫性低密度影，出血灶呈高密度影。

（3）磁共振成像（MRI）：分辨率高，对 HIE 有诊断价值，脑水肿呈高信号病灶，对预后的评估有意义。

3. 脑电图检查　可反映脑损害程度，有助于惊厥和预后的判断。

【诊断和鉴别诊断】

有围生期窒息史和意识改变、肌张力变化、惊厥等表现，结合影像学检查可做出诊断。鉴别诊断应与产伤性颅内出血相鉴别（见本章第五节）。

【治疗】

治疗原则为早治疗，足疗程，采取综合措施、树立信心。

（一）支持疗法

1. 维持良好的通气与换气功能　根据病情予不同方式的氧疗，使 PaO_2、$PaCO_2$ 和 pH 保持在正常范围。

2. 维持良好的循环功能　使心率和血压保持在正常范围，以保证各脏器血液灌注；可酌情应用多巴胺和多巴酚丁胺。

3. 为保证神经细胞代谢所需能量，应维持血糖在正常高值（4.16～5.55mmol/L），及时监测血糖，调整葡萄糖输注浓度和速率。

（二）对症治疗

1. 控制惊厥　首选苯巴比妥，负荷量 20mg/kg 缓慢静滴（15～30min），若不能控制，1h 后可加用 10mg/kg，12～24h 后给维持量，3～5mg/（kg·d）；顽固性抽搐者加用地西泮（安定），每次 0.1～0.3mg/kg 静脉滴注或水合氯醛 50mg/kg 灌肠。

2. 降颅压　液体量不超过 60～80ml/（kg·d）；颅内压增高首选呋塞米，每次 0.5～1mg/kg 静注；严重者可用 20% 甘露醇，每次 0.25～0.5g/kg 静注，每 4～6 小时 1 次，连用 3～5 天。

3. 亚低温治疗　有条件的单位可行亚低温治疗，可减轻 HIE 脑损伤，改善神经系统预后。但应在发病 6h 内开始治疗，持续 2～3 天。

（三）康复治疗

病情稳定后尽早进行康复治疗，有利于脑功能恢复，减少后遗症发生和减轻残疾程度。

【预后和预防】

1. 预后　主要与病情严重程度、抢救是否正确及时有关。重度 HIE，顽固性惊厥，脑干症状持续时间超过 1 周，血清 CK-BB、脑电图和头颅 MRI 持续异常者预后差。幸存者常留有不同程度的运动和智力障碍、癫痫等后遗症。

2. 预防　预防围生期窒息，一旦有窒息发生应积极有效地进行 ABCDE 复苏。

第五节　新生儿颅内出血

新生儿颅内出血（intracranial hemorrhage of the newborn）是新生儿期常见疾病，严重者病死率高，常留有神经系统后遗症。主要发生在早产儿及存在有各种围生期高危因素的足月儿。

【病因和发病机制】

1. 早产　胎龄 32 周以下的早产儿，在脑室周围的室管膜下及小脑软脑膜下均留存胚胎生发基质，该组织为未成熟的毛细血管网，极易受到血压波动与缺氧等因素的损伤而致破裂出血，向内穿破室管膜引起脑室内出血，向外扩散引起脑实质出血。

2. 缺氧缺血　窒息时低氧、高碳酸血症可致压力被动性脑血流，动脉压力的波动引起毛细血管破裂出血；低氧、高碳酸血症可引起脑血管扩张，静脉淤滞，压力增高而致栓塞和出血，以早产儿多见。

3. 外伤　主要为产伤所致，多见于胎头过大、胎位不正、产程过长或过短及不适当助产（使用胎头吸引器，高位产钳）等，机械性损伤使大脑镰、小脑幕撕裂和脑表浅静脉破裂而致硬膜下出血，以足月儿、巨大儿多见。

4. 其他　新生儿患维生素 K 缺乏或其他出血性疾病；不适当输入高渗溶液及机械通气不当等，均可导致脑血管破裂出血。

【临床表现】

主要与出血部位和出血量有关，轻者无症状，大量出血者可在短期内死亡。

1. 神经系统表现　以神经系统兴奋或抑制为主要表现。常见的症状与体征：①神志改变：激惹、淡漠、嗜睡或昏迷；②颅高压表现：脑性尖叫、抽搐、角弓反张、前囟隆起、血压增高、瞳孔对光反射迟钝或消失；③呼吸增快或减慢、呼吸不规则或暂停，心动过速或过缓等；④眼征：凝视、斜视、眼球震颤等；⑤肌张力增高、减弱或消失，原始反射减弱或消失。

2. 非特异性表现　体温不升或高热、不明原因的贫血与黄疸等。

3. 各类型颅内出血的特点　根据出血部位临床上可分为以下五种类型。

（1）硬脑膜下出血（subdural hemorrhage，SDH）：出血量少者可无症状；出血量多者常于出生 24 h 后出现惊厥、偏瘫和斜视等；出血重者可在生后数小时内死亡。多见于有产伤史的足月巨大儿，存活者数月后可发生硬脑膜下积液。

（2）原发性蛛网膜下腔出血（primary subarachnoid hemorrhage，SAH）：常见于早产儿，与缺氧、酸中毒、低血糖和产伤等有关。出血原发部位在蛛网膜下腔内。大多数出血量少，无症状，预后好；中度出血患儿生后第 2 天出现抽搐，发作间歇表现正常；少数出血严重者表现为反复惊厥与中枢性呼吸暂停、昏迷，可于短期内死亡。主要后遗症为脑积水。

（3）脑室周围-脑室内出血（periventricular-intraventricular hemorrhage，PVH-IVH）：主要与缺氧有关。多于生后 72 h 内发病，常表现头围迅速增大，前囟饱满，颅缝分离，呼吸暂停、嗜睡、肌张力低下和拥抱反射消失。根据头颅影像学检查可分为 4 级，Ⅰ级：室管膜下生发基质出血；Ⅱ级：脑室内出血但无脑室扩大；Ⅲ级：Ⅲ脑室内出血伴脑室扩大；Ⅳ级：脑室扩大伴脑室旁白质损伤或出血性梗死。多见于 GA＜32 周、BW＜1500g 的早产儿，胎龄愈小、体重愈低，发病率愈高，是引起早产儿死亡和伤残的主要原因之一。

（4）脑实质出血（intraparenchymal hemorrhage，IPH）：多因小静脉栓塞后毛细血管内压力增高、破裂出血。引出血量和部位不同，临床表现不同：少量出血者可无明显症状；如脑干出血，早期可发生瞳孔变化、呼吸不规则和心动过缓等，前囟张力可不高。多见于足月儿，主要后遗症为脑瘫、癫痫、下肢运动障碍和精神发育迟缓。

（5）小脑出血（cerebellar hemorrhage，CH）：包括原发性小脑出血、脑室或蛛网膜等部位出血扩散至小脑、静脉出血性梗死及产伤引起小脑撕裂 4 种类型。除一般神经系统症状外主要表现为脑干压迫症状，如频繁呼吸暂停、心动过缓、眼球偏斜等，可在短时间内死亡。多见于 GA＜32 周的早产儿或有产伤史的足月儿，易合并肺透明膜病和肺出血。

【辅助检查】

1. 头颅影像学检查　头颅 B 超为诊断 PVH-IVH 的首选，生后 3 ~ 7 天进行；CT 与 MRI 对蛛网膜下腔、小脑、脑干和硬脑膜下等部位的出血较敏感。

2. 脑脊液检查　压力常升高，可见皱缩红细胞，蛋白质含量增加。有助于与中枢神经系统感染相鉴别。

【诊断】

根据病史、症状和体征，结合头颅 B 超、CT、MRI 等检查可确诊。

【治疗】

1. 支持疗法　保持患儿安静，尽量避免搬动和刺激性操作，维持正常血压、pH 值、PaO_2、$PaCO_2$，注意液体平衡和能量供给，保持正常渗透压和灌注压，积极纠正酸中毒。

2. 止血　可选用维生素 K、酚磺乙胺、立止血，必要时输新鲜血、血浆。

3. 控制惊厥　首选苯巴比妥、地西泮等（见本章第四节）。

4. 降低颅内压　首选呋塞米，每次 0.5～1mg/kg 静注，每日 2～3 次。中枢性呼吸衰竭者可用小剂量 20% 甘露醇静脉注射，每次 0.25～0.5g/kg，每 6～8 小时 1 次。

5. 脑积水　乙酰唑胺可减少脑脊液的产生，50～100mg/（kg·d），分 3～4 次口服；对Ⅲ级以上 PVH-IVH 并确诊有梗塞性脑积水、侧脑室进行性增大者，可于病情稳定后（生后 2 周左右）连续腰椎穿刺，每日或隔日 1 次，防止粘连和脑积水，但是对此法尚有争议；梗阻性脑积水可行侧脑室置管引流或脑室-腹腔分流术。

【预后和预防】

预后主要与出血部位、出血量、围生期因素及胎龄有关。早产儿、Ⅲ及Ⅳ级 PVH-IVH、慢性缺氧、顶枕部脑实质出血者预后差，幸存者常留有脑瘫、癫痫、智力低下、视听损害、脑积水等神经系统后遗症。

预防措施包括加强孕妇保健，防止早产；减少围生期窒息和产伤；对患有出血性疾病的孕妇及时给予治疗；提高医护质量，避免各种导致各种医源性颅内出血的因素。

第六节　新生儿肺透明膜病

案例 5-2

患婴，男，3h。以“呼吸困难、青紫 1h”入院。孕 32 周早产、剖宫产、无窒息，体重 1.25kg。于出生 2h 开始出现呻吟、青紫，进行性加重。查体：早产儿貌，前囟平、软，瞳孔对光反应灵敏，呼吸急促，鼻翼扇动，可见吸气三凹征，听诊双肺呼吸音减弱，未闻及干湿性啰音，心音可，肌张力低，原始反射弱。

问题与思考：

请提出患儿的临床诊断、诊断要点及首选的辅助检查，并制订出合理的治疗方案。

新生儿肺透明膜病（hyaline membrane disease，HMD），因患儿缺乏肺泡表面活性物质（pulmonary surfactant，PS）导致生后不久出现进行性加重的呼吸窘迫和呼吸衰竭的临床综合征，又称新生儿呼吸窘迫综合征（neonatal respiratory distress syndrome，NRDS）。多见于早产儿，胎龄愈小，发病率愈高；糖尿病母亲婴儿、剖宫产儿发病率也较高。

【病因和发病机制】

1. 病因　早产是 PS 不足或缺乏的最主要因素。其次，围生期窒息、低体温、前置胎盘、胎盘早剥和母亲低血压等可致胎儿血容量减少，减少 PS 生成；孕母患糖尿病时血中高浓度胰岛素可拮抗肾上腺皮质激素对 PS 合成的促进作用；剖宫产、双胎的 HMD 发病率也较高。

2. 发病机制　肺表面活性物质是由肺泡Ⅱ型上皮细胞分泌的一种磷脂蛋白复合物，于孕 20～24 周开始产生，35～36 周迅速增加达肺成熟水平。表面活性物质可降低肺泡表面张力，防止呼气末肺泡萎陷，保持功能残气量，稳定肺泡内压，减少液体自毛细血管向肺泡渗出。表面活性物质不足或缺乏时肺泡表面张力增高，呼气时功能残气量明显减低，肺泡逐渐萎陷，导致肺不张，使气体交换面积减少，通气 / 血流比值降低，导致缺氧和二氧化碳潴留；而缺氧和酸中毒可使肺血管痉挛，肺阻力增加，导致动脉导管和卵圆孔开放，发生右向左分流，肺灌流量下降，加重肺组织的缺氧，毛细血管通透性增加，液体渗出，纤维蛋白沉着于肺泡表面，形成嗜伊红透明膜，进一步加重了气体弥散障碍，并抑制 PS 合成，从而形成恶性循环。

【临床表现】

生后 6 h 内出现呼吸窘迫，呈进行性加重是本病的特点。表现为呼吸急促（＞60 次 / 分），鼻扇、吸气性三凹征、发绀、呼气呻吟等。严重时表现为呼吸浅表及节律不整、呼吸暂停、四肢松弛等。听诊两肺呼吸音减低，可闻及细湿啰音；伴动脉导管未闭时可于胸骨左缘闻及收缩期杂音。

生后 24 ~ 48h 系疾病高峰期；3 天后 PS 合成和分泌自然增加，故如能度过 72h 而无并发症者，病情将逐渐好转。

【辅助检查】

（一）实验室检查

1. 血气分析　pH 与 PaO_2 降低，$PaCO_2$ 增高，提示低氧血症和酸中毒。

2. 羊水卵磷脂 / 鞘磷脂（L/S）比值　羊水或患儿气管吸引物中 L/S≥2 提示肺成熟，1.5 ~ 2 为可疑，＜1.5 为肺未成熟。

3. 泡沫试验　取患儿胃液（代表羊水）1ml 加 95% 乙醇 1 ml，振荡 15s，静置 15 min 后观察：沿管壁有多层泡沫形成表明 PS 多，可除外 HMD，无泡沫表明 PS 少，可考虑 HMD，两者之间为可疑。

（二）X 线检查

胸片表现特异。①毛玻璃样改变：两肺普遍性透过度降低，可见弥漫均匀一致的细颗粒影（肺泡不张）；见于初期或轻型病例；②支气管充气征：在普遍肺泡不张（白色）的背景下，可见清晰充气的树枝状支气管（黑色）影；多见于中、晚期或较重病例；③白肺：整个肺野呈白色，肺肝界及肺心界均消失；见于严重 HMD。动态拍摄胸片有助于诊断及对病情、呼吸机参数和治疗效果的评估。

【诊断和鉴别诊断】

凡系早产儿或有围生期高危病史的新生儿，生后 6h 内出现进行性加重的呼吸困难与发绀，结合胸部 X 线特征（毛玻璃样改变、树枝状支气管影、白肺）即可诊断。如在出生 12 h 后出现呼吸窘迫，一般不考虑本病。本病需与以下疾病鉴别：

1. 湿肺　亦称新生儿暂时性呼吸增快。多见于足月剖宫产儿，系肺内液体清除延迟从而影响气体交换所致。表现为生后数小时内出现呼吸急促（＞60 ~ 80 次 / 分），重者也可有发绀和呼吸呻吟等，但吃奶与反应好、哭声响亮；听诊呼吸音减低，可有湿啰音；X 线胸片以肺泡、间质、叶间胸膜积液为特征，一般 2 ~ 3 天症状缓解消失。

2. B 组链球菌肺炎　系 B 组链球菌败血症所致的宫内感染性肺炎。与本病的鉴别点为：母亲妊娠晚期常有感染、胎膜早破或羊水有异味史；母血或宫颈拭子培养有 B 组链球菌生长，抗生素治疗有效；病程不同。

3. 膈疝　因先天性膈肌发育缺损，致腹腔脏器进入胸腔。表现为阵发性呼吸急促及发绀；腹部凹陷，患侧胸部呼吸音减弱甚至消失，可闻及肠鸣音；X 线胸片可见患侧胸部有充气的肠曲或胃泡影及肺不张，纵隔向对侧移位。

4. 胎粪吸入综合征　多见于足月儿或过期产儿，有胎儿宫内窘迫或产时窒息史，羊水胎粪污染。表现为复苏后呼吸增快、青紫、呻吟及胸廓饱满；X 线胸片可见两肺野透过度增强伴有节段性肺不张和肺气肿，亦可有斑片状或结节状阴影，或并发纵隔气肿、气胸等。

【治疗】

1. 一般治疗　加强保暖、监测生命体征和血气、保证液体和营养供应、纠正酸中毒，必要时给以抗感染治疗，不主张预防性应用抗生素。

2. 氧疗和辅助通气

（1）吸氧：酌情选用适宜吸氧方式（鼻导管、面罩或头罩吸氧），以维持 PaO_2 50～80 mmHg，SaO_2 90%～95%为宜，避免高浓度吸氧，以防发生氧中毒。

（2）辅助通气：持续气道正压通气（CPAP）和常频机械通气（CMV）。

3. PS 替代疗法　可减少呼吸机的应用，降低病死率。临床常用的 PS 分为天然型、改进的天然型、合成 PS 及重组 PS 四类。首次 100～200mg/kg，分别采取仰卧位、右侧卧位、左侧卧位和再仰卧位各 1/4 量缓慢注入气道，每次注入后用气囊加压通气 1～2 min，视病情用 2～4 次。治疗愈早，疗效愈好，生后 24 h 内使用效果更佳。

4. 关闭动脉导管　①限制液量，使用利尿剂；②吲哚美辛：首次剂量 0.2mg/kg，静脉给药，用后 12h、24h 再重复 1 次，每次 0.1mg/kg；③布洛芬：首次剂量 10mg/kg，口服给药，用药后 24h、48h 重复 1 次，每次 5mg/kg；④手术治疗：药物治疗无效者可考虑手术结扎动脉导管。

【预防】

1. 加强高危妊娠和分娩的监护及治疗；预防早产；有条件时，对欲行剖宫产或需提前分娩者，进行胎肺成熟度的测定。

2. 促进胎肺成熟　对孕 24～34 周需提前分娩或有早产迹象的孕妇，于分娩前 1 周至出生 24 h 前予地塞米松或倍他米松肌内注射。

3. 预防应用 PS　对胎龄＜30～32 周的早产儿，力争生后 30 min 内常规应用，若条件不允许也应尽可能于 24 h 内应用。

第七节　新生儿感染性肺炎

感染性肺炎（infectious pneumonia）是新生儿期最常见的感染性疾病，也是导致新生儿死亡最常见的病因之一。宫内、产时或产后均可发生感染。

【病因】

1. 宫内感染性肺炎（又称先天性肺炎）　母亲在妊娠期内病原体经血行由胎盘、羊水感染胎儿，往往是全身性宫内感染的一部分。主要的病原体有：细菌（大肠埃希菌、克雷伯杆菌、金黄色葡萄球菌、李斯特菌）、“TORCH”族（风疹病毒、巨细胞病毒、单纯疱疹病毒、弓形虫等）和支原体等。

2. 产时感染性肺炎　孕母产道内病原体上行引起羊膜绒毛膜炎或胎膜早破，胎儿吸入污染的羊水；分娩时通过产道吸入母亲的宫颈分泌物或污染的羊水。常见病原体为大肠埃希菌、肺炎链球菌、克雷伯杆菌、B 组溶血性链球菌和李斯特菌等，也有病毒、支原体。

3. 产后感染性肺炎　主要通过呼吸道、血行或医源性途径（供氧面罩、吸痰器、气管插管等消毒不严，长时间使用呼吸机等）获得。常见病原体有金黄色葡萄球菌、大肠埃希菌、机会致病菌（克雷伯杆菌、表皮葡萄球菌、假单胞菌）、病毒（呼吸道合胞病毒、腺病毒）、沙眼衣原体以及解脲支原体等。

【临床表现】

1. 宫内感染性肺炎　多于生后 24h 内发病，出生时常伴有窒息；复苏后反应差，体温不稳，呼吸急促、呻吟，常无咳嗽；肺部听诊呼吸音粗、减低或闻及湿啰音；重者可出现呼吸衰竭、心力衰竭、抽搐、昏迷、持续性肺动脉高压、DIC 甚至休克等；血行感染者可无肺部体征，而表现为黄疸、脑膜炎和肝脾大等多系统受累。特异性 IgM 增高或脐血 IgM＞200mg/L 者有助于产前感染的诊断；X 线胸片病毒性肺炎可见间质性肺炎改变，细菌性肺炎则为支气管肺炎表现。

2. 产时感染性肺炎 生后 3 ~ 5 天多见于细菌性感染，生后 5 ~ 10 天多见于Ⅱ型疱疹病毒感染，而衣原体感染潜伏期则长达 3 ~ 12 周。因所感染病原体的不同临床表现亦各异。生后立即取血标本、气管分泌物等进行涂片、培养和对流免疫电泳等检测或行胃液涂片找白细胞和病原体助于病原学诊断。

3. 产后感染性肺炎 发病较晚，主要表现为发热或体温不升及鼻翼扇动、气促、发绀、吐沫、三凹征等；早期无明显肺部体征，病程中可出现双肺细湿啰音；呼吸道合胞病毒感染性肺炎可表现为喘息，肺部听诊可闻及哮鸣音。可予以鼻咽部分泌物细菌培养、病毒分离和荧光抗体、血清特异性抗体检查协助病原学诊断；金黄色葡萄球菌肺炎易合并脓气胸，X 线检查可显示肺大疱。

【治疗】

1. 呼吸道管理和供氧 雾化吸入，定期翻身、拍背，及时吸净口咽鼻分泌物，保持呼吸道通畅。伴有低氧血症时可用面罩、头罩、鼻导管或鼻塞 CPAP 给氧，呼吸衰竭时可行机械通气。

2. 抗感染治疗 衣原体肺炎首选红霉素；李斯特菌肺炎可用氨苄西林；巨细胞病毒性肺炎可用更昔洛韦；单纯疱疹病毒性肺炎可用阿昔洛韦；重症或耐药菌感染者可用三代头孢菌素、万古霉素等抗生素；如有药物敏感试验，参照其结果选用敏感抗生素。首选给药途径为静脉滴注。

3. 支持疗法 纠正电解质、酸碱平衡紊乱及循环障碍和水；每日输液总量 60 ~ 100ml/ kg，滴速应慢，以防出现心力衰竭及肺水肿；酌情输注血浆、白蛋白和免疫球蛋白等提高机体免疫功能；保证充足的能量和营养供给。

【预防】

做好孕期保健，防止宫内感染；如孕妇产前有感染或产时有胎膜早破者，孕妇产前及新生儿均应选用适宜的抗生素预防感染；加强新生儿护理，避免交叉感染。

第八节 新生儿败血症

新生儿败血症（neonatal septicemia）是指病原体侵入新生儿血液循环后在其中生长繁殖、产生毒素而导致的全身性炎症反应。出生体重越低，发病率与病死率越高；30% 伴有中枢神经系统受累；严重者可致多器官功能不全和休克。

【病因和发病机制】

（一）病原菌

因地域和年代而异。我国以葡萄球菌和大肠埃希菌等 G^- 杆菌多见；近年来随着广谱抗生素的广泛应用以及 NICU 的发展等，表皮葡萄球菌、铜绿假单胞菌、肠杆菌、克雷伯杆菌等机会致病菌，耐药菌株及产气荚膜梭菌等厌氧菌所致的感染有增加趋势。欧美国家以 B 组溶血性链球菌和李斯特菌多见。

（二）感染途径

1. 产前感染 孕母感染后细菌经胎盘血行感染胎儿；羊水污染或羊膜早破者，可致细菌直接感染胎儿；阴道菌群的细菌上行达羊水或胎儿。

2. 产时感染 产程延长、胎膜早破使阴道细菌上行至胎膜、胎盘和脐带感染；产伤、采脐血等可致细菌侵入血液；助产过程中消毒不严。

3. 产后感染 为主要感染途径。细菌可经呼吸道、皮肤、黏膜、脐部或消化道等局部蔓延扩散；医务人员操作不当或医疗器械消毒不严可致医源性感染。

（三）易感条件

1. 非特异性免疫功能　新生儿皮肤、黏膜薄嫩，屏障功能差，淋巴结发育不全，中性粒细胞的吞噬和杀菌能力不足，血清补体含量少且活力低下，血脑屏障功能不全。

2. 特异性免疫功能　新生儿可通过母体获得 IgG，但 IgA 和 IgM 不能通过胎盘，新生儿体内 IgM 低下使新生儿对 G^- 杆菌 易感；sIgA 低下易患消化道和呼吸道感染，T 细胞应答缓慢，巨噬细胞、自然杀伤细胞功能低下。

3. 脐带残端留有创面。

【临床表现】

（一）根据发病时间可分为早发型和晚发型

1. 早发型　①感染发生在产前或产时，系垂直传播；②生后 7 天内起病；③病原菌以大肠埃希菌等 G^- 杆菌为主；④常多系统受累，病情凶险，病死率高。

2. 晚发型　①感染发生在产时或产后，常由水平传播；②多在出生 7 天后起病；③病原菌以葡萄球菌、机会致病菌或医源性感染为主；④常有肺炎、脐炎等局灶性感染，病死率较早发型低。

（二）临床特点

早期常无明显特异性症状，通常表现为反应低下、不吃、不哭、面色苍白或灰暗、发热或体温不升、嗜睡或烦躁、体重不增等。

有下列表现应高度怀疑败血症：①黄疸：迅速加重或退而复现，有时可为败血症的唯一表现；②肝、脾大；③出血倾向：皮肤黏膜瘀点、瘀斑、针眼处渗血不止，重者可发生 DIC；④休克：面色苍灰，皮肤花纹，脉搏细速，血压下降，尿少或无尿；⑤其他：腹胀、中毒性肠麻痹、呼吸衰竭；⑥可合并肺炎、脑膜炎、急性骨髓炎和急性化脓性关节炎等。

【辅助检查】

1. 外周血象　白细胞总数 $<5.0\times10^9$/L 或 $>20\times10^9$/L、中性粒细胞杆状核比例 ≥0.2、粒细胞内出现中毒颗粒或空泡、血小板计数 $<100\times10^9$/L 有诊断价值。

2. 细菌培养　血培养阳性是诊断败血症的重要依据。应争取在抗生素应用前进行培养，但一次阳性结果不一定提示败血症，阴性结果亦不能排除败血症；脑脊液培养有助于化脓性脑膜炎的诊断。

3. C- 反应蛋白（CRP）　系一种急相蛋白，感染 6 ~ 8h 内即迅速上升，对急性感染反应灵敏，感染控制后迅速下降，有助于早期诊断和疗效判断。

【诊断】

早期诊断困难。新生儿一旦出现精神、食欲和体温改变，且病史中伴有高危因素，结合外周血象异常、CRP 增高等，即应考虑本病，病原菌或病原菌抗原的检出可进一步协助确诊。如连续两次血培养系同一种细菌生长可作为败血症最确切的诊断依据。

【治疗】

1. 抗生素治疗　抗生素使用原则：①早期、足量、联合、静脉用药、疗程足。疗程至少 10 ~ 14 天；②选用杀菌、敏感、易通过血脑屏障的抗生素；③注意药物的毒副作用。新生儿抗菌药物的选择和使用见表 5-4。

2. 处理严重并发症　①纠正酸中毒和低氧血症；②及时纠正休克：输新鲜冰冻血浆或全血（每次 10 ml/kg）、多巴胺与多巴酚丁胺；③积极处理脑水肿和 DIC。

3. 清除感染灶　及时处理，彻底清除脐部、皮肤等局部感染灶。

4. 支持疗法注意保温，供给足够热卡和液体；维持水、电解质及酸碱平衡和血糖稳定；必要时可静脉滴注免疫球蛋白，每日 300 ~ 500mg/kg，3 ~ 5 日。

表 5-4　新生儿抗菌药物的选择和使用方法

抗菌药物	每次剂量（mg/kg）	每日次数		主要病原
		<7 天	≥7 天	
青霉素 G	5 万 ～10 万 U	2	3	肺炎链球菌，链球菌，青霉素敏感的葡萄球菌，G^- 球菌
氨苄西林	50	2	3	流感嗜血杆菌，G^- 杆菌，G^+球菌
苯唑西林	25 ~ 50	2	3 ~ 4	耐青霉素酶葡萄球菌
羧苄西林	100	2	3 ~ 4	铜绿假单胞菌，变形杆菌，多数大肠埃希菌，沙门菌
哌拉西林	50	2	3	铜绿假单胞菌，变形杆菌，大肠埃希菌，肺炎链球菌
头孢拉定	50 ~ 100	2	3	金黄色葡萄球菌，链球菌，大肠埃希菌
头孢呋辛	50	2	3	G^- 杆菌，G^+球菌
头孢噻肟	50	2	3	G^- 菌，G^+菌，需氧菌，厌氧菌
头孢曲松	50 ~ 100	I	I	G^- 菌，耐青霉素酶葡萄球菌
头孢他啶	50	2	3	铜绿假单胞菌，脑膜炎双球菌，G^- 杆菌，G^+厌氧球菌
红霉素	10 ~ 15	2	3	G^+球菌，衣原体，支原体，螺旋体，立克次体
万古霉素	10 ~ 15	2	3	金黄色葡萄球菌，链球菌
亚胺培南 / 西司他丁	20 ~ 30	2	2	绝大多数 G^-、G^+需氧菌和厌氧菌
甲硝唑	7.5	2	2	厌氧菌

第九节　新生儿黄疸

案例 5-3

患婴，男，7 天。以“反应差、不吃 15h”入院。孕 34 周早产，自然分娩，无窒息，体重 2.0kg。查体：体温 35.5℃，反应差，皮肤黄染，面色灰暗，前囟平、软，肺部听诊未见明显异常；心音稍钝，心率 130 ~ 140 次 / 分，律齐，未闻及病理性杂音；腹软，未触及异常包块，肠鸣音 4 ~ 5 次 / 分；脐周红肿，脐窝可见少许脓性分泌物；肝右肋下约 3.0cm；原始反射弱。血 WBC 4.2×10^9/L。

问题与思考：

该患儿最可能的临床诊断，并提出其诊断要点及最有价值的辅助检查和最主要的治疗措施。

新生儿黄疸（neonatal jaundice）系指新生儿时期因胆红素代谢异常，胆红素在体内积聚引起的皮肤、巩膜及黏膜黄染。临床分为生理性黄疸和病理性黄疸。血清中未结合胆红素增高是新生儿黄疸最常见的表现形式，重者可引起胆红素脑病（核黄疸），病死率高，存活者常遗留不同程度的神经系统后遗症。

【新生儿胆红素的代谢特点】

1. 胆红素生成过多　新生儿每日生成胆红素约 8.8 mg/kg，明显高于成人（3.8mg/ kg）。其原因是：新生儿出生后红细胞破坏较多；红细胞寿命较短，血红蛋白分解速度快；其他来源的胆红素亦较多。

2. 血浆白蛋白联结胆红素的能力不足　白蛋白含量越低，联结胆红素的量也越少；刚出生的新生儿常伴有不同程度的酸中毒，也可抑制胆红素与白蛋白的联结。

3. 肝细胞处理胆红素能力差　刚出生的新生儿 Y、Z 蛋白含量极微（生后 5 ~ 10 天达正常）；尿苷二磷酸葡萄糖醛酸基转移酶（UDPGT）含量低，活性差，影响胆红素在肝内的摄取与转换，生成直接胆红素量少；肝细胞将结合胆红素排泄到肠道的能力差。

4. 肠肝循环增加　出生时新生儿肠道菌群尚未完全建立，不能将肠道的结合胆红素还原成粪胆原和尿胆原排出体外；加上肠腔内 β - 葡萄糖醛酸苷酶活性较高，可将结合胆红素转变成未结合胆红素，后者被肠壁吸收并经门静脉达肝再行处理，导致胆红素的“肠肝循环”增加。

【新生儿黄疸的分类】

（一）生理性黄疸

50% ~ 60% 的足月儿和 80% 的早产儿可出现生理性黄疸。其特点为:①临床表现：足月儿生后 2 ~ 3 天出现黄疸，4 ~ 5 天达高峰，5 ~ 7 天消退，最迟不超过 2 周；早产儿多于生后 3 ~ 5 天出现黄疸，5 ~ 7 天达高峰，7 ~ 9 天消退，最长可延迟到 3 ~ 4 周；一般情况良好，无其他症状；②血清胆红素:足月儿＜221μmol/L（12.9mg/dl），早产儿＜257 μmol/L（15mg/dl）；每日血清胆红素升高＜85μmol/L（5mg/dl）。上述特点必须排除引起病理性黄疸的各种疾病后方可诊断为生理性黄疸。

（二）病理性黄疸

影响新生儿黄疸的高危因素包括溶血、窒息、缺氧、酸中毒、高热、脓毒血症、低蛋白血症、低血糖等。凡具备以下任何一项者即可考虑为病理性黄疸：①生后 24 h 内出现黄疸；②血清胆红素足月儿＞221μmol/L（12.9mg/dl）、早产儿＞257μmol/L（15mg/dl），或每日上升＞ 85μmol/L（5mg/dl）；③黄疸持续时间足月儿＞2 周，早产儿＞4 周；④黄疸退而复现；⑤血清直接胆红素＞34μmol/L（2mg/dl）。

病理性黄疸病因复杂，临床上常以某一原因为主。有多种分类法，根据有否感染可分为感染性和非感染性。

1. 感染性　①新生儿败血症:金黄色葡萄球菌和大肠埃希菌感染者多见；表现为生理性黄疸加重、消退延迟或退而复现，并伴有相关感染征象；血清中以未结合胆红素增高为主；②新生儿肝炎:多因宫内病毒感染所致，如乙肝病毒、巨细胞病毒、风疹病毒、EB 病毒及肠道病毒等；起病缓慢，主要表现为黄疸（多于生后 1 ~ 3 周出现）、肝不同程度肿大，部分厌食、呕吐，晚期粪色变浅或呈灰白，多伴肝功能异常；血清未结合胆红素和结合胆红素均可升高；③其他:肺炎、尿路感染、先天性疟疾等。

2. 非感染性　①母乳性黄疸:见于母乳喂养儿，可能与母乳中葡萄糖酸酸苷酶活性过高，使未结合胆红素在肠道内重吸收增加有关；黄疸常与生理性黄疸重叠且持续不退，生后 3 ~ 8 天出现，1 ~ 3 周达高峰，6 ~ 12 周消退；血清中以未结合胆红素增高为主，总胆红素可高达 342 μmol/L（20 mg/dl），但一般状态好；停喂母乳 3 ~ 5 天后黄疸明显减轻或消退有助于诊断；②新生儿溶血病:见本章第十节；③先天性胆道畸形:先天性胆道闭锁最常见；多于生后 2 ~ 3 周始出现黄疸，呈进行性加重，肝明显肿大、质硬，常于 3 个月后发展为肝硬化，粪色变浅并渐呈灰白色，尿色加深可呈红茶样；血清中结合胆红素持续升高，伴肝功能异常；④其他:遗传性疾病，如 G-6-PD 缺乏症、地中海贫血等；药物性黄疸，由磺胺、呋噻类利尿剂、吲哚美辛及维生素 K_3、维生素 K_4 等所致。

【诊断】

首先根据黄疸出现的时间、程度、伴随症状、患儿的一般状态及相关的辅助检查，判断系生理性还是病理性黄疸；如为生理性黄疸可暂时观察、加强喂养，不予特殊处理，病理性黄疸者应结合患儿的临床特点及相关的辅助检查，进一步做出病因诊断。

【治疗】

目的是降低血清未结合胆红素水平，防止胆红素脑病的发生。

1. 光照疗法　未结合胆红素在光的作用下，转变成水溶性异构体，使胆红素经胆汁和尿液排出。波长为 425 ~ 475 nm 的蓝光效果最佳，日光灯或太阳光也有一定疗效。光疗主要作用于皮肤浅层组织，故皮肤黄疸消退并不表明血清未结合胆红素正常。

（1）指征：适用于任何原因引起的未结合胆红素血浓度增高。①一般患儿血清总胆红素＞205 μmol/L（12 mg/dl），早产儿因血脑屏障尚未发育成熟，胆红素易引起神经系统损害，更应积极治疗；②溶血病患儿，生后血清总胆红素＞85μmol/L（5mg/dl）。现主张对极低、超低体重儿及所有高危儿均可进行预防性光疗。

（2）副作用：可引起皮疹、发热和腹泻，如不严重，可继续光疗；蓝光可分解体内核黄素，故光疗时应补充核黄素（光疗时每日 3 次，每次 5mg，光疗后每日 1 次，连服 3 日）；光疗可导致青铜症（皮肤呈青铜色），停光疗后可自行消退。

（3）注意事项：为避免损伤视网膜和外生殖器，光疗时需用黑色眼罩遮盖双眼、尿布遮盖外生殖器，其余部位均裸露；照射时间以 48 ~ 72h 为宜；注意适当补充水分及酌情补充钙剂。

2. 换血疗法见本章第十节。

3. 药物治疗见本章第十节。

4. 病因治疗针对原发病给予相应治疗。

第十节　新生儿溶血病

新生儿溶血病（hemolytic disease of newborn，HDN）是指母、婴血型不合引起的同族免疫性溶血。已发现的人类 26 个血型系统中，ABO 溶血病最为常见，占 85.3%，其次为 Rh 溶血病，占 14.6%。

【病因和发病机制】

胎儿由父亲遗传获得 A、B 血型抗原或 Rh 血型抗原，如果该血型抗原恰为母体所缺乏（母缺乏与胎儿相同的 A、B 血型抗原或 Rh 阴性血），当胎儿红细胞由胎盘进入母体，红细胞血型抗原刺激母体产生相应的IgG抗体，此抗体经胎盘入胎儿循环与红细胞上的相应抗原结合，在单核-吞噬细胞系统内被破坏而引起溶血。溶血产生的大量未结合胆红素可透过血脑屏障，使基底核等处的神经细胞黄染，发生胆红素脑病（核黄疸）。

1. ABO 溶血病　主要发生在母亲为 O 型而胎儿为 A 型或 B 型。40% ~ 50% 的 ABO 溶血发生在第一胎，因 O 型母亲在第一次妊娠前，即已接受过自然界存在 A 或 B 血型物质（如某些植物、寄生虫、伤寒疫苗、破伤风及白喉类毒素等）的刺激，血中已存在抗 A 或抗 B 抗体（IgG）。因胎儿红细胞抗原的强弱存在差异性，且胎儿血浆组织中 A、B 型血型物质亦可结合来自母体的抗体，因此，ABO 血型不合中仅 1/5 发生 ABO 溶血病。

2. Rh 溶血病　主要发生在母亲 Rh 阴性而胎儿 Rh 阳性。Rh 血型系统中儿种抗原的抗原性强弱依次为 D＞E＞C＞C＞e，故以 RhD 溶血病最常见。一般将红细胞缺乏 D 抗原称为 Rh 阴性，具有 D 抗原称为 Rh 阳性，中国人绝大多数为 Rh 阳性。若 Rh 阴性母亲首次怀孕时，胎儿为 Rh 阳性，于妊娠末期或胎盘剥离胎儿 Rh 阳性血型进入母血中，经 8 ~ 9 周后才能产生 IgM 抗体，之后产生少许 IgG 抗体，但胎儿已娩出，故 Rh 溶血病一般不发生在第一胎。当再次妊娠时，仅需 0.05 ~ 0.1ml 的胎儿血（若胎儿 Rh 血型与上一胎相同）进入母血循环，就可激发母体的二次致敏，产生大量的 IgG，通过胎盘引起胎儿溶血，且胎次越多，受累越重。若 Rh 阴性母亲既往输过 Rh 阳性血，因其怀孕前已被致敏，则第一胎可发病。即使抗原性最强的 RhD 血型不合者，由于母亲对胎儿红细胞 Rh 抗原的敏感性不同，也仅有 1/20 发病。

【临床表现】

症状轻重与胎儿代偿能力和溶血程度有关。ABO 溶血病除黄疸外，常无其他明显异常；Rh 溶血重者可致死胎或新生儿死亡。

1. 黄疸　ABO 溶血病多于生后第 2～3 天出现，而 Rh 溶血病较 ABO 溶血病严重，一般在 24 h 内出现并迅速加重。血清胆红素以未结合型为主，如溶血严重导致胆汁淤积时，结合胆红素亦可升高。

2. 贫血　程度不一。轻者新生儿后期才出现，且症状较轻；重症 Rh 溶血者生后即可有严重贫血或伴心力衰竭。因抗体持续存在，部分患儿贫血可持续至生后 3～6 周。

3. 肝脾大　ABO 溶血病少见，Rh 溶血病则多有不同程度的肝脾增大。

4. 胎儿水肿　严重的 Rh 溶血病患儿出生时即可出现全身水肿、苍白，死亡率高。

【并发症】

胆红素脑病（核黄疸）为新生儿溶血病最严重的并发症，尤其早产儿发生率高。生后 4～7 天为发病高峰期。临床上分为警告期、痉挛期、恢复期、后遗症期 4 期。

1. 警告期　主要表现为嗜睡、反应低下、吮吸无力、拥抱反射减弱、肌张力下降等，偶有尖叫和呕吐。持续 12～24h。

2. 痉挛期　出现抽搐、角弓反张和发热。轻者仅表现为双眼凝视；重者可出现肌张力增高、角弓反张、尖叫、双手紧握、双臂伸直内旋、发热、呼吸暂停等，持续 12～48 h。

3. 恢复期　吃奶及反应好转，抽搐次数较痉挛期减少，角弓反张逐渐消失，肌张力亦逐渐恢复。持续约 2 周。

4. 后遗症期　约于 2 个月后出现典型核黄疸四联症：①手足徐动：常出现不自主、无目的和不协调的动作。早则生后 18 个月出现，晚则 8～9 岁出现；②眼球运动障碍：眼球向上转动障碍，形成“落日眼”征；③听觉障碍：是胆红素神经毒性的典型表现，耳聋，对高频音失听；④牙釉质发育不良：牙呈深褐色或绿色。此外，也可留有脑性瘫痪、智能落后、抽搐、抬头无力和流涎等后遗症。

【辅助检查】

1. 血型检查　检查母、婴 ABO 和 Rh 血型，看是否存在血型不合。

2. 血常规检查　溶血时红细胞和血红蛋白减少，早期新生儿血红蛋白＜145g/L 可诊断为贫血；网织红细胞增高，第 1 天＞6%；血涂片有核白细胞增多（＞10/100 个白细胞）。

3. 血清胆红素测定　血清总胆红素和未结合胆红素明显增高。

4. 溶血三项试验

（1）改良直接抗人球蛋白试验（改良 Coombs 试验）：为确诊实验。Rh 溶血病阳性率高，ABO 溶血病仅少数阳性。

（2）抗体释放试验：也为确诊试验。Rh 和 ABO 溶血病均为阳性。

（3）游离抗体试验：测定患儿血清中来自母体的血型抗体。不是确诊试验，但有助于估计是否继续溶血和判断换血效果。

【诊断和鉴别诊断】

1. 产前诊断　既往有死胎、流产和新生儿贫血或有重度黄疸的孕妇及其丈夫均应进行 ABO 和 Rh 血型检查；孕妇血清中 IgG 抗 A 或抗 B 效价＞1∶64，提示可能发生 ABO 溶血病；孕妇为 Rh 阴性者在妊娠 16 周时检测血中 Rh 血型抗体，以后每 2～4 周检测一次，如抗体效价逐渐升高，则提示有发生 Rh 溶血病的可能。

2. 产后诊断　根据母婴血型不合，新生儿出现黄疸过早且进行性加重，改良 Coombs 试验或抗体释放试验阳性即可确诊。

3. 鉴别诊断。

（1）先天性肾病：可伴有全身水肿、低蛋白血症和蛋白尿，但无病理性黄疸和肝脾大表现。

（2）新生儿贫血：多见于双胞胎的胎-胎间输血或胎-母间输血，多无血型不合、重度黄疸，溶血三项试验阴性。

（3）生理性黄疸：部分 ABO 溶血病仅表现为黄疸，故易与生理性黄疸混淆，血型不合及溶血三项试验即可鉴别。

【治疗】

（一）产前治疗

1. 提前分娩　高危妊娠者，如测定羊水胆红素增高，且羊水 L/S＞2（提示胎肺已成熟），即可考虑提前分娩。

2. 血浆置换　如血 Rh 抗体效价明显增高，但又不宜提前分娩的孕妇，为减少胎儿溶血，可置换出抗体。

3. 宫内输血　对于胎儿水肿或胎儿 Hb＜80g/L，而肺未成熟者，可在 B 超下将与孕妇血清不凝集的浓缩红细胞直接注入胎儿脐血管内。

4. 肝酶诱导剂　于孕妇预产期前 1～2 周予以口服苯巴比妥，可诱导胎儿 UDPGT 活性增加，以减轻新生儿黄疸。

（二）新生儿治疗

1. 光照疗法　见本章第八节。

2. 换血疗法

（1）作用：将血中部分游离抗体和致敏红细胞换出，减轻溶血；将血中大量胆红素换出，防止核黄疸；纠正贫血，改善携氧，防止心力衰竭。

（2）指征：有下列任一指征者即应予以换血：①产前已确诊，出生时脐血总胆红素＞68μmol/L（4 mg/dl），血红蛋白＜120 g/L，且伴水肿、肝脾大和心力衰竭者；②生后 12 h 内胆红素上升速度＞12μmol/(L·h)［0.7mg/(dl·h)］者；③总胆红素已达到 342μmol/L（20mg/dl）者；④有核黄疸早期表现者；⑤经光疗治疗 4～6 h 后血清总胆红素仍上升 8.6μmol/(L·h)［0.5mg/(dl·h)］。早产儿、酸中毒、合并缺氧、严重感染或上一胎溶血严重者，可放宽指征。

（3）方法：①血源：Rh 溶血病选用 Rh 系统与母亲同型、ABO 系统与患儿同型，紧急或找不到血源时也可用 O 型血；ABO 溶血病最好用 AB 型血浆和 O 型红细胞的混合血，也可用抗 A 或抗 B 效价不高的 O 型血或患儿同型血；②途径：一般选用脐静脉或其他较大静脉，或脐动、静脉同步换血；③换血量：一般为患儿血量的 2 倍（150～180ml/kg）。

3. 药物治疗

（1）静脉用免疫球蛋白：可阻断单核 - 吞噬细胞系统 Fc 受体，抑制吞噬细胞对致敏红细胞的破坏，常选用大剂量疗法：lg/kg，4～6 h 内静脉滴入，早期应用效果较好。

（2）白蛋白：可增加与未结合胆红素联结，减少核黄疸的发生。白蛋白每次 lg/kg 或血浆每次 10～20ml/kg，静脉滴注。

（3）5% 碳酸氢钠：纠正代谢性酸中毒，提高 pH 值，利于白蛋白与未结合胆红素的联结。

（4）肝酶诱导剂：苯巴比妥每日 5mg/kg，分 2～3 次服，连服 4～5 天。

4. 其他治疗　积极预防和处理低血糖、低体温，纠正缺氧、贫血、水肿和心力衰竭等。

【预防】

曾流产或分娩 Rh 阳性胎儿的 Rh 阴性妇女于 72 h 内尽早肌注抗 RhD 免疫球蛋白 300μg，以中和进入母血的 Rh 抗原，避免被致敏；在产前有出血、流产、羊膜穿刺后或宫外孕、妊娠高血压综合征的 Rh 阴性妇女，如输过 Rh 阳性血，也应预防性注射同样剂量抗 RhD 免疫球蛋白。

第十一节　新生儿出血症

新生儿出血症（hemorrhagic disease of the newborn，HDN）是由于维生素 K 缺乏引起体内某些维生素 K 依赖凝血因子活性降低所导致的自限性出血性疾病。多见于生后 2～5 天的新生儿。近年来，各级医院对新生儿常规注射维生素 K_1，此病的发生率已明显下降。

【病因和发病机制】

Ⅱ、Ⅶ、Ⅸ、Ⅹ等凝血因子在肝合成的过程中，必须有维生素 K 参与羧基化方具凝血活性。当机体内维生素 K 缺乏时，上述几类凝血因子不能羧基化，凝血活性下降而致出血。

维生素 K 缺乏与下列因素有关：①母体维生素 K 不易通过胎盘，新生儿维生素 K 水平和肝内储存量都低；孕母产前如应用抗惊厥药、抗凝药、抗结核药等，亦可干扰维生素 K 在肝内的储存和功能；②初生婴儿肠道尚无细菌、或使用广谱抗生素抑制肠道正常菌群，使维生素 K 合成不足；③母乳中维生素 K 含量明显低于牛乳，故本病纯母乳喂养儿多见；④新生儿如有先天性肝胆疾病、慢性腹泻等可影响维生素 K 的吸收。

【临床表现】

根据发病时间可分为 3 型。

1. 早发型　生后 24h 内发病。轻者仅有皮肤少量出血或脐残端渗血；重者可出现皮肤、消化道、头颅等多部位出血，颅内出血可导致严重后果。

2. 经典型　生后 2～7 天发病，早产儿可延迟至生后 2 周。主要表现为皮肤瘀斑、脐残端渗血、胃肠道出血（呕血或便血），偶见鼻出血、尿血、阴道出血等，一般情况好，常呈自限性。

3. 晚发型　出生 1～3 个月后发病，纯母乳喂养、慢性腹泻、营养不良患儿多见。除胃肠道出血、穿刺部位渗血等其他部位出血外，几乎均有颅内出血，死亡率高，幸存者常遗留神经系统后遗症。

【辅助检查】

1. 凝血酶原时间（PT）及部分凝血活酶（APTT）均明显延长。

2. 血小板计数、出血时间、血块退缩试验和纤维蛋白原均正常；凝血时间（CT）延长或正常。

3. 血浆维生素 K 浓度及活性Ⅱ因子与Ⅱ因子总量比值测定有助于诊断。

【诊断和鉴别诊断】

有高危病史、发病时间及临床表现，结合实验室检查及维生素 K 治疗有效即可诊断，需与以下疾病鉴别。

1. 新生儿咽下综合征　是因婴儿在产时咽下母血，产后不久即可呕血和（或）便血，但无其他部位出血，凝血机制正常；经 1% 碳酸氢钠洗胃 1～2 次后呕血即止；行 Apt 试验即可鉴别呕吐物中之血是否来自母体：取 1 份呕吐物加 5 份水，离心 10min 后取上清液 4ml，加入 1% 氢氧化钠 1 ml，如液体变为棕色为母血，粉红色则为婴儿血。

2. 新生儿消化道出血　新生儿坏死性小肠结肠炎、应激性溃疡、先天性胃穿孔等均可出现呕血和（或）便血。虽无凝血机制障碍，但患儿常有窒息、感染或使用激素等原发病史，一般情况差，腹部体征明显。

3. 新生儿其他出血性疾病　血小板减少性紫癜为血小板明显减少所致；DIC 常伴有严重原发疾病，纤维蛋白原和血小板亦减少；血友病主要表现为外伤后出血不止，多有家族史，以男性多见，实验室检查可见相应凝血因子缺乏。

【治疗】

1. 维生素 K_1 1～2 mg 肌内或静脉注射，出血约 2h 内改善，疗程为 3～5 天。

2. 早产儿维生素 K_1 疗效不佳或出血严重者可输新鲜冰冻血浆 10～20ml/kg，以补充凝血因子水平。

3. 胃肠道出血，应在排除穿孔后，留置胃管以冷盐水洗胃后禁食行胃肠道外营养。出血部位可行压迫止血或局部应用止血药。

【预防】

可采用：①母孕期服用干扰维生素 K 代谢的药物者，在孕末 3 个月期间及临产时各肌注 1 次维生素 $K_1$10mg；②纯母乳喂养者，母亲口服维生素 K_1 每次 20mg，每周 2 次；③所有新生儿出生后肌肉注射维生素 K_1：足月儿 lmg 一次；早产儿 0.5 mg，连用 3 天；生后 1 个月、2 个月再各肌内注射 1 次维生素 K_1 以预防晚发性维生素 K 缺乏；④早产儿、有肝胆疾病、慢性腹泻以及长期全静脉营养等高危儿应每周注射 1 次维生素 $K_1$0.5～1mg。

第十二节 新生儿寒冷损伤综合征

新生儿寒冷损伤综合征（neonatal cold injury syndrome）简称新生儿冷伤，因多有皮肤硬肿，又称新生儿硬肿症。以早产儿多见，临床主要表现为低体温和皮肤硬肿，重症者可伴多器官功能损害。

【病因和发病机制】

1. 寒冷和保温不足 原因：①体温调节中枢不成熟，寒冷时对产热和减少散热的调节功能差，故体温降低；②体表面积相对较大，皮下脂肪少，皮肤薄，血管丰富，周围环境温度低时，易于失热；③体内热能储备少，对失热耐受能力差；④棕色脂肪是寒冷时产热的主要物质，胎龄越小储存越少，产热愈少；⑤皮下脂肪中饱和脂肪酸含量较成人高，其熔点高，低体温时易凝固，出现皮肤硬肿。

2. 疾病因素 严重感染、缺氧、心力衰竭、休克和颅脑疾病等，使能源物质消耗增加、热量摄入不足；并引起体温调节中枢紊乱，出现低体温和皮肤硬肿。

3. 多器官功能损害 低体温及皮肤硬肿使局部血液循环淤滞，引起缺氧和代谢性酸中毒，使皮肤毛细血管壁通透性增加，出现水肿；如低体温和硬肿进一步加重，可引起多器官功能损害。

【临床表现】

主要发生在寒冷季节和（或）重症感染时。多于生后 1 周内发病，尤以早产儿多见。低体温和皮肤硬肿为典型的临床表现。

1. 一般表现 反应低下，活动减少，哭声低弱或不哭，吮乳差或拒乳，也可出现心率减慢、呼吸暂停等。

2. 低体温 轻症体温 30～35℃；重症体温＜30℃，可出现四肢及全身冰冷。

3. 皮肤硬肿 皮肤紧贴皮下组织不能移动，按之似橡皮样感，特点为色暗红或青紫，硬、冷、亮、肿，伴水肿者指压可出现凹陷。常呈对称分布，发生顺序依次为：下肢→臀部→面颊→上肢→全身。硬肿面积计算：头颈部 20%、双上肢 18%、前胸及腹部 14%、背部及腰骶部 14%、臀部 8%、双下肢 26%。硬肿严重者可妨碍关节活动，胸部受累可致呼吸困难。

4. 多器官功能损害 早期伴有心音低钝、心率减慢、循环障碍；重症可致休克、DIC、心力衰竭、急性肾衰竭和肺出血等多器官功能衰竭，肺出血为常见并发症。

【辅助检查】

可有以下异常：血小板减少，低氧血症、高碳酸血症、代谢性酸中毒，高血糖或低血糖；PT延长，尿素氮与肌酐增高，DIC 时 3P 试验阳性、纤维蛋白原降低，胸片可见炎症、肺水肿、肺出血改变。

【诊断和鉴别诊断】

诊断要点：寒冷季节，环境温度低和保温不足，或患儿伴有可诱发本病的疾病，出现体温降低和皮肤硬肿。依据体温及皮肤硬肿范围可分为：轻度：体温＞35℃，皮肤硬肿范围＜20%；中度：体温 30～35℃，皮肤硬肿范围 20%～50%；重度：体温＜30℃，皮肤硬肿范围＞50%，常伴器官功能障碍。本病应与以下疾病相鉴别：

1. 新生儿水肿　新生儿一般情况较好，可表现为局部水肿、体位性水肿或全身水肿，可能与早产、体液外渗、营养不良、低蛋白血症、心力衰竭等有关，针对原发病治疗水肿多可消退。

2. 新生儿皮下坏疽　寒冷季节多见，有难产或产钳分娩史。常由金黄色葡萄球菌感染所致。身体受压部位或受损部位多见。表现为局部皮肤变硬、红肿、边界不清，常迅速蔓延，病灶中央初期较硬逐渐软化，先为暗红色后变为黑色，重者可有出血和溃疡形成，亦可融合成大片坏疽。

【治疗】

1. 复温　是治疗的关键和首要环节。应逐渐复温、循序渐进。首选暖箱复温，也可因地制宜选择其他复温措施，如热水袋、热炕、电热毯或将患儿抱在怀中等。

（1）对肛温＞30℃，腋温 - 肛温差（TA-R）≥0 的轻、中度患儿，置于已预热至中性温度的暖箱中，于 6～12 h 内恢复正常体温。

（2）对肛温＜30℃，TA-R＜0 的重度患儿，置于比肛温高 1～℃的暖箱中，每小时提高箱温 0.5～1℃（箱温不超过 34℃），于 12～24 h 内恢复正常体温，然后根据患儿体温调节暖箱温度。

复温过程中需密切观察环境温度、生命体征、出入液量，并对血气、电解质、血糖、凝血功能等进行必要的监测。

2. 热量和液体供给　供给充足的热能非常重要。热量从每日 210kJ/kg（50kcal/kg）开始，视体温回升情况，可渐增至每日 418～502 kJ/kg（100～120 kcal/kg），胃肠功能未恢复或喂养困难时，以静脉营养为主。液体量按 1ml/kcal 计算，如有明显心、肾功能损害，须严格控制液体速度及入量。

3. 控制感染　根据细菌培养、药敏结果选择敏感抗生素，尽量选用有效、广谱、对肝肾功能无损害的抗生素。

4. 纠正器官功能紊乱　应及时对 DIC、休克、凝血障碍、心力衰竭、肾衰竭和肺出血等并发症给予相应的救治措施。

【预防】

做好孕期保健，避免早产、低体重及窒息的发生；及时祛除诱发硬肿症的各种疾病；合理喂养，保证热量供应；寒冷季节注意保暖，尤其是高危儿，有条件者置于保暖箱中设置中性温度进行保暖。

本章小结

新生儿主要根据胎龄、出生体重、胎龄与体重关系等分类，要重视新生儿特别是早产儿的护理和喂养。新生儿窒息可致多脏器损害，以 HIE 最常见，治疗主要是按 ABCDE 方案进行有效的复苏。HIE 以意识改变、肌张力变化及脑损伤症状为特征，急性期治疗概括为“三支持”与“三对症”。新生儿颅内出血表现为神志、肌张力和原始反射改变及颅内压增高症状，主要采取止血、止惊、降颅压治疗。HMD 的病因是 PS 缺乏，以生后不久出现进行性加重的呼吸困难和呼吸衰竭为特点，胸片有特征性改变，治疗重点为输氧、辅助通气及 PS 替代治疗。新生儿败血症与新生儿肺炎的临床表现可不典型，主要是选择有效抗生素、对症与支持治疗。新生儿黄疸分为生理性和病理性，后者应查找病因，早期治疗。新生儿溶血病以 ABO 血型和 Rh 血型不合较常见。核黄疸是最严重的并发症，治疗主要包括光疗、换血疗法及药物治疗。新生儿出血症以晚发型症状最重、预后最差，早期应用维生素 K_1 是防治的关键。新生儿硬肿症是由于早产、寒冷及感染等所致，表现为低体温和皮肤硬肿，重者可致多脏器功能衰竭，适当的复温是治疗的关键。

思考题

1. 识记题

（1）简述新生儿的分类及新生儿几种特殊的生理状态。

（2）新生儿溶血病的治疗措施有哪些?

（3）如何区别新生儿生理性黄疸和病理性黄疸?

2. 应用题　患婴，女，3 天。以“皮肤黄染 2 天”入院。足月儿，第一胎第一产，产后无窒息，其母既往无输血史，母血型:O 型，子血型:A 型。生后 10h 出现皮肤黄染，且呈进行性加重。查体:反应可，巩膜及全身皮肤黄染；前囟平、软；心、肺部听诊未见异常；腹软，肝、脾肋下未触及；原始反射对称存在；四肢肌张力正常。血清总胆红素 315μmol/L。

请思考:①目前应做什么检查以确诊？②分析做出初步诊断，写出诊断依据。③如何做好健康教育。

（王　卉　栾建国）

第六章　营养性疾病

学习目标

通过本章内容的学习，学生应能：

识记：

陈述蛋白质 - 能量营养不良、维生素 D 缺乏症及锌缺乏症的临床表现及诊治措施。

理解：

列举维生素 D 的来源、转化过程、生理功能；解释蛋白质 - 能量营养不良、维生素 D 缺乏症的病因、发病机制及病理生理特点。

应用：

运用本章知识，能对上述疾病做出初步诊断并拟订治疗计划。

第一节　蛋白质 - 能量营养障碍

案例 6-1

1 岁男婴，第一胎第一产，足月，出生后母乳喂养，平时体质弱，常患病，如“肺炎”“气管炎”“腹泻”等，一直未添加辅食。近 2 日呕吐 1～2 次 / 日，为胃内容物。查体：精神萎靡，营养状况差，体重 5kg，前囟已闭，心肺无异常，皮肤弹性差，皮下脂肪消失，四肢肌张力低下。

问题与思考：

（1）该患儿的可能临床诊断是什么？可能的合并症是什么？（2）需要进一步做何检查？（3）试述该病的治疗原则。

一、蛋白质 - 能量营养不良

蛋白质 - 能量营养不良（protein-energy malnutrition，PEM）是由于缺乏能量和（或）蛋白质所致的一种慢性营养缺乏症，临床以体重下降、渐进性消瘦、皮下脂肪减少和水肿为特征，常伴有各器官系统的功能紊乱。常见于 3 岁以下婴幼儿。

【病因】

1. 喂养不当　这是导致营养不良的重要原因，常见于：①母乳不足而未及时添加其他乳品或突然断奶而未及时添加辅食；②奶粉配制过稀或长期以淀粉类食品（粥、米粉、奶糕）喂养等；③长期偏食、挑食、吃零食过多而影响主食的入量。

2. 疾病影响　患病而致消化吸收不良或营养素消耗量增多，可见于:①消化系统疾病:如唇裂、腭裂、幽门梗阻、迁延性腹泻、过敏性肠炎、肠吸收不良综合征等均可影响食物的消化和吸收；②急、慢性传染病时食欲和消化功能较差，而在恢复期又因营养素需要量增多而造成能量不足，营养缺乏；③糖尿病、大量蛋白尿、发热性疾病、甲状腺功能亢进、恶性肿瘤等疾病导致能量消耗增加，营养不足。

【病理生理】

1. 新陈代谢异常

（1）蛋白质:蛋白质摄入不足或蛋白质消耗过多，身体处于负氮平衡。当血清总蛋白浓度<40g/L、白蛋白<20g/L 时，可发生低蛋白性水肿。

（2）脂肪:能量供应不足时，体内脂肪会大量消耗，血清胆固醇浓度下降。当脂肪消耗超过肝的代谢能力时可造成肝脂肪浸润及变性。

（3）糖:由于摄入不足和消耗增多，糖原储备不足，易发生低血糖，轻者症状不明显，重者可引起昏迷甚至猝死。

（4）水、盐代谢:由于脂肪大量消耗，细胞外液容量增加，低蛋白血症加剧水肿；能量不足时 ATP 合成减少可影响细胞膜上钠泵的逆转，使钠在细胞内潴留，细胞外液一般为低渗状态，可伴有低钾、低钠、低钙和低镁血症。

2. 器官功能低下

（1）消化系统:胃肠黏膜萎缩，细胞数减少，消化腺萎缩，消化液分泌不足，各种消化酶活力低下，消化和吸收功能明显减退，易发生腹泻，菌群失调。

（2）循环系统:心肌纤维因蛋白质不足而浑浊肿胀，收缩力减弱，血压偏低，脉细弱。

（3）泌尿系统:肾小管重吸收功能减低，尿量增多而尿比重下降。

（4）神经系统:大脑、神经元、神经纤维生长发育受影响，常有萎靡、呆滞或烦躁等。

（5）免疫功能:免疫系统组织和细胞萎缩，非特异性和特异性免疫功能均明显降低。易并发各种感染性疾病。

【临床表现及分度】

1. 临床表现　体重不增是最早出现的症状。进一步体重减轻，皮下脂肪减少，进行性消瘦。皮下脂肪消失的顺序首先是腹部，其次为躯干、臀部、四肢，最后为面颊部。皮下脂肪层厚度是判断营养不良程度的重要指标之一（图 6-1）。随着疾病的进展，皮肤干燥、苍白，失去弹性，额部出现皱纹如老人状；肌肉松弛，身高停止生长，精神萎靡，反应差，体温偏低，脉细无力，食欲缺乏，腹泻、便秘交替（图 6-1）。皮肤可有凹陷性水肿，皮肤发亮，严重时可破溃、感染形成慢性溃疡。甚至可有重要脏器功能损害，可有心功能低下、心音低钝、血压偏低、脉搏变缓、呼吸浅表等。

2. 分度　根据体重、身高、皮下脂肪等减少程度及其他临床表现，将 3 岁以下儿童营养不良分为轻、中、重三度（表 6-1）。

3. 分型

（1）消瘦型:以能量缺乏为主，消瘦为特征。

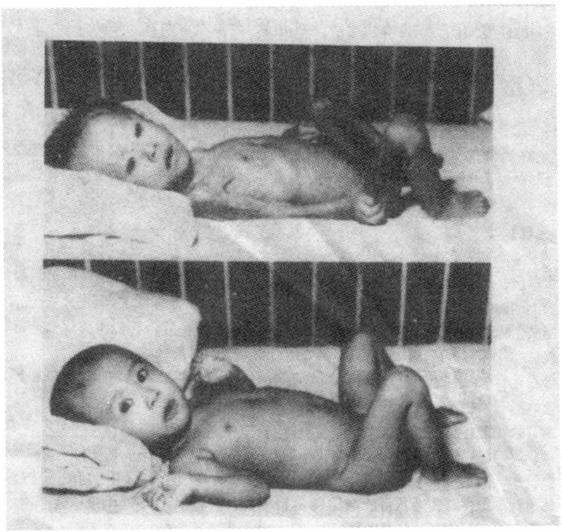

图 6-1　重度营养不良患儿（男，2 岁）治疗前后对比

表 6-1 3 岁以下儿童营养不良分度

	营养不良程度		
	Ⅰ度（轻）	Ⅱ度（中）	Ⅲ度（重）
体重低于正常均值	15% ~25%	25% ~40%	40%以上
腹部皮褶厚度	0.8 ~ 0.4cm	<0.4cm	消失
身高（长）	正常	低于正常	明显低于正常
消瘦	不明显	明显	皮包骨样
皮肤	干燥	干燥、苍白	明显苍白，无弹性，可出现瘀点
肌张力	正常	明显低下，肌肉松弛	肌肉萎缩
精神状态	正常	烦躁不安	萎靡，反应低下，抑制与烦躁交替

体重下降明显，皮下脂肪少，肌肉萎缩较晚，身高受影响。

（2）水肿型：以蛋白质缺乏为主，水肿为特征。虚胖，可有凹陷性水肿，肌萎缩明显。身高可正常，体重下降不明显。

（3）混合型：兼有以上两型的特点。

【并发症】

1. 营养性贫血　以小细胞低色素性贫血最常见。常伴叶酸、维生素 B_{12} 等造血原料缺乏。

2. 维生素及微量元素缺乏　常见维生素 A、D 缺乏，也可有维生素 B、C 缺乏及锌缺乏。

3. 感染　由于免疫功能低下，易反复呼吸道感染、鹅口疮、肺炎、结核病、中耳炎、尿路感染等；婴儿腹泻常迁延不愈加重营养不良，形成恶性循环。

4. 自发性低血糖　患儿可突然出现面色灰白、神志不清、脉搏减慢、呼吸暂停、体温不升但无抽搐，若不及时诊治，可致死亡。

【辅助检查】

1. 血常规　常有小细胞低色素性贫血。

2. 血清蛋白测定　总蛋白和白蛋白浓度降低　以血清白蛋白浓度降低较明显，代谢周期较短的血浆蛋白质具有早期诊断价值。

3. 胰岛素样生长因子 I（IGF-I）测定　IGF-I 降低，IGF-I 不仅反应灵敏且受其他因素影响较小，是早期诊断蛋白质营养不良的较好指标。

【诊断】

根据小儿年龄及喂养史，有体重下降、皮下脂肪减少、全身各系统功能紊乱及其他营养素缺乏的临床症状和体征，典型病例的诊断并不困难。诊断后应进一步分度、分型。轻度患儿易被忽略，需通过定期生长监测，随访才能发现。诊断后还需详细询问病史和进一步检查，以做出病因诊断。

【治疗】

营养不良的治疗原则是去除病因、调整饮食、促进消化功能。重症患儿应注意及时处理各种危及生命的合并症。

1. 处理严重并发症　患儿常因腹泻和其他感染引起出现水电解质、酸碱平衡紊乱、休克、肾衰竭、自发性低血糖、继发感染及维生素 A 缺乏所致的眼部损害等，应及时处理。同时要注意补液总量、张力和速度以防发生心力衰竭。

2. 去除病因　积极查找引起营养不良的病因，治疗原发病，如纠正消化道畸形，控制感染性疾病，根治各种消耗性疾病。

3. 调整饮食补充营养　调整的原则：由少到多，由稀到干，由单一到多样化。应根据 PEM 的分度和个体的实际消化能力逐步调整，过多、过快增加摄入量易出现消化不良、腹泻。

（1）热能的供给：轻度营养不良患儿消化功能接近正常，应在原有基础上逐渐增加，热能可从 418.4 ~ 502.08kJ（100 ~ 120kcal）/（kg·d）开始，逐渐增加至 627.6 ~ 711.28kJ（150 ~ 170kcal）/（kg·d）；中度营养不良从 251.04 ~ 334.72kJ（60 ~ 80kcal）/（kg·d）开始，逐渐增加热能的供给；重度营养不良从 165 ~ 230kJ（40 ~ 55kcal）/（kg·d）开始，以满足基础代谢需要，然后逐渐增加热能。中、重度营养不良逐渐增加 502.08kJ（120kcal）/（kg·d）后按轻度营养不良同样步骤调整。在患儿体重接近正常时能量恢复至 460 ~ 502kJ（110 ~ 120kcal）/（kg·d），巩固治疗。

（2）食物的选择：母乳喂养儿可根据患儿的食欲哺乳，按需哺喂，逐渐添加辅食；人工喂养儿从给予稀释奶开始，适应后逐渐增加奶量和浓度。同时可给予蛋类、肝泥、肉末等易消化的优质蛋白食物。蛋白质摄入量从 1.5 ~ 2.0g/（kg·d）开始，逐步增加到 3.0 ~ 4.5g/（kg·d），食物中应含有丰富的维生素和微量元素。从治疗一开始注意维生素 A、维生素 D、铁、叶酸、锌等营养素的补充。

4. 促进消化功能

（1）药物：可给予 B 族维生素和胃蛋白酶、胰酶等以助消化。肌注苯丙酸诺龙，每次 10 ~ 25mg，每周 1 ~ 2 次，连用 2 ~ 3 周，以促进蛋白质合成及增进食欲。对食欲差的患儿可给予胰岛素皮下注射，每次 2 ~ 3U，每日 1 次，1 ~ 2 周为一疗程，注射前先服葡萄糖 20 ~ 30g 以防发生低血糖。锌制剂有增加食欲的作用，可口服元素锌 0.5 ~ 1mg/（kg·d）。

（2）中医治疗：调整脾胃功能，改善食欲。

5. 其他　营养不良患儿常伴有中、重度贫血和低蛋白血症，根据病情少量多次输注全血或血浆。对胃肠消化功能严重紊乱的患儿，可考虑静脉点滴高能量脂肪乳剂，多种氨基酸、葡萄糖等。此外，充足的睡眠，适当户外活动，纠正不良饮食习惯和良好的护理亦很重要。

【预后和预防】

取决于营养不良的年龄、持续时间及其程度，本病的预防应采取综合措施。

1. 大力提倡母乳喂养，对混合喂养或人工喂养应及时给予指导。按时添加辅食，保证营养素和能量的供给；养成良好的饮食习惯。

2. 坚持户外活动，保证足够睡眠，纠正不良的卫生习惯。

3. 患有唇裂、腭裂及幽门狭窄等先天畸形者应及时手术治疗。

二、单纯性肥胖

单纯性肥胖（obesity）是由于长期摄入过多的能量，使体内脂肪过度积聚，体重超过同年龄、同性别、同身高人群均值 20% 的一种营养障碍性疾病。小儿单纯性肥胖在我国呈逐年增多的趋势，目前占 5% ~ 8%。其中大多数肥胖延至成人，使心血管疾病、糖尿病、脂肪肝、胆石症等疾病呈现年轻化趋势，发病率也有提高。所以对本病的防治应引起社会及家庭的重视。

【病因】

单纯性肥胖占肥胖的 95% ~ 97%，不伴有明显的内分泌和代谢性疾病。其发病与下列因素有关：

1. 摄入营养过多　摄入过多热量和脂肪食物，多余的能量便转化为脂肪导致肥胖。

2. 活动量过少　活动过少和缺乏适当的体育锻炼是发生肥胖症的重要因素。

3. 遗传因素　目前认为与多基因遗传有关。肥胖双亲的后代发生肥胖者达 70% ~ 80%；双亲之一肥胖者，后代肥胖约为 40% ~ 50%；双亲正常的后代发生肥胖者仅 10% ~ 14%。

【临床表现】

肥胖最常见于婴儿期、5 ~ 6 岁和青春期。患儿食欲旺盛且喜食甜食和高脂肪食物。体重增长迅速，体态肥胖，皮下脂肪甚厚，分布均匀，以颈、肩、乳房、胸、背、腹、臀、大腿、上肢明显，腹部和大腿可出现粉红色和紫色条纹。骨龄正常或超过实际年龄。性发育正常，男孩外生殖器常因耻骨处皮脂掩盖而外观较小，实为正常。智力正常。患儿常不爱活动，出汗多，易疲劳。剧烈活动时气短。严重肥胖者限制了胸廓和膈肌运动，使肺通气量不足、呼吸浅快，可造成低氧血症、气急、发绀、红细胞增多、心脏扩大或出现充血性心力衰竭甚至死亡，称肥胖 - 换氧不良综合征（或 Pickwickian syndrome）。

肥胖小儿性发育常较早，故最终身高常略低于正常小儿。由于对自身形象不满意而怕被别人嘲笑，不愿与人交往，常有自卑、胆怯、孤僻等心理障碍。

【辅助检查】

1. 血脂全套　患儿主要是三酰甘油增高，胆固醇多增高，低密度脂蛋白正常或增高，高密度脂蛋白正常或偏低，严重患者血清 β 蛋白也增高。

2. 激素检查　常有高胰岛素血症，血生长激素水平减低，生长激素刺激试验的峰值也较正常小儿低。

3. B 超　肝超声波检查常有脂肪肝。

【诊断】

小儿体重超过同年龄、同性别、同身高参照人群均值的 10%～19% 者为超重；超过 20% 以上者便可诊断为肥胖症；20%～29% 者为轻度肥胖；30%～49% 者为中度肥胖；超过 50% 者为重度肥胖。确诊需要与伴有肥胖的遗传性疾病、内分泌疾病相鉴别。

体质指数（body mass index，BMI）是评价肥胖的另一项指标。BMI 是指体重（kg）/ 身长的平方（m^2），小儿 BMI 随年龄和性别而有差异，评价时可查阅图表，如 BMI 值在 *P*85～*P*95 为超重，超过 *P*95 为肥胖。

【治疗】 肥胖症的治疗原则是适当控制饮食和增加活动。

1. 饮食疗法　小儿正处于生长发育阶段，不应过度节食。选择低脂肪、低糖和高蛋白食谱，鼓励进食体积大而热能低的蔬菜类食品。避免晚餐过饱，不吃夜宵，不吃零食，少吃多餐，细嚼慢咽等对减肥有重要作用。

2. 运动疗法　运动要循序渐进。鼓励患儿晨间跑步、散步、做操等，每天坚持至少运动 30min，以运动后轻松愉快、不感到疲劳为原则。

【预防】

孕妇在妊娠后期要适当减少摄入脂肪类和高能量食物，防止胎儿体重增加过重；家长要控制小孩饮食，加强运动，定期监测小儿体重，以免发生肥胖症。

第二节　维生素 D 缺乏症

案例 6-2

患儿，男，11 个月，因发热、咳嗽 3 天，加重伴气促 1 天入院，生后曾患四次肺炎。系第一胎足月顺产，母奶加牛奶喂养，4 个月开始加鱼肝油胶囊，每周一粒。体查：T38.5℃，R46 次 / 分，P120 次 / 分，体重 14kg，头围 47cm，方颅，有枕秃，前囟 2cm×2cm 大小、平软，未出牙，咽稍红，轻度鸡胸，明显肋骨串珠和郝氏沟，心脏 (–)，两肺呼吸音增粗，右下肺底部可闻及少许湿啰音，腹软，肝肋下 2.5cm，质软，脊柱四肢无畸形。

问题与思考：

①分析该患儿为什么多次患肺炎？②该患儿发生佝偻病的原因是什么？③如何治疗并对患儿的家属进行健康教育？④该患儿的临床诊断可能是什么？应进一步做哪些辅助检查？患儿的治疗及预防措施有哪些？

一、维生素D缺乏性佝偻病

维生素D缺乏性佝偻病（rickets of vitamin D deficiency）是由于体内维生素D不足，引起体内钙、磷代谢异常，导致骨骼钙化不全，产生一种以骨骼病变为特征的全身慢性营养性疾病。发病高峰为3～18个月的婴幼儿，北方佝偻病发病率高于南方。是我国重点防治的儿童"四病"之一。

【维生素D的代谢】

维生素D的来源有两个途径，维生素D_2（麦角骨化醇）和维生素D_3（胆骨化醇），前者存在于植物中，后者系由人体或动物皮肤中的7-脱氢胆固醇经日光中紫外线（波长296～310nm）的光化学作用转变而成。维生素D_2和D_3在人体内都没有生物活性，必须经过两次羟化后始能发挥生物效应。维生素D首先经肝细胞中的25-羟化酶作用生成25-羟胆骨化醇[25-$(OH)D_3$]，循环中的25-$(OH)D_3$在肾近曲小管上皮细胞中的1-羟化酶的作用下生成有很强生物活性的1，25-二羟胆骨化醇，即1，25$(OH)_2D_3$。

【钙、磷代谢的调节】

1. 维生素D的生理功能 ①促进小肠对钙、磷的吸收；②促进肾小管对钙、磷的重吸收；③促进旧骨吸收，有利于新骨钙化。

2. 甲状旁腺素（PTH）的生理功能 ①促进小肠对钙、磷的吸收；②促进肾小管对钙的重吸收，抑制对磷的重吸收；③促进旧骨脱钙，抑制成骨细胞的增殖和新骨钙化。

3. 降钙素（CT）的生理功能 ①抑制小肠对钙、磷的吸收；②抑制肾小管对钙、磷的重吸收；③增强成骨作用，抑制骨盐溶解，降低血钙、血磷的浓度。

【病因】

1. 日照不足 居住北方寒冷地区，日照时间短，婴幼儿在冬春季户外活动少；玻璃窗对紫外线有阻挡作用；大城市高大建筑可阻挡日光照射；大气污染如烟雾、尘埃可吸收部分紫外线等，以上均可使内源性维生素D生成不足。

2. 贮存不足 孕母患严重营养不良、肝肾疾病、慢性腹泻，户外活动少，以及早产、双胎均可使婴儿的体内贮存不足。

3. 生长速度快 如早产及双胎婴儿生长发育快，需要维生素D多，易发生维生素D缺乏性佝偻病。

4. 食物中维生素D含量不足 天然食物中含维生素D少，即使纯母乳喂养婴儿若户外活动少亦易患佝偻病。食物中钙、磷含量不足或比例不适宜，亦可导致佝偻病的发生。如人乳中钙、磷比例适宜，其比例为2∶1，易于吸收；而牛奶含钙、磷虽多，但磷过高，吸收较差，故牛奶喂养儿的佝偻病发病率比人乳喂养儿为高。

5. 疾病影响 胃肠道或肝胆疾病影响维生素D吸收，如婴儿肝炎综合征、先天性胆道狭窄或闭锁、脂肪泻、慢性腹泻等，肝、肾严重损害可致维生素D羟化障碍。

6. 药物影响 抗惊厥药物如苯妥英钠、苯巴比妥，可刺激肝细胞的氧化酶系统活性增加，使维生素D加速分解为无活性的代谢产物。糖皮质激素有对抗维生素D对钙的转运作用。

【发病机制】

维生素D缺乏时，使肠道吸收钙减少，血钙降低，刺激甲状旁腺功能代偿性增强，PTH分泌增加以动员骨钙释出，使血清钙浓度维持在正常或接近正常的水平；但PTH同时也抑制肾小管重吸收磷，使磷排出增加，血磷降低，钙磷乘积下降。导致骨样组织钙化过程障碍。成骨细胞代偿增生，碱性磷酸酶分泌增加，局部骨样组织堆积。临床上出现一系列佝偻病症状和血生化改变，见图6-2。

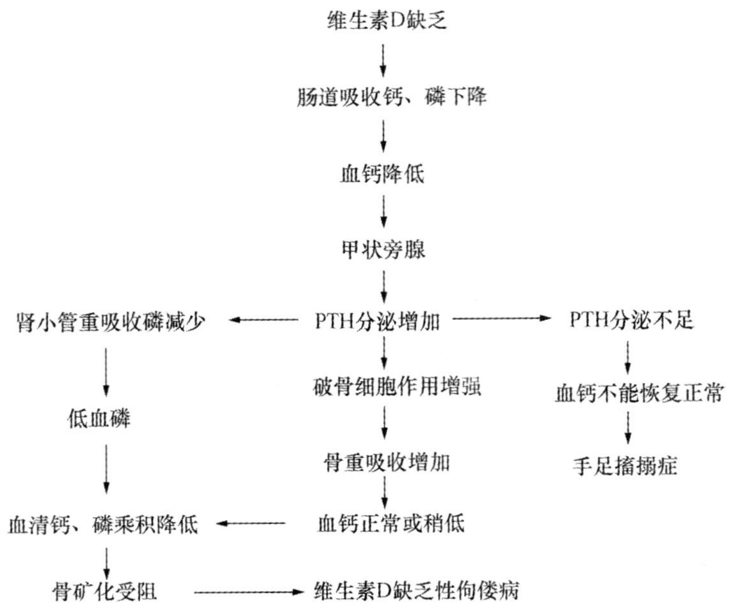

图 6-2　维生素 D 缺乏性佝偻病和手足搐搦症的发病机理

【临床表现】

多见于婴幼儿，主要表现为生长最快部位的骨骼改变，并可影响肌肉发育及神经兴奋性的改变。重症佝偻病患儿还可有消化和心肺功能障碍，并可影响行为发育和免疫功能。本病在临床上可分期如下：

（一）初期（早期）

多见 6 个月以内，特别是 3 个月以内小婴儿。主要为神经精神症状，如易激惹、夜间啼哭、多汗、烦躁、枕秃（汗多刺激头皮而摇头擦枕）（图 6-3）等。骨骼 X 线检查可正常或临时钙化带稍模糊；血清 25-(OH)D_3 下降，PTH 升高，血钙正常或下降，血磷降低，碱性磷酸酶正常或稍高。

（二）活动期（激期）

除早期的症状加重外，突出表现为骨骼改变。

1. 骨骼改变

（1）头部：①颅骨软化：6 个月以内婴儿的佝偻病以颅骨改变为主，前囟边缘软，颅骨薄，用手指尖稍压枕骨或顶骨后部有压乒乓球样感觉；②方颅：7～8 个月婴儿，由于额顶部骨样组织堆积引起“方颅”或称“马鞍”头（图 6-4）；③囟门闭合迟，出牙迟。

（2）胸部：1 岁左右的小儿可见胸廓畸形。①肋骨串珠：骨骺端因骨样组织堆积而膨大，沿肋骨方向于肋骨与肋软骨交界处可扪及圆形隆起，从上至下如串珠样突起，以第 7～10 肋骨最明显，如“串珠”向胸内扩大，可使肺受压；②鸡胸：第 6～8 肋骨与胸骨柄相连处内陷时，可使胸骨前凸，形成“鸡胸”；③漏斗胸：肋骨骺部内陷，剑突部向内凹陷，即成漏斗胸；④肋膈沟或郝氏沟：肋骨软化后，因受膈肌附着点长期牵引引起，造成肋缘上部内陷，肋缘外翻，形成沟状，称为肋膈沟。

（3）脊柱与四肢：①手镯、足镯：手腕、足踝部可形成钝圆形环状隆起；②“O”型、“X”型腿：由于骨质软化与肌肉关节松弛，小儿开始站立与行走后双下肢负重，可出现股骨、胫骨、腓骨弯曲，形成严重膝内翻（“O”型）或膝外翻（“X”型）（图 6-5）；③脊柱和骨盆：患儿会坐与站立后，因韧带松弛可致脊柱畸形，严重者可致骨盆扁平。

2. 肌肉韧带松弛　严重低血磷使肌肉糖代谢障碍，使全身肌肉松弛，肌张力降低和肌力减弱。

3. 神经系统发育迟滞　表情淡漠，语言发育迟缓，坐、立、行等运动功能发育落后。

4. X线改变　长骨钙化带消失；干骺端呈毛刷样、杯口状改变；骨骺软骨带增宽；骨质稀疏，骨皮质变薄（图 6-6）；可有骨干弯曲畸形或青枝骨折。

5. 血生化　血清钙稍低、血磷降低、碱性磷酸酶升高。

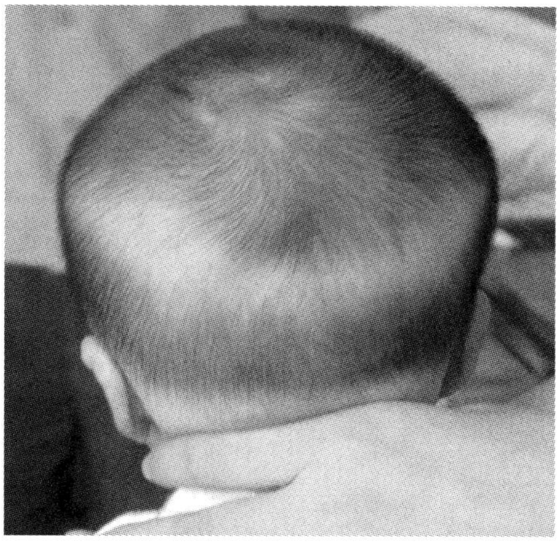

图 6-3　佝偻病枕秃

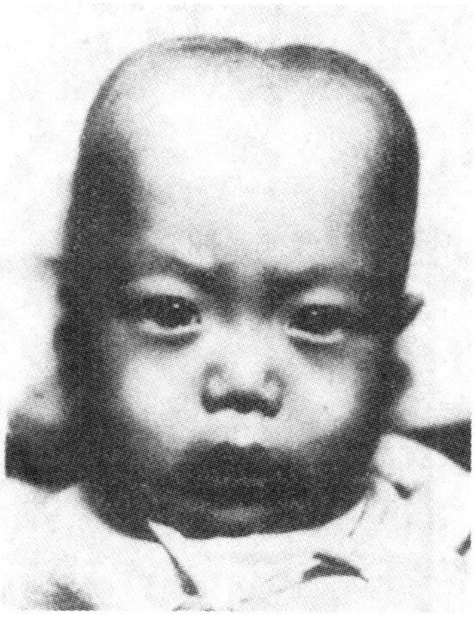

图 6-4　佝偻病方颅

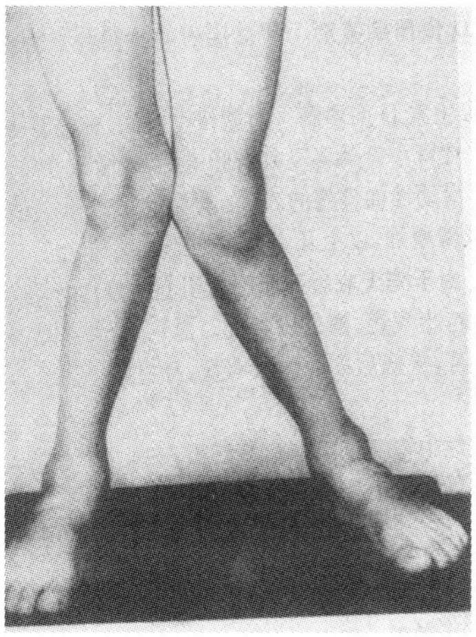

图 6-5　佝偻病“X”型腿

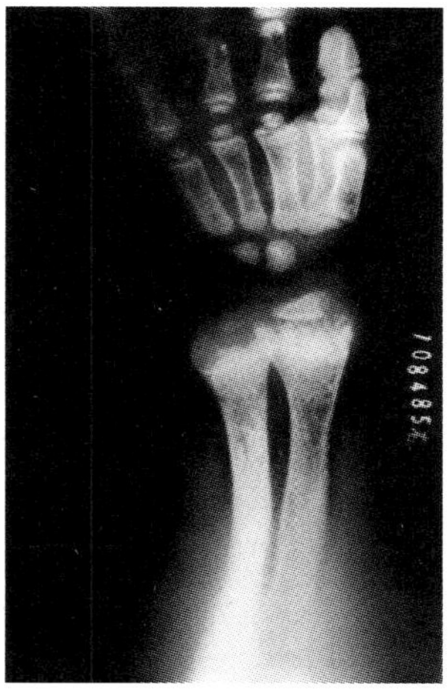

图 6-6　佝偻病骨骼 X 线表现

（三）恢复期

经治疗后，临床症状和体征逐渐减轻或消失。血钙、磷逐渐恢复正常，碱性磷酸酶约需 1～2 个月降至正常水平。治疗 2～3 周后骨骼 X 线改变有所改善，临时钙化带出现，骨质密度增强。

（四）后遗症期

多见于 2 岁以后的儿童，症状消失，X 线、血生化检查正常，仅留不同程度的骨骼畸形。

【诊断及鉴别诊断】正确的诊断可依据维生素 D 缺乏的病因、临床表现、血生化及骨骼 X 线检查来综合判断。血清 25-(OH)D_3 水平初期即明显下降，是最可靠的诊断标准，但许多基层医院不能开展此项检查；骨骼 X 线检查是诊断的“金标准”。需与以下疾病鉴别。

1. 与有佝偻病体征的疾病鉴别

（1）黏多糖病：可出现头大、脊柱畸形、胸廓扁平等骨发育不全的体征，常为多器官受累。主要依据骨骼的X线变化及尿中黏多糖的测定做出诊断。

（2）软骨营养不良：是一种遗传性软骨发育障碍，出生时即可见头大、前额突出、腰椎前突、臀部后凸、四肢短粗、五指齐平。根据特殊的体态及骨骼X线做出诊断。

（3）脑积水：先天性脑积水生后数月头围与前囟进行性增大。因颅内压增高，可见前囟饱满紧张，骨缝分离，颅骨叩诊有破壶声，严重时两眼向下呈落日状。头颅B超、CT检查可做出诊断。

2. 与佝偻病体征相同而病因不同的鉴别

（1）低血磷抗维生素D佝偻病：本病多为性连锁遗传，亦可为常染色体显性或隐性遗传，也有散发病例。为肾小管重吸收磷及肠道吸收磷的原发性缺陷所致。佝偻病的症状多发生于1岁后，血钙多正常，血磷明显降低，尿磷增加。对用一般治疗剂量维生素D治疗佝偻病无效时应与本病鉴别。

（2）维生素D依赖性佝偻病：为常染色体隐性遗传，可分二型：Ⅰ型为肾1-羟化酶缺陷，使25-(OH)D_3转变为1，25-$(OH)_2D_3$发生障碍，血中25-(OH)D_3浓度正常；Ⅱ型为靶器官1,25-$(OH)_2D_3$受体缺陷，血中1，25-$(OH)_2D_3$浓度增高。两型临床均有严重的佝偻病体征，低钙血症、低磷血症，碱性磷酸酶明显升高及继发性甲状旁腺功能亢进，Ⅰ型患儿可有高氨基酸尿症；Ⅱ型患儿的一个重要特征为脱发。

（3）肾性佝偻病：由于先天或后天原因所致的慢性肾功能障碍，导致钙磷代谢紊乱，血钙低，血磷高，甲状旁腺继发性功能亢进，骨质普遍脱钙，骨骼呈佝偻病改变。多于幼儿后期症状逐渐明显，形成侏儒状态。

【治疗】

控制活动期，防止骨骼畸形。在治疗期间应限制其坐、立、走等，以免加重脊柱及下肢弯曲畸形。

1. 维生素D治疗　以口服为主，一般剂量为50～100μg/d（2000～4000IU）/d，或1,25$(OH)_2D_3$ 0.5～2.0μg/d，1个月后改预防量400IU/d。

重症佝偻病有并发症或无法口服者可肌内注射维生素D 20万～30万IU一次，3个月后改预防量。治疗1个月后应复查，如临床表现、血生化与骨骼X线改变无恢复征象，应与抗维生素D佝偻病鉴别。

2. 补充钙剂　在用维生素D治疗期间同时补充钙剂。应注意加强营养，及时添加其他食物，坚持每日户外活动。

3. 矫形疗法　3岁后的佝偻病骨骼畸形者，多为后遗症。对鸡胸宜采取俯卧撑或引体向上的活动，加强胸部扩展。治疗轻度“O”或“X”型腿时可按摩相应肌群，如“O”型腿按摩外侧肌群，“X”型腿按摩内侧肌群，可增强肌张力。游泳活动是最好的矫形方法。重度后遗症或影响生理及体形者，可考虑外科矫形手术。

【预防】

预防的关键是多晒太阳和适量的维生素D补充。

1. 围生期　孕母应多户外活动，食用富含钙、磷、维生素D以及其他营养素的食物。妊娠后期适量补充维生素D（800IU/d）有益于胎儿贮存充足维生素D。早产儿、低出生体重儿、双胎儿生后2周开始补充维生素D 800IU/d，3个月后改预防量。足月儿生后2周开始补充维生素D 400IU/d，至2岁。夏季户外活动多，可暂停服用或减量。一般可不加服钙剂。

2. 婴幼儿期　关键是多晒太阳与适量维生素D的补充。生后2～3周后即可让婴儿坚持户外活动，冬季也要注意保证每日1～2h户外活动时间。

二、维生素D缺乏性手足搐搦症

维生素D缺乏性手足搐搦症（tetany of vitamin D deficiency）是维生素D缺乏，血清钙离子降低，使神经肌肉兴奋性增高，出现全身惊厥、手足肌肉抽搐或喉痉挛等症状。多见6个月以内的小婴儿。

【病因和发病机理】

维生素D缺乏引起血钙下降，若甲状旁腺代偿性分泌不足，骨钙不能释出，血钙进一步降低，当总血钙低于1.75～1.88mmol/L（7～7.5mg/dl），或离子钙低于1.0mmol/L（4mg/d1）时可引起神经肌肉兴奋性增高，出现抽搐。

发病原因与佝偻病相同，但骨骼变化不明显，多伴有甲状旁腺功能不全。

【临床表现】

主要为惊厥、喉痉挛和手足搐搦，部分患儿有程度不等的活动期佝偻病表现。

1. 隐匿型　血清钙多在1.75～1.88mmol/L，没有典型发作的症状，但可通过刺激神经肌肉而引出下列体征。①面神经征（Chvostek sign）；以手指尖或叩诊锤叩患儿颧弓与口角间的面颊部，引起眼睑和口角抽动为面神经征阳性，新生儿期可呈假阳性；②腓反射（peroneal reflex）：以叩诊锤骤击膝下外侧腓骨小头上腓神经处，引起足向外侧收缩者即为腓反射阳性；③陶瑟征（Trousseau sign）：以血压计袖带包裹上臂，使血压维持在收缩压与舒张压之间，5min之内该手出现痉挛症状属阳性。

2. 典型发作　血清钙低于1.75mmol/L或离子钙低于1.0mmol/L时可突然出现下列典型症状之一。①惊厥：突然发生四肢抽动，两眼上窜，面肌颤动，神志不清，持续数秒钟至数分钟以上，可伴口周发绀。发作停止后，意识恢复，精神萎靡而入睡，醒后活泼如常，发作可数日1次或1日数次～数十次。一般不发热，发作轻时仅有短暂的眼球上窜和面肌抽动，神志清楚；②手足搐搦：见于较大婴幼儿，突发手足痉挛呈弓状，双手呈腕部屈曲状，手指伸直，拇指内收掌心，强直痉挛；足部踝关节伸直，足趾同时向下弯曲；③喉痉挛：婴儿多见，喉部肌肉及声门突发痉挛，呼吸困难，可突然发生窒息，严重缺氧甚至死亡；小于6个月婴儿可仅表现为阵发性青紫。三种症状以惊厥为最常见，喉痉挛少见，但极为严重。

【诊断与鉴别诊断】

婴儿突发无热惊厥，且反复发作，发作后神志清醒无神经系统体征，或较大婴幼儿出现手足搐搦应首先考虑本病。有维生素D缺乏病史，或有佝偻病表现，总血钙低于1.75～1.88mmol/L，钙离子低于1.0mmol/L，即可作出诊断。应与其他无热惊厥性疾病、中枢神经系统感染、急性喉炎等疾病相鉴别。

【治疗】

（一）急救处理

1. 保持呼吸道通畅　突发惊厥时应立即将患儿侧卧位，防止呕吐物吸入，有喉痉挛者须立即将舌头拉出口外以保证呼吸道通畅。

2. 迅速控制惊厥或喉痉挛　地西泮每次0.1～0.3mg/kg肌内或静脉注射，或可用10%水合氯醛，每次40～50mg/kg，保留灌肠。无以上条件的可采用针刺或指压人中、十宣、涌泉等方法控制惊厥。

3. 氧气吸入　有条件的可给予吸氧。

（二）钙剂治疗

尽快给予10%葡萄糖酸钙5～10ml加入10%葡萄糖液10～20ml，缓慢静脉注射（10min以上），钙剂不可皮下或肌内注射以免造成局部坏死，惊厥停止后口服钙剂。

（三）维生素 D 治疗

症状控制后，按维生素 D 缺乏性佝偻病补充维生素 D。

【附】

维生素 D 中毒

近年来屡有因维生素 D 摄入过量引起中毒的报道，应引起重视。维生素 D 中毒多因以下原因所致：①短期内多次给予大剂量维生素 D 治疗佝偻病；②预防量过大，每日摄入维生素 D 过多，或大剂量维生素 D 数月内反复肌注；③误将其他骨骼代谢性疾病或内分泌疾病诊断为佝偻病而长期大剂量摄入维生素 D。

维生素 D 中毒剂量的个体差异大。一般小儿每日服用 500～1250μg（2 万 ～5 万 IU），或每日 50μg/kg（2000IU/kg），连续数周或数月即可发生中毒。敏感小儿每日 100μg（4000IU），连续 1～3 个月即可中毒。

早期症状为厌食、恶心、倦怠、烦躁不安、低热、呕吐、顽固性便秘，体重下降。重症可出现惊厥、血压升高、心律不齐、烦渴、尿频、夜尿、甚至脱水、酸中毒；尿中出现蛋白质、红细胞、管型等改变，随即发生慢性肾衰竭。

有维生素 D 过量的病史 因早期症状无特异性，且与早期佝偻病的症状有重叠，如烦躁不安，多汗等，应仔细询问病史加以鉴别。

早期血钙升高＞3mmol/L（12mg/dl），尿钙强阳性，尿常规检查示尿蛋白阳性，严重时可见红细胞、白细胞、管型。X 线检查可见长骨干骺端钙化带增宽，致密，骨干皮质增厚，骨质疏松或骨硬化；颅骨增厚，呈现环形密度增深带；重症时大脑、心、肾、大血管、皮肤有钙化灶。可出现氮质血症、脱水和电解质紊乱。肾 B 超示肾萎缩。

疑维生素 D 过量中毒即应停服维生素 D，如血钙过高应限制钙的摄入，包括减少富含钙的食物的摄入。加速钙的排泄，口服氢氧化铝或依地酸二钠减少肠钙的吸收，使钙从肠道排出；口服泼尼松抑制肠内钙结合蛋白的生成而降低肠钙的吸收；亦可试用降钙素。注意保持水、电解质的平衡。

第三节　锌缺乏症

锌为人体重要的必需微量元素之一。儿童缺锌的主要表现为食欲缺乏，生长发育迟缓、免疫功能低下。青春期缺锌可致性成熟障碍。

【病因】

1. 摄入不足　植物性食物含锌少，素食者或不喜食动物性食物者容易缺锌。全胃肠道外营养如未加锌也可致严重缺锌。

2. 吸收障碍　婴幼儿腹泻可妨碍锌的吸收。谷类食物中大量植酸和粗纤维可与锌结合而妨碍锌吸收。牛乳锌的吸收率（39%）远低于母乳锌（65%），故长期纯牛乳喂养也可致缺锌。

3. 需要量增加　在生长发育快速期的婴儿、组织修复过程中或营养不良恢复期等皆可因锌需要量增多，而发生相对的锌缺乏。

4. 丢失过多　如反复出血、溶血，长期多汗，皮肤大面积灼伤，蛋白尿以及应用金属螯合剂（如青霉胺）等均可因锌丢失过多而导致锌缺乏。

【临床表现】

1. 消化功能减退　缺锌影响味蕾细胞更新和唾液磷酸酶的活性，使舌黏膜增生、角化不全，以致味觉敏感度下降，发生食欲缺乏、厌食、异嗜癖等症状。

2. 生长发育落后　缺锌可妨碍生长激素轴功能以及性腺轴的成熟，故常表现为生长发育停滞，体格矮小，性发育延迟。

3. 免疫功能降低　缺锌会严重损害细胞免疫功能而容易发生感染。

4. 智能发育延迟　缺锌可使脑 DNA 和蛋白质合成障碍，脑内谷氨酸浓度降低，从而引起智能迟缓。

5. 其他　如地图舌、反复口腔溃疡、脱发、创伤愈合迟缓、视黄醛结合蛋白减少出现视敏度降低等。

【实验室检查】

1. 血清锌测定　患儿血清锌低于正常值。

2. 餐后血清锌浓度反应试验（PICR）　测空腹血清锌浓度（A_0）作为基础水平，然后给予标准饮食（按全天总热量的 20% 计算，其中蛋白质为 10%～15%，脂肪为 30%～35%，糖为 50%～60%），2h 后复查血清锌（A_2），按 PICR =（A_0–A_2）/A_0 × 100% 计算，若 PICR＞15% 提示缺锌。

【诊断】

根据缺锌的病史和临床表现，血清锌＜11.47μmol/L；PICR＞15%；锌剂治疗有效即可诊断。

【治疗】

1. 针对病因　治疗原发病。

2. 饮食治疗　多进食富含锌的动物性食物如肝、鱼、瘦肉、禽蛋、牡蛎等。

3. 补充锌剂　常用葡萄糖酸锌，每日剂量为锌元素 0.5～1.0mg/kg，相当于葡萄糖酸锌 3.5～7mg/kg，疗程为 2～3 个月。其他制剂如硫酸锌、甘草酸锌、醋酸锌等。

【预防】

提倡母乳喂养，坚持平衡膳食。对可能发生缺锌的情况如早产儿、人工喂养儿、营养不良儿、长期腹泻、大面积烧伤等，均应适当补锌。元素锌的每日推荐摄入量为：0～6 个月 1.5mg，7～12 个月 8mg，1～4 岁 12mg，4～7 岁 13.5mg。

本章小结

1. 蛋白质 - 能量营养不良多发生在 3 岁以下婴幼儿。表现为体重下降、渐进性消瘦、皮下脂肪减少和水肿，常伴有各器官系统的功能紊乱。治疗原则是积极去除病因、调整饮食、促进消化、处理并发症和加强护理。

2. 儿童单纯性肥胖易引起高血压、糖尿病、冠心病等疾病。治疗原则是减少产热性食物的摄入和增加机体对热能的消耗，主要采取饮食疗法和运动疗法。

3. 维生素 D 缺乏性佝偻病多见于 2 岁以下，是维生素 D 不足引起钙、磷代谢紊乱所致。可出现神经、精神症状、骨骼改变、精神发育迟滞，严重者可致骨骼畸形、消化和心肺功能障碍以及免疫功能障碍。血生化与 X 线检查具有诊断价值。治疗主要是维生素 D 治疗。预防措施是母乳喂养，及时添加辅食，多晒太阳，必要时给予预防量维生素 D 口服。

4. 维生素 D 缺乏性手足搐搦症是由于维生素 D 缺乏、甲状旁腺失代偿而致血钙下降，引起惊厥、手足搐搦、喉痉挛等症状。多见于 6 个月以下小婴儿，临床上以惊厥多见，但喉痉挛可引起窒息甚至死亡，应紧急处理。治疗主要是止惊、补钙、补充维生素 D。

思考题

1. 识记题

（1）蛋白质 - 能量营养不良的临床表现和治疗措施有哪些？

（2）试述单纯性肥胖的防治措施。

（3）维生素 D 缺乏性手足搐搦症的临床表现有哪些？如何治疗？

2. 应用题

（1）10 个月男婴，经常出现夜惊不宁，近一周加重，多汗、烦躁，该患儿生后一直母乳不足，混合喂养，尚未添加辅食，到门诊就诊。请思考：①体格检查最易发现的阳性体征。②该患儿最可能的诊断。③为进一步判定诊断是否正确，需要做哪些检查？④如何治疗该病？⑤如何预防该病？

（2）6 个月婴儿半天来突然抽搐 3 次，抽搐时双眼上翻，四肢抖动，持续 2min 自然缓解，抽后意识清、吃奶，询问病史，生后人工喂养，近日夜惊多汗，体格检查：营养中等，枕秃明显，囟门 2.5cm × 2.5cm，颈软，患儿再度抽搐。请思考：①最恰当的处理。②该患儿最可能的诊断。③患儿症状发作停止后，体格检查可以出现哪些阳性表现？④急需做何检查？结果怎样符合诊断？

（绽雁翎）

第七章　消化系统疾病

学习目标

通过本章内容的学习，学生应能：

识记：

简述小儿消化系统解剖生理特点，叙述口炎、小儿腹泻病、先天性肥厚性幽门狭窄及先天性巨结肠的的临床表现及诊治措施。

理解：

区分鹅口疮及疱疹性口炎、轻型腹泻与重型腹泻的异同点，解释上述疾病的病因及发病机制，列举上述疾病的鉴别诊断。

应用：

运用本章知识，能对上述疾病做出初步诊断并拟定治疗计划。

第一节　小儿消化系统解剖生理特点

一、口腔

足月新生儿生后即具有较好的吸吮和吞咽功能，双颊脂肪垫发育良好，有利于吸吮；早产儿的吸吮及吞咽功能均不够成熟。新生儿及婴幼儿口腔黏膜薄嫩，血管丰富，唾液腺发育不够完善，唾液分泌较少，口腔黏膜干燥，因此容易损伤和局部感染。3个月以下婴儿因唾液中淀粉酶含量不足，故不宜喂淀粉类食物。3～4个月婴儿唾液分泌开始增加，5～6个月明显增多，但婴儿口底浅，尚不能及时吞咽所分泌的全部唾液，常发生生理性流涎。

二、食管

新生儿食管长为8～10cm，1岁时12cm，5岁时16cm，学龄儿童20～25cm，成人25～30cm。新生儿和婴儿的食管呈漏斗状，黏膜薄嫩、腺体缺乏、弹力组织和肌层发育尚不完善，食管下端贲门括约肌发育不成熟，控制能力差，易发生胃食管反流，一般在生后8～10个月症状消失。婴儿吮奶时常吞咽过多空气而易发生溢奶。

三、胃

婴儿胃呈水平位，当开始站立行走后渐变为垂直位。贲门和胃底部肌张力低，幽门括约肌发育较好，且自主神经调节功能较差，故易发生幽门痉挛而出现呕吐。新生儿胃容量约为30～60ml，1～3个月90～150ml，1岁250～300ml，5岁700～850ml，成人约为2000ml。哺乳后不久幽门即开放，胃内容逐渐流入十二指肠，故实际哺乳量常超过上述胃容量。胃排空时间因食物种类不同而异，三种主要营养素中糖排空最快，其次是蛋白质，最慢的是脂肪；水1.5～2h，母乳2～3h，牛乳3～4h。早产儿胃排空慢，易发生胃潴留。婴儿胃黏膜有丰富的血管，但腺体和杯状细胞较少，盐酸和胃蛋白酶等各种消化酶的分泌均比成人少且酶活力低，消化功能较差。

四、肠

小儿肠管相对比成人长，一般为身长的5～7倍（成人仅为4倍），或为坐高的10倍，有利于吸收。黏膜血管丰富，小肠绒毛发育较好，分泌及吸收面积较大；但肠壁薄，通透性高，屏障功能差，故肠内毒素、消化不全产物和过敏原易通过肠黏膜吸收进入体内，引起全身感染和变态反应性疾病。婴幼儿肠黏膜肌层发育差，肠系膜柔软而长、固定差，易发生肠套叠和肠扭转。由于婴幼儿大脑皮层功能发育不完善，进食时常引起胃-结肠反射，产生便意，所以排便次数多于成人。

五、肝

年龄越小，肝相对越大。正常新生儿及婴幼儿肝在右肋缘和剑突下可触及，6～7岁后则不能触及。婴儿肝结缔组织发育较差，肝细胞再生能力强，不易发生肝硬化；但肝细胞发育尚不完善，肝功能亦不成熟，解毒能力差，故在感染、缺氧、中毒等情况下易发生肝肿大和变性。婴儿期胆汁分泌较少，故对脂肪的消化、吸收功能较差。

六、胰腺

出生时胰液分泌量少，3～4个月时增多，但6个月以内胰淀粉酶活性较低，1岁后才接近成人，故生后3～4个月以前不宜过早喂淀粉类食物。新生儿及幼婴儿胰脂肪酶和胰蛋白酶的活性均较低，故对脂肪和蛋白质的消化和吸收较差。婴幼儿时期胰液及其消化酶的分泌易受炎热天气和各种疾病的影响而被抑制，容易发生消化不良。

七、肠道细菌

胎儿肠道内无细菌，出生后数小时细菌很快从口、鼻、肛门侵入肠道，一般情况下胃内几乎无菌，十二指肠和上部小肠也较少，而以结肠和直肠细菌最多。肠道菌群受食物成分影响，母乳喂养者以双歧杆菌为主，人工喂养和混合喂养者大肠埃希菌、嗜酸杆菌、双歧杆菌及肠球菌所占比例几乎相等。正常肠道菌群对侵入肠道的致病菌有一定的拮抗作用，具有参与免疫调节、促进黏膜生理发育以及肠道营养代谢作用等。婴幼儿肠道正常菌群脆弱，易受许多内外因素的影响而致菌群失调，导致消化功能紊乱。

八、健康婴儿粪便

1. 胎便　新生儿出生24h内排出胎便，呈墨绿色或深绿色、黏稠、无臭味，是由胎儿肠道脱落的上皮细胞、浓缩的消化液及胎儿吞咽的羊水所组成。若喂乳充分，2～3天后逐渐过渡为正常粪便。如生后24h内无胎便排出，应注意检查有无肛门闭锁或其他消化道畸形。

2. 母乳喂养儿粪便　呈黄色或金黄色，多为均匀糊状，偶有细小乳凝块，或较稀薄、绿色、不臭，呈酸性反应（pH4.7～5.1），每日排便2～4次。一般在添加辅食后次数减少。

3. 人工喂养儿粪便　人工喂养儿粪便为淡黄色或灰黄色，较干稠，有臭味，呈中性或碱性反应（pH6～8）。因牛乳含蛋白质较多，粪便有明显的蛋白质分解产物的臭味，有时可混有白色酪蛋白凝块。排便每日1～2次，易发生便秘。

4. 混合喂养儿粪便　与人工喂养者相似，但质地较软、颜色较黄。无论人乳或牛、羊乳喂养，添加辅食后，粪便性状逐渐接近成人。

第二节 口 炎

口炎（stomatitis）是指口腔黏膜的炎症，若病变局限于局部如舌、齿龈、口角亦可称为舌炎、齿龈炎或口角炎等。本病多见于婴幼儿，可单独发生，亦可继发于全身疾病如急性感染、腹泻、营养不良、久病体弱和维生素 B、C 缺乏等。感染常由病毒、真菌、细菌引起。不注意食具及口腔卫生或各种疾病导致机体抵抗力下降等因素也可导致口炎的发生。

目前细菌感染引起的口炎已经很少见，但病毒及真菌感染引起的口炎仍较常见，因此本节着重介绍鹅口疮、疱疹性口腔炎和溃疡性口腔炎。

一、鹅口疮

鹅口疮（thrush,oral candidiasis）又称雪口病，为白念珠菌感染在口腔黏膜表面形成白色斑膜的疾病。多见于新生儿和婴幼儿，营养不良、腹泻、长期使用广谱抗生素或激素的患儿常有此症。多因哺乳时奶头不洁及污染的乳具感染，新生儿亦可经产道感染。

【临床表现】

口腔黏膜表面出现白色乳凝块样小点或小片状物，可逐渐融合成大片，不易擦去，周围无炎症反应，强行剥离后局部黏膜潮红、粗糙、可有溢血。不痛，不流涎，一般不影响吃奶，也无全身症状。以颊黏膜最多见，其次是舌、齿龈及上颚；重症则整个口腔均被白色斑膜覆盖，甚至可蔓延至咽、喉、食管、气管、肺、肠道等，出现呕吐、吞咽困难、声音嘶哑或呼吸困难，此时可危及生命。取白膜少许置玻片上加 10%氢氧化钠一滴，在显微镜下可见真菌的菌丝和孢子。

【治疗】

一般不需静脉或口服抗真菌药物。可用 2%碳酸氢钠溶液于哺乳前后清洁口腔，局部涂 10～20 万 U/ml 制霉菌素鱼肝油混悬溶液，每日 2～3 次。亦可同时口服肠道微生态制剂，纠正肠道菌群失调，抑制真菌生长。预防应注意哺乳卫生，加强营养，适当增加维生素 B_2 和 C。使用抗生素可加重病情，促使蔓延。

二、疱疹性口腔炎

疱疹性口腔炎（herpetic stomatitis）为单纯疱疹病毒 I 型感染所致。多见于 1～3 岁小儿，发病无季节差异。传染性较强，主要通过飞沫或直接接触传染，常在集体托幼机构引起小流行。

【临床表现】

起病时发热，体温可达 38～40℃。齿龈红肿，触之易出血，1～2 天后，齿龈、唇内、舌和颊黏膜等部位出现单个或成簇的小疱疹，直径 2～3mm，周围有红晕，迅速破溃后形成浅表溃疡，表面有黄白色纤维素性渗出物覆盖。多个溃疡可融合成不规则的大溃疡，有时累及上颚及咽部。由于疼痛剧烈，患儿可拒食、流涎、烦躁，颌下淋巴结常肿大和压痛。体温在 3～5 天后恢复正常，病程约 1～2 周。局部淋巴结肿大可持续 2～3 周。

本病须与疱疹性咽颊炎鉴别，后者由柯萨奇病毒引起，多发生于夏秋季。疱疹主要在咽部和软腭，有时可见于舌，但不累及齿龈和颊黏膜。

【治疗】

保持口腔清洁，多饮水，禁用刺激性或腐蚀性药物。食物以微温或凉的流质为宜，避免刺激性食物。局部可涂疱疹净抑制病毒，亦可喷洒西瓜霜、锡类散等。为预防继发感染可涂 2.5% ～5% 金霉素鱼肝油。疼痛严重者可在餐前用 2%利多卡因涂抹局部。发热时可用退热剂，有全身症状者可给予利巴韦林、阿昔洛韦抗病毒治疗。如继发细菌感染时可用抗生素治疗。

三、溃疡性口腔炎

溃疡性口腔炎（ulcerative stomatitis）主要由链球菌、金黄色葡萄球菌、肺炎链球菌、铜绿假单胞菌或大肠埃希菌等感染引起。以婴幼儿多见，常发生于急性感染、长期腹泻等机体抵抗力降低时，口腔不洁利于细菌繁殖引起。

【临床表现】

病初口腔黏膜充血水肿，继而在舌、唇内及颊黏膜处出现大小不等的糜烂或溃疡，散在或融合成片，可蔓延到唇及咽喉部，上有纤维素性炎性渗出物形成的假膜，常呈灰白色或黄色，边界清楚，易拭去，露出溢血的创面，但不久又被假膜覆盖。患处疼痛，出现流涎、拒食、局部淋巴结肿大。常有发热，可达 39～40℃。轻者约一周左右体温恢复正常，溃疡逐渐痊愈，严重者因进食少可出现脱水和酸中毒。

外周血白细胞和中性粒细胞总数增多；溃疡部位取渗出物涂片染色可见大量细菌。

【治疗】

口腔清洁和饮食同疱疹性口腔炎；口腔护理用 3% 过氧化氢溶液清洗溃疡面后，可涂 2.5%～5% 金霉素鱼肝油，或用 2% 利多卡因涂抹局部止痛；控制感染，可给予敏感抗生素口服或静脉滴注；高热时物理或药物降温，注意纠正脱水及酸中毒。

第三节 腹 泻 病

案例 7-1

患儿，男，10 个月，因腹泻伴发热 3 天，加重伴尿少 1 天于 11 月 25 日入院。患儿 3 天前出现腹泻，伴呕吐、轻咳，低热。昨天排便次数增多，共 15 次，呈水样，6h 以来无尿。人工喂养。查体：体重 8 kg，T39℃，P138 次 / 分，R41 次 / 分，BP 60/40mmHg，脉弱，呼吸深快，神志朦胧，口唇干燥、呈樱桃红色，前囟眼窝深凹陷，哭无泪，皮肤弹性差。两肺（–）。心率 138 次 / 分，心音低钝。腹平软，肝肋下 1.5cm。四肢凉，有花纹。血常规：WBC8.3×10^9/L，N 0.54，L 0.46。便常规：黄稀水样，白细胞 0～3 个 /HP。血生化：血钠 125mmol/L，血钾 4mmol/L，血钙 2.2mmol/L，CO_2CP11.2mmol/L。

问题与思考：

（1）该患儿的可能临床诊断是什么？请写出诊断依据。（2）该患儿的紧急处理措施有哪些？（3）该患儿应进一步做哪些辅助检查？（4）如何进行治疗？

腹泻病（diarrhea）是一组由多病原、多因素引起的以排便次数增多和粪便性状改变为特点的消化道综合征，严重者可引起脱水、电解质及酸碱平衡紊乱和全身中毒症状。是婴幼儿时期的重要常见病，6 个月 ～2 岁婴幼儿发病率最高，其中 1 岁以内约占半数。是造成小儿营养不良、生长发育障碍和死亡的主要原因之一，也是我国重点防治的儿童“四病”之一。

【病因】

（一）易感因素

主要与下列因素有关：

1. 婴幼儿消化系统发育未成熟　胃酸和消化酶分泌少，消化酶活性低，对食物质和量变化的耐受性差；同时生长发育快，所需营养物质相对较多，消化道负担较重，易发生消化功能紊乱。

2. 机体防御功能差　①婴儿胃内酸度偏低，胃排空快，对进入胃内的细菌杀灭能力较弱；②血清免疫球蛋白（尤其是 IgM、IgA）和胃肠道 sIgA 均较低，肠黏膜免疫功能差；③正常肠道菌群建立不完善（新生儿生后尚未建立正常肠道菌群），或因使用抗生素等导致肠道菌群失调，使正常菌群对入侵肠道致病菌的拮抗作用减弱或丧失，易患肠道感染。

3. 人工喂养　牛乳、羊乳中缺乏母乳所含有的大量体液因子（sIgA、乳铁蛋白）、巨噬细胞和粒细胞、溶菌酶、溶酶体，或虽有某些上述成分，但在加热过程中被破坏，而且人工喂养的食物和食具极易受污染，故人工喂养儿肠道感染发生率明显高于母乳喂养儿。

（二）感染因素

分肠道内感染与肠道外感染，以前者多见。

1. 肠道内感染　可由病毒、细菌、真菌、寄生虫引起，以前两者多见，尤其是病毒。

（1）病毒感染：寒冷季节的婴幼儿腹泻 80% 由病毒感染引起。病毒性肠炎主要病原为轮状病毒（rotavirus）；其次有杯状病毒（如诺沃克病毒）、星状病毒、肠道病毒（包括柯萨奇病毒、埃可病毒、肠道腺病毒等）、冠状病毒等。其中轮状病毒是秋冬季腹泻的主要病原体。

（2）细菌感染（不包括法定传染病）：以致腹泻大肠埃希菌为主要病原，包括致病性大肠埃希菌（EPEC）、产毒性大肠埃希菌（ETEC）、侵袭性大肠埃希菌（EIEC）、出血性大肠埃希菌（EGEC）和黏附 - 集聚性大肠埃希菌（EAEC）。其次是空肠弯曲菌和耶尔森菌、沙门菌（主要为鼠伤寒和其他非伤寒、副伤寒沙门菌）、嗜水气单胞菌、难辨梭状芽孢杆菌、金黄色葡萄球菌、铜绿假单胞菌、变形杆菌等。

（3）真菌感染：致腹泻的真菌有念珠菌、曲霉菌、毛霉菌，婴儿以白念珠菌多见。

（4）寄生虫感染：常见为蓝氏贾第鞭毛虫、阿米巴原虫和隐孢子虫等。

2. 肠道外感染　患中耳炎、上呼吸道感染、肺炎、泌尿道感染、皮肤感染以及急性传染病时，可伴有腹泻，可能因发热、感染原释放的毒素引起消化道功能紊乱所致；肠道外感染滥用抗生素治疗引起肠道菌群失调；直肠局部激惹（膀胱炎、阑尾周围脓肿等）作用而并发腹泻；有时肠道外感染的病原体（主要是病毒）亦可同时感染肠道。

（三）非感染因素

1. 饮食因素　①喂养不当可引起腹泻，多为人工喂养儿。喂养不定时，饮食量不当，突然改变食物种类，或食物成分不适宜如过早喂给大量淀粉或脂肪类食品，均可引起消化功能紊乱而致腹泻；果汁，特别是那些含高果糖或山梨醇的果汁，可产生高渗性腹泻；肠道刺激物（调料、富含纤维素的食物）也可引起腹泻。②过敏性腹泻，如对牛奶或大豆（豆浆）过敏而引起腹泻。③原发性或继发性双糖酶（主要为乳糖酶）缺乏或活性降低，肠道对糖的消化吸收不良而引起腹泻。

2. 气候因素　天气突然变化、腹部受凉使肠蠕动增加；天气过热致消化液分泌减少或口渴吃奶过多，都可诱发消化功能紊乱而致腹泻。

【发病机制】

导致腹泻发生的机制包括：①肠腔内存在大量不能吸收的具有渗透活性的物质（渗透性腹泻）；②肠腔内电解质分泌过多（分泌性腹泻）；③炎症所致的液体大量渗出（渗出性腹泻）；④肠道运动功能异常（肠道功能异常性腹泻）等。但临床上不少腹泻并非由某单一机制引起，而是多种机制共同作用的结果。

（一）感染性腹泻

1. 病毒性肠炎　病毒侵入肠道后，在小肠绒毛顶端的柱状上皮细胞上复制，使细胞发生空泡变性和坏死，其微绒毛肿胀、排列紊乱和变短，受累的肠黏膜绒毛上皮细胞毁坏后其修复功能不全，致使小肠黏膜回吸收水分和电解质的能力受损，肠液在肠腔内大量积聚而引起腹泻。同时，发生病变的肠黏膜细胞分泌双糖酶不足且活性降低，使食物中糖类消化不全而积滞在肠腔内，并被肠道内细菌分解成小分子的短链有机酸，使肠腔的渗透压增高；微绒毛破坏亦造成上皮细胞葡萄糖钠与载体结合偶联转运吸收障碍，两者均造成水和电解质的进一步丧失，加重腹泻（图 7-1）。由于轮状病毒感染仅有肠绒毛破坏，故粪便镜检阴性或仅有少量白细胞。

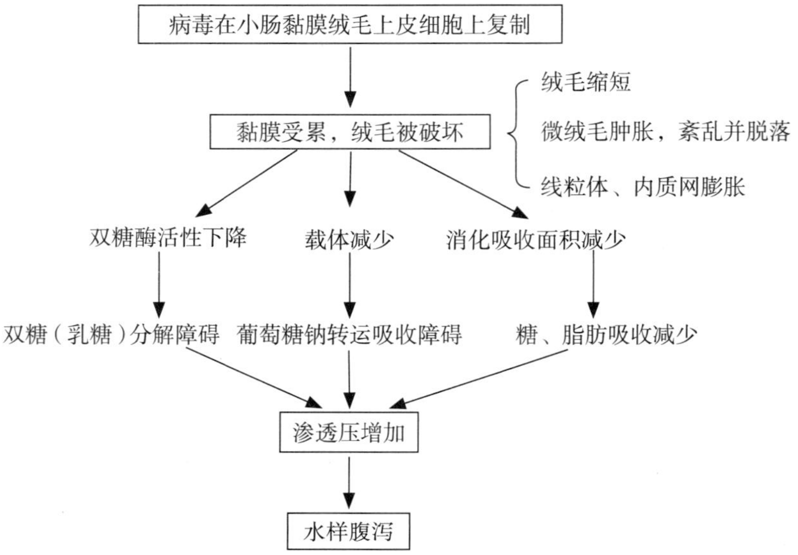

图 7-1　病毒性肠炎发病机制

2. 肠毒素性肠炎　各种产生肠毒素的细菌可引起分泌性腹泻，如霍乱弧菌、产毒性大肠埃希菌等。病原体侵入肠道后，一般不侵入肠黏膜，仅在肠腔内繁殖，并释放两种肠毒素，即不耐热肠毒素（LT）和耐热肠毒素（ST）。LT 与小肠黏膜上皮细胞膜上的受体结合后激活腺苷酸环化酶，使细胞内的三磷酸腺苷（ATP）转变为环磷酸腺苷（cAMP），致使 cAMP 增多；ST 则通过激活鸟苷酸环化酶，使三磷酸鸟苷（GTP）转变为环磷酸鸟苷（cGMP），两者都抑制小肠绒毛上皮细胞吸收 Na^+、Cl^- 和水，并促进肠腺分泌 Cl^-，导致小肠液总量增多，超过结肠的吸收限度时，排出大量水样便，并可导致患儿脱水和电解质紊乱（图 7-2）。

3. 侵袭性肠炎　各种侵袭性细菌感染可引起渗出性腹泻，如志贺菌属、沙门菌属、侵袭性大肠埃希菌、空肠弯曲菌、耶尔森菌和金黄色葡萄球菌等均可直接侵袭小肠或结肠肠壁，造成广泛的炎症反应，如充血、水肿、炎症细胞浸润，引起渗出和溃疡等病变。患儿排出含有大量白细胞和红细胞的菌痢样粪便，并出现全身中毒症状。结肠由于炎症病变而不能充分吸收来自小肠的液体，且某些致病菌还可产生肠毒素，故亦可同时出现水样便。

（二）非感染性腹泻

主要由饮食不当引起。当进食过量或食物成分不恰当时，消化过程发生障碍，食物不能被充分消化和吸收而积滞于小肠上部，使肠腔内酸度减低，有利于肠道下部的细菌上移和繁殖（即内源性感染），致使食物发酵和腐败，分解产生的短链有机酸使肠腔的渗透压增高，腐败性毒性产物如胺类等刺激肠壁使肠蠕动增加导致腹泻、脱水和电解质紊乱（图 7-3）。过敏性腹泻主要是变态反应所致。

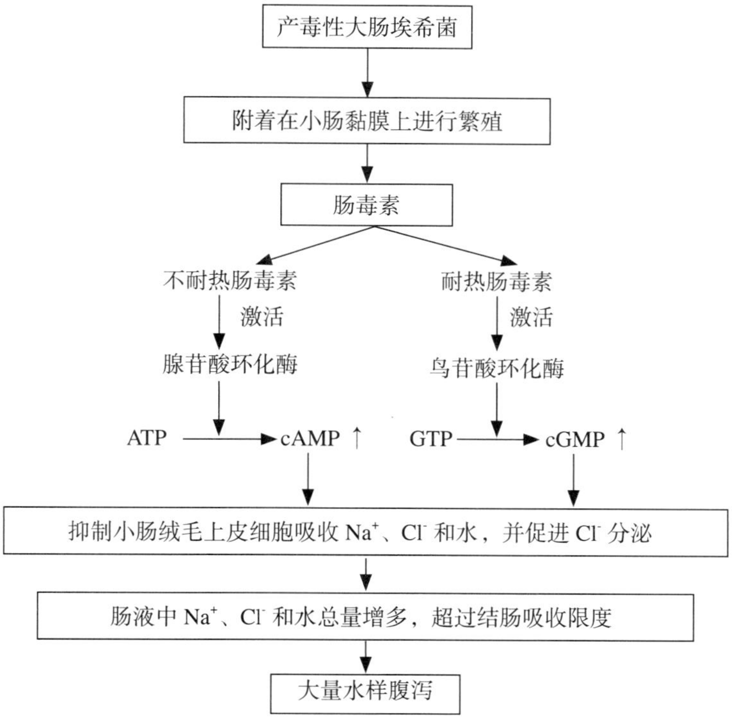

图 7-2　肠毒素性肠炎发病机制——以产毒性大肠埃希菌为例

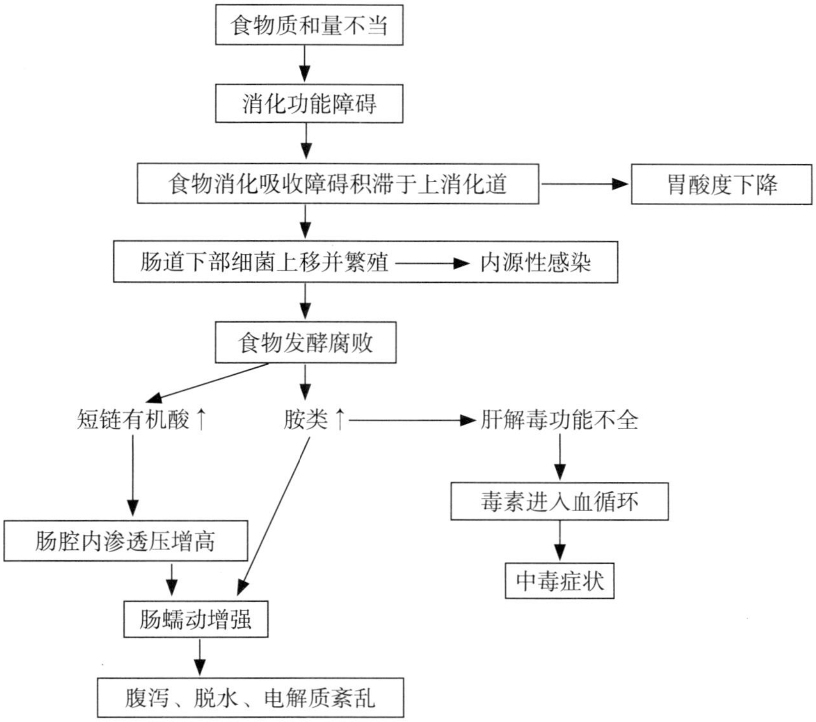

图 7-3　饮食不当引起腹泻发生机制

【临床表现】

不同病因引起的腹泻常有不同的临床特点和临床过程。

一、急性腹泻

急性腹泻（病程在2周以内）。

（一）腹泻的共同临床表现

1. 轻型腹泻　常由饮食因素或肠道外感染引起。起病可急可缓，以胃肠道症状为主，表现为食欲缺乏，可有溢奶或呕吐，排便次数增多（一般每天10次以内），每次排便量不多，呈黄色或黄绿色，稀糊状或蛋花汤样，有酸味，常见白色或黄白色奶瓣和泡沫。粪便镜检可见大量脂肪球和少量白细胞。无明显脱水及全身中毒症状，多在数日内痊愈。

2. 重型腹泻　多由肠道内感染引起。常急性起病，也可由轻型加重转变而来。除有较重的胃肠道症状外，还有明显的脱水、电解质紊乱及全身感染中毒症状。

（1）胃肠道症状：食欲缺乏，常有呕吐，严重者可吐咖啡样物。腹泻频繁，排便每日10余次到数10次，多为黄色水样或蛋花汤样便，量多，可有黏液，少数患儿也可有少量血便。

（2）水、电解质和酸碱平衡紊乱症状：有脱水、代谢性酸中毒、低钾及低钙、低镁血症等（参见第四章第四节）。

1）脱水：由于吐泻丢失体液和摄入量不足，使体液总量尤其是细胞外液量减少，导致不同程度（轻、中、重）脱水。由于腹泻患儿丧失的水和电解质的比例不尽相同，可造成等渗、低渗或高渗性脱水，以前两者多见。

2）代谢性酸中毒：重型腹泻都有代谢性酸中毒，脱水越重酸中毒也越重，其发生原因有：①腹泻丢失大量碱性物质；②进食少，肠吸收不良，热量供应不足使机体脂肪分解增加，产生大量酮体；③脱水时血容量减少，血液浓缩使血流缓慢，组织灌注不良和缺氧，导致无氧酵解增多而使乳酸堆积；④脱水使肾血流量不足，其排酸、保钠功能低下使酸性代谢产物滞留体内。患儿表现为精神不振、口唇樱红、呼吸深大、呼气可有丙酮味等症状，但小婴儿症状可不典型。

3）低钾血症：腹泻患儿都有不同程度的缺钾，尤其是久泻和营养不良者。产生的原因：①胃肠液中含钾较多，呕吐和腹泻丢失大量钾盐（腹泻时粪便中含钾量约为17.9±11.8mmol/L）；②进食少，钾的摄入量不足；③肾保钾功能较保钠差，缺钾时仍有一定量钾继续排出。但在脱水、酸中毒未纠正前，由于血液浓缩、酸中毒时钾由细胞内向细胞外转移、尿少致钾排出量减少等原因，体内钾总量虽然减少，但血清钾多数正常。随着脱水及酸中毒被纠正、排尿后钾排出增加、腹泻继续失钾以及输入葡萄糖合成糖原时使钾由细胞外进入细胞内等，血钾迅速下降，出现不同程度的缺钾症状，主要表现为精神萎靡、四肢无力、腱反射减弱或消失、腹胀、心律失常、碱中毒等。

4）低钙和低镁血症：腹泻患儿进食少、吸收不良，钙、镁摄入少，加之从粪便丢失增多，可使体内钙、镁减少，多发生在活动性佝偻病和营养不良患儿。但是脱水、酸中毒时由于血液浓缩、离子钙增多等原因，不出现低钙的症状，待脱水、酸中毒纠正后则出现低钙症状（手足搐搦和惊厥等）。极少数久泻和营养不良患儿输液后出现震颤、抽搐或惊厥，用钙剂治疗无效时应考虑有低镁血症可能。

（3）全身中毒症状：发热或体温不升，烦躁不安，精神萎靡或嗜睡，进而意识模糊甚至昏迷、惊厥、休克。

（二）几种常见类型肠炎的临床特点

1. 轮状病毒肠炎　轮状病毒是婴幼儿秋冬季腹泻最常见的病原，故又称为秋季腹泻。多见于6个月～2岁婴幼儿，>4岁者少见。潜伏期1～3天。起病急，常先有发热和上呼吸道感染症状，并有呕吐，随后出现腹泻，无明显感染中毒症状。排便次数多，量多，水分多，呈黄色水样或蛋花汤样带少量黏液，无腥臭味。常并发脱水、电解质紊乱及酸中毒。近年报道，轮状病毒感染也可侵犯多个脏器，如中枢神经系统、心肌、肝胆损害等。本病为自限性疾病，自然病程约3～8天，少数较长。粪便镜检偶有少量白细胞，感染后1～3天即有大量病毒自粪便中排出，最长可达6天。血清抗体一般在感染后3周上升。病毒较难分离，或用ELISA法检测粪便中病毒抗原，或PCR及核酸探针技术检测病毒抗原。

2. 产毒性细菌引起的肠炎　多发生在5～8月气温较高的季节。潜伏期1～2天，起病较急。轻症仅排便次数稍增，性状轻微改变。重症腹泻频繁，排便量多，呈水样或蛋花样混有黏液。伴呕吐，常发生脱水、电解质和酸碱平衡紊乱。粪便镜检无或偶见少量白细胞。为自限性疾病，自然病程3～7天，亦可较长。

3. 侵袭性细菌肠炎（包括侵袭性大肠埃希菌、空肠弯曲菌、耶尔森菌、鼠伤寒沙门菌等所致的肠炎）　全年均可发病，多见于夏季。潜伏期长短不等。临床症状与细菌性痢疾相似。起病急，腹泻频繁，粪便呈黏冻状，带脓血，有腥臭味，常伴恶心、呕吐、腹痛和里急后重等；可出现严重的中毒症状如高热（可有热性惊厥）、意识改变，甚至感染性休克等；粪便镜检可见大量白细胞及数量不等的红细胞，粪便细菌培养可找到相应的致病菌。其中空肠弯曲菌肠炎腹痛剧烈，易误诊为阑尾炎或肠套叠，可并发严重的小肠结肠炎、败血症、肺炎、脑膜炎、心内膜炎、心包炎等。耶尔森菌小肠结肠炎，多发生在冬春季，腹痛严重者与阑尾炎相似（多由肠系膜淋巴结炎所致），亦可引起咽痛和颈淋巴结炎。鼠伤寒沙门菌小肠结肠炎多发生于新生儿和<1岁婴儿，易在新生儿室流行，有胃肠炎型和败血症型，新生儿多为败血症型，可排深绿色黏液脓便或白色胶冻样便。

4. 抗生素相关性腹泻（antibiotic-associated diarrhea，AAD）　由于长期、大量使用广谱抗生素，致肠道菌群失调，耐药性金黄色葡萄球菌、变形杆菌、铜绿假单胞菌、难辨梭状芽孢杆菌及白念珠菌等可大量繁殖引起药物较难控制的肠炎。营养不良、免疫功能低下和长期应用肾上腺皮质激素者更易发病。

（1）金黄色葡萄球菌肠炎：多继发于使用大量抗生素后，病程与症状常与菌群失调的程度有关。临床表现为发热、恶心、呕吐、腹泻、不同程度中毒症状、脱水和电解质紊乱，甚至发生休克。典型粪便为暗绿色海水样，量多带黏液，有腥臭味，少数为血便。粪便镜检有大量脓细胞和成簇的革兰阳性球菌，粪便培养有葡萄球菌生长，凝固酶阳性。

（2）假膜性小肠结肠炎：由难辨梭状芽胞杆菌引起。除万古霉素和胃肠道外用的氨基糖苷类抗生素外，几乎各种抗生素均可诱发本病。主要症状为腹泻，轻症每日排便数次，停抗生素后即很快痊愈。重症腹泻频繁，粪便为黄绿色水样，可有假膜（为坏死毒素致肠黏膜组织坏死所形成的假膜）排出，黏膜下出血可引起粪便带血。可出现脱水、电解质紊乱和酸中毒。伴有腹痛、腹胀和中毒症状，严重者可发生休克。粪便做厌氧菌培养、组织培养法检测细胞毒素可协助确诊。

（3）真菌性肠炎：多为白念珠菌感染所致，2岁以下婴儿多见。排便次数增多，黄色稀便，泡沫较多带黏液，有时可见豆腐渣样细块（菌落）。病程迁延，常伴鹅口疮。粪便镜检可见真菌孢子和菌丝，真菌培养阳性。

二、迁延性腹泻和慢性腹泻

迁延性腹泻（病程在2周~2个月）和慢性腹泻（病程在2个月以上）。

病因复杂，感染、食物过敏、酶缺陷、免疫缺陷、药物因素、先天畸形等均可引起，以急性腹泻未彻底治疗或治疗不当致迁延不愈最为常见。人工喂养、营养不良小儿患病率高。表现为腹泻迁延不愈，病情反复，排便次数和性质不稳定，严重时可出现水、电解质紊乱。由于营养不良患儿患腹泻时易迁延不愈，持续腹泻又加重了营养不良，两者可互为因果，最终引起免疫功能低下，继发感染，形成恶性循环，导致多脏器功能异常。

【辅助检查】

1. 血常规　白细胞总数及中性粒细胞增多常提示细菌感染；正常或降低提示病毒感染（也有

例外）；嗜酸性粒细胞增多多属寄生虫感染或过敏性病变。

2. 粪便检查　粪便常规无或偶见白细胞者常为侵袭性细菌以外的病因引起，粪便中有较多的白细胞者常由于各种侵袭性细菌感染引起。真菌性肠炎粪便镜检可见真菌孢子和菌丝。

3. 血液生化检查　血液电解质和血气分析测定可了解体内水电解质和酸碱平衡状态。重症患儿应同时测尿素氮。

4. 病原学检查　病毒性肠炎用ELISA法或PCR及核酸探针技术可在粪便中检测出病毒抗原；细菌性肠炎粪便培养可检出致病菌。

对于迁延性、慢性腹泻的病因诊断，需选用有效的辅助检查，如：①肠道菌群分析、粪便酸度、还原糖和细菌培养；②小肠黏膜活检，了解慢性腹泻的病理生理变化；③食物过敏方面的检查，如食物回避-激发试验等。必要时还可做消化道造影或CT等影像学检查、结肠镜等综合分析判断。

【诊断和鉴别诊断】

根据发病季节、病史（包括喂养史和流行病学资料）、临床表现和粪便性状易于做出腹泻病的临床诊断。还须进一步做出病程分类、病情分类、病因分类，对急性重型腹泻必须进一步判定脱水的程度和性质、电解质紊乱和酸碱失衡的存在与否及程度。注意寻找病因，肠道内感染的病原体诊断比较困难。从临床诊断和治疗需要考虑，可先根据粪便常规有无白细胞将腹泻分为两组。

1. 粪便无或偶见少量白细胞者　为侵袭性细菌以外的病因，如病毒、非侵袭性细菌、寄生虫等肠道内、外感染或喂养不当引起的腹泻，多为水泻，有时伴脱水症状，应与下列疾病鉴别。

（1）生理性腹泻：多见于<6个月的婴儿，外观虚胖，常有湿疹。生后不久即出现腹泻，除排便次数增多外，无其他症状，食欲好，生长发育正常，添加辅食后，粪便即逐渐转为正常。近年研究发现此类腹泻可能为乳糖不耐受的一种特殊类型。

（2）导致小肠消化吸收功能障碍的各种疾病：如乳糖酶缺乏，葡萄糖-半乳糖吸收不良，过敏性腹泻等，可根据各病特点进行鉴别。

2. 粪便有较多的白细胞者　表明结肠和回肠末端有侵袭性炎症病变，常由各种侵袭性细菌感染所致，仅凭临床表现难以区别，必要时应进行粪便细菌培养，细菌血清型和毒性检测。需与下列疾病鉴别。

（1）细菌性痢疾：常有流行病学病史，起病急，全身症状重。排便次多，量少，排脓血便伴里急后重。粪便镜检有较多脓细胞、红细胞和吞噬细胞，粪便细菌培养有志贺痢疾杆菌生长。

（2）坏死性肠炎：中毒症状较严重，腹痛、腹胀、频繁呕吐、高热，粪便初为黄色稀便或蛋花汤样便，随后转为暗红色糊状，渐出现典型的赤豆汤样血便，常伴明显中毒症状，甚至休克。腹部立、卧位X线摄片呈小肠局限性充气扩张，肠间隙增宽，肠壁积气等。

【治疗】

腹泻的治疗原则为调整饮食，预防和纠正脱水，合理用药，加强护理，预防并发症。急性腹泻应多注意维持水、电解质平衡及抗感染，迁延及慢性腹泻则应注意肠道菌群失调问题及饮食疗法。

（一）急性腹泻的治疗

1. 饮食疗法　供给适宜、足够的营养对预防营养不良、促进恢复和缩短腹泻病程非常重要。故应强调继续饮食，但应根据疾病的特殊病理生理状况、个体消化吸收功能和平时的饮食习惯进行合理调整。母乳喂养儿继续哺乳，暂停辅食；人工喂养儿可喂稀释乳或米汤、酸奶、脱脂奶等，待腹泻次数减少后给予流质或半流质饮食如粥、面条等，少量多餐，随着病情稳定和好转，逐步过渡到正常饮食。呕吐严重者，可暂时禁食4~6h（不禁水），待好转后尽快恢复母乳及原来已经习惯的饮食，由少到多，由稀到稠。病毒性肠炎多有双糖酶（主要是乳糖酶）缺乏，对疑似病例可暂停乳类喂养，改为豆制代乳品、发酵乳或去乳糖配方奶粉以减轻腹泻，缩短病程。腹泻停止后逐渐恢复营养丰富的饮食，并每日加餐一次，共2周，以满足生长发育的需求。

2. 纠正水、电解质及酸碱平衡紊乱（参见第四章第四节液体疗法）

（1）口服补液：目前主张使用低渗配方ORS液，适用预防脱水及纠正轻、中度脱水。新生儿和有明显呕吐、腹胀、休克、心肾功能不全或其他严重并发症的患儿不宜采用口服补液。在口服补液过程中要随时注意观察病情变化，如病情加重，则随时改用静脉补液。

（2）静脉补液：适用于中度以上脱水、吐泻严重或腹胀的患儿。

1）第1天补液：①总量：包括补充累积损失量、继续损失量和生理需要量。一般轻度脱水90～120ml/kg，中度脱水120～150ml/kg，重度脱水150～180ml/kg。对少数合并营养不良、肺炎、心、肾功能不全的患儿应根据具体病情分别做较详细的计算。②溶液种类：累积损失部分为低渗性脱水补2/3张含钠液，等渗性脱水补1/2张含钠液，高渗性脱水补1/3张含钠液。若临床判断脱水性质有困难，可先按等渗脱水处理。补充继续损失量一般用1/2～1/3张液体。补充生理需要量可给予1/3～1/5张液体。③输液速度：主要取决于脱水程度和继续损失的量和速度，原则为先快后慢。重度脱水有周围循环衰竭者应先快速扩容，一般用2：1等张含钠液或1.4%碳酸氢钠20ml/kg，总量不超过300ml，于30～60min内静脉推注或快速滴注。累积损失量（约相当于补液总量的1/2，并扣除扩容液量）应在开始输液的8～12h补足，约每小时8～10ml/kg。补充继续损失量和生理需要量的速度宜减慢，于12～16h均匀滴入，约每小时5ml/kg。对低渗性脱水输液速度可稍快，高渗性脱水时输液速度宜放慢。④纠正酸中毒：因输入的混合溶液中已含有一部分碱性溶液，输液后轻、中度酸中毒可纠正。对重度酸中毒可用1.4%碳酸氢钠，兼有扩充血容量及纠正酸中毒的作用（参见第四章第四节）。⑤纠正低血钾：补液前6h内排过尿者应及时补钾。静脉补钾浓度不应超过0.3%；每日静脉补钾时间不应少于8h；切忌将钾盐静脉推注，否则导致高钾血症，危及生命。由于细胞内钾浓度恢复正常是一个缓慢的过程，因而补钾的时间一般要持续4～6天，能口服时尽量改为口服补钾。⑥纠正低血钙、低血镁：出现低血钙症状时可用10%葡萄糖酸钙1～2ml/kg（最多不超过10ml），用等量葡萄糖液稀释后静脉缓注。低血镁者用25%硫酸镁每次0.1ml/kg，深部肌内注射，每6h一次，每日3～4次，症状缓解后停用。

2）第二天及以后的补液：经第一天补液后，脱水和电解质紊乱已基本纠正，第二天及以后主要是补充继续损失量（防止发生新的累积损失）和生理需要量，继续补钾，供给热量。病情好转可改为口服补液。如腹泻仍频繁或口服补液量不足者，仍需静脉补液，继续损失量根据吐泻情况，按“丢多少补多少，随丢随补”的原则，用1/2～1/3张含钠溶液补充，生理需要量用1/3～1/5张含钠液补充，将这两部分液体相加于12～24h内均匀静滴，仍要注意继续补钾和纠正酸中毒的问题。

3. 药物治疗

（1）控制感染：①水样便腹泻患者（约占70%）多为病毒及非侵袭性细菌所致，一般不用抗生素，应合理使用饮食疗法、液体疗法，选用微生态制剂和黏膜保护剂。如伴有明显全身症状不能用脱水解释者，尤其是对重症患儿、新生儿、小婴儿和免疫功能低下患儿应选用抗生素治疗。②黏液脓血便患者（约占30%）多为侵袭性细菌感染，应根据临床特点，经验性选用抗生素，再根据粪便细菌培养及药敏试验结果进行调整。大肠埃希菌、空肠弯曲菌、耶尔森菌、鼠伤寒沙门菌所致感染常选用抗G^-杆菌抗生素以及大环内酯类抗生素。抗生素相关性腹泻应停用原使用的抗生素，根据症状选用万古霉素、苯唑西林钠、利福平、甲硝唑或抗真菌药物治疗。寄生虫性肠炎可选用灭滴灵、大蒜素等。婴幼儿选用氨基糖苷类及其他副作用较为明显的抗生素时应慎重。

（2）微生态疗法：有助于恢复肠道正常菌群的生态平衡，抑制病原菌定植和侵袭，控制腹泻。常选用双歧杆菌、嗜酸乳杆菌、粪链球菌、需氧芽孢杆菌、蜡样芽孢杆菌等制剂。

（3）肠黏膜保护剂：能吸附病原体和毒素，维持肠细胞的吸收和分泌功能，并与肠道黏液糖蛋白相互作用增强其屏障功能，阻止病原体的攻击。常用蒙脱石粉。

（4）对症治疗：急性腹泻一般不用止泻剂（如洛哌丁醇），因其有抑制胃肠动力的作用，增加细菌繁殖和毒素的吸收，对于感染性腹泻有时是很危险的。腹胀明显者可肛管排气，或酌情使用新斯的明。呕吐严重者可肌注氯丙嗪等。

（5）补锌治疗：对于急性腹泻患儿，应补充元素锌，6个月以下婴儿10mg/d，6个月以上小儿20mg/d，疗程10～14d，可缩短病程。

（二）迁延性和慢性腹泻治疗

因迁延性、慢性腹泻常伴有营养不良和其他并发症，病情较为复杂，必须采取综合治疗措施。

1. 病因治疗　积极寻找引起病程迁延的原因，针对病因进行治疗；切忌滥用抗生素，避免顽固的肠道菌群失调；及时预防和治疗脱水，纠正电解质及酸碱平衡紊乱。

2. 营养治疗　此类患儿多有营养障碍。继续喂养对促进疾病恢复，如肠黏膜损伤的修复、胰腺功能的恢复、微绒毛上皮细胞双糖酶的产生等是必要的治疗措施，禁食对机体有害。

（1）调整饮食：母乳喂养儿应继续母乳喂养。人工喂养儿应调整饮食。双糖不耐受患儿由于有不同程度的原发性或继发性双糖酶缺乏，食用含双糖（包括蔗糖、乳糖、麦芽糖）的饮食可使腹泻加重，其中以乳糖不耐受最多见，治疗宜采用去双糖饮食，可采用豆浆（每100毫升鲜豆浆加5～10g葡萄糖）、或去乳糖配方奶粉。如果在应用无双糖饮食后腹泻仍不改善时，须考虑食物过敏（如对牛奶或大豆蛋白过敏）的可能性，应改用其他饮食或游离氨基酸及水解蛋白配方饮食。

（2）要素饮食：是肠黏膜受损患儿最理想的食物，系由氨基酸、葡萄糖、中链三酰甘油、多种维生素和微量元素组合而成。即使在严重黏膜损害和胰消化酶、胆盐缺乏情况下仍能吸收与耐受，应用时的浓度和量视患儿临床状态而定。

（3）静脉营养：少数严重病儿不能耐受口服营养物质者，可采用静脉高营养。推荐方案为：脂肪乳剂每日2～3g/kg，复方氨基酸每日2～2.5g/kg，葡萄糖每日12～15g/kg，电解质及多种微量元素适量，液体每日120～150ml/kg，热卡每日50～90cal/kg，通过外周静脉输入。病情好转后改为口服。

3. 药物治疗：①抗生素：仅用于分离出特异病原的感染患儿，并根据药物敏感试验选用。②补充微量元素和维生素：如锌、铁、烟酸、维生素A、维生素B_{12}、维生素B_1、维生素C和叶酸等，有助于肠黏膜的修复。③应用微生态调节剂和肠黏膜保护剂。

4. 中医辨证论治有良好疗效，并可配合中药、推拿、捏脊、针灸和磁疗等。

【预防】

1. 提倡母乳喂养，及时添加辅助食品，添加时每次限一种，逐步增加，适时断奶。人工喂养者应根据具体情况选择合适的代乳品。

2. 养成良好的卫生习惯，教育小儿饭前便后洗手、勤剪指甲等。注意饮食卫生，注意乳品的保存和奶具、食具、便器、玩具和设备的定期消毒。

3. 适当户外活动，加强体格锻炼，增强体质。

4. 防止交叉感染。集体机构如有流行感染性腹泻患儿，做好消毒隔离工作。

5. 避免长期滥用广谱抗生素，以防止难治性肠道菌群失调所致的腹泻。

第四节　先天性肥厚性幽门狭窄

先天性肥厚性幽门狭窄（congenital hypertrophic pyloric stenosis）是由于幽门环肌增生、肥厚使幽门管腔狭窄而引起的上消化道不完全梗阻性疾病。发病率约为 1/1000 ~ 1/3000，占消化道畸形的第 3 位。第一胎多见，男女发病率之比约为 5∶1，患儿多为足月儿，未成熟儿较少见。

【病因和发病机制】

具体病因未完全清楚，目前的研究认为与下列因素有关：

1. 遗传因素　可能为多基因遗传性疾病。父亲或母亲有本病史者，其子代发病率可高达 7% 左右；母亲有本病史的子代发病机会比父亲有本病史者为高。

2. 胃肠激素及其他活性物质紊乱　有研究发现，患儿幽门环肌中的脑啡肽、P 物质和血管活性肠肽减少；血清促胃泌素及前列腺素水平增高；使用外源性前列腺素 E 维持动脉导管开放时容易发生幽门狭窄；患儿幽门组织一氧化氮合酶减少等。

3. 先天性幽门肌层发育异常　在胚胎 4 ~ 6 周幽门发育过程中，肌肉发育过度，致使幽门肌尤其是环肌肥厚而致梗阻。

【病理】

幽门肌全层增生肥厚，以环肌更为明显。幽门明显增大，呈橄榄形，颜色苍白，表面光滑，质地如硬橡皮。肿块可逐渐增大。肥厚的肌层渐向胃壁移行，胃窦部界限不明显，十二指肠端则界限分明，肥厚组织突然终止于十二指肠始端，因胃强烈蠕动，使幽门管部分被推入十二指肠，使十二指肠黏膜反折呈子宫颈样。幽门管腔狭窄造成幽门梗阻，致使胃扩张、胃壁增厚，黏膜可有炎症和溃疡。

【临床表现】

典型的临床表现为无胆汁的喷射性呕吐，胃蠕动波和右上腹肿块。

1. 呕吐　为本病的首发症状和特征性的表现。多在出生后 2 ~ 4 周发病。开始为溢乳，逐日加重呈喷射性呕吐，多于喂奶后不到半小时即呕吐，吐出物为带凝块的奶汁，不含胆汁。少数患儿因呕吐频繁，使胃黏膜毛细血管破裂出血，吐出物可含咖啡样物或血。患儿食欲旺盛，呕吐后即饥饿欲食。

2. 胃蠕动波　在喂奶时或呕吐前常可见到蠕动波从左季肋下向右上腹部移动，到幽门即消失。轻拍上腹部常可引出。

3. 右上腹肿块　为本病特有体征，具有诊断意义。用指端在右季肋下腹直肌外缘处轻轻向深部按扪，可触到橄榄形、质较硬的肿块，可以移动。最好在患儿熟睡或哺乳安静时耐心、仔细地检查，临床检出率可达 80%。

4. 黄疸　1% ~ 2% 的患儿伴有黄疸，间接胆红素增高，手术后数日即消失。原因不明，可能与饥饿和肝功能不成熟，葡萄糖醛酸基转移酶活性不足，以及粪便排出少，胆红素肝肠循环增加有关。

5. 消瘦、脱水及电解质紊乱　因反复呕吐，营养物质及水摄入不足，并有 H^+ 和 Cl^- 的大量丢失，患儿体重不增或下降，逐渐出现营养不良、脱水、低氯性碱中毒等，晚期脱水加重，组织缺氧，产生乳酸血症、低钾血症；肾功能损害时，酸性代谢产物潴留，可合并代谢性酸中毒。

【辅助检查】

1. 腹部 B 超检查　为首选的无创检查，可发现幽门肥厚肌层为一环形低回声区，相应的黏膜层为高密度回声，并可测量肥厚肌层的厚度、幽门直径和幽门管长度，如果幽门肌厚度

≥4mm、幽门管直径≥13mm、幽门管长度≥17mm，即可诊断为本病。

2. X线钡餐检查　透视下可见胃扩张，钡剂通过幽门排出时间延长，胃排空时间延长。仔细观察可见幽门管延长，向头侧弯曲，幽门胃窦呈鸟嘴状改变，管腔狭窄如线状，十二指肠球部压迹呈“蕈征”、“双肩征”等为诊断本病特有的X线征象。

【诊断和鉴别诊断】

根据患儿典型的呕吐病史，右上腹部扪及橄榄状肿块，加上影像学检查特有的表现可确诊。对疑似病例应与下列情况鉴别。

1. 喂养不当　喂奶过多、过急，或奶瓶内气体吸入胃内，或喂奶后体位不当等，均为新生儿呕吐的常见原因。应防止喂奶过多、过急，食后抱起婴儿，轻拍后背，呕吐即可停止。食物过敏亦可造成患儿反复呕吐，并可伴有腹泻和便血，回避过敏原后可缓解。

2. 幽门痉挛　与本病临床症状相似，症状出现早，多在生后几天出现间歇性呕吐，非喷射性，量不多，无进行性加重；右上腹摸不到肿块；B超检查幽门肌层不肥厚；用阿托品等解痉镇静剂治疗效果良好。

3. 胃食管反流　呕吐为非喷射性，上腹无蠕动波，无右上腹肿块。采用体位疗法（前倾俯卧位）和稠厚食物饮食疗法可减轻呕吐。X线钡餐检查、食管24h pH监测等可协助确诊。

4. 胃扭转　发病可早可晚，喂奶后移动体位时呕吐加剧。X线钡餐检查可见双胃泡、双液平；胃大弯位于小弯之上、幽门窦高于十二指肠等征象。

5. 其他先天性消化道畸形　如环状胰腺、肠旋转不良、肠闭锁及肠梗阻型胎粪性腹膜炎等。根据呕吐物性质、排便情况、临床表现结合影像学检查可以鉴别。

【治疗】

确诊后应及早纠正营养状态，并进行幽门肌切开术，手术方法简便，效果良好。

第五节　先天性巨结肠

先天性巨结肠（congenital megacolon）又称先天性无神经节细胞症（congenital aganglionosis）或赫什朋病（Hirschsprung disease，HD），是指病变结肠壁由于没有神经节细胞而使肠管持续痉挛，粪便淤滞在近端结肠，使该肠管肥厚、扩张，逐渐形成巨结肠改变。本病是婴儿常见的先天性肠道畸形，发病率为1/2000～1/5000，仅次于肛门直肠畸形，男女之比为3～4：1，有遗传倾向。

【病因和病理生理】

目前认为该病发生是多基因遗传、胚胎发育异常和肠壁内环境改变等共同作用的结果。其基本病理变化是痉挛段肠壁肌间和黏膜下神经丛内缺乏神经节细胞。病变肠管持续痉挛形成狭窄段，导致近端肠管扩张和肠壁肥厚形成扩张段，两者之间为移行段。除形成巨结肠外，其他病理生理变化有排便反射消失等。根据病变肠管痉挛段的长度，本病可分为：①常见型（约占85%）；②短段型（10%左右）；③长段型（4%左右）；④全结肠型（1%左右）；⑤全胃肠型（罕见）。

【临床表现】

1. 新生儿和婴幼儿　生后胎便排出延缓为特征性症状。患儿生后24～48h内多无胎便或仅有少量胎便排出，生后2～3天出现低位肠梗阻症状。呕吐物含少量胆汁，严重者可见粪样液。直肠指检或用温盐水洗肠，可排出大量粪便和气体，症状缓解。几天后腹胀及便秘症状又出现。以后即有顽固性便秘，严重者发展成不灌肠不排便，腹胀逐渐加重，腹壁紧张发亮，有静脉扩张，可见肠型及蠕动波，肠鸣音增强。患儿逐渐消瘦，可有严重营养不良、贫血或有低蛋白血症伴水肿。

2. 年长儿　顽固性便秘是主要症状。患儿有时间隔 1～2 周才排便，经常依靠泻药进行排便。多有营养不良，腹部向两侧突出呈“蛙状腹”。

3. 直肠指检　直肠壶腹部空虚，拔指后由于近端肠管内积存大量粪便，可排出恶臭气体及粪便。

【并发症】

1. 小肠结肠炎　为常见的严重并发症，多发生于 2 岁以下，占先天性巨结肠主要死亡原因的 60%。由于结肠高度扩张、压力增高，导致肠黏膜缺血使黏膜屏障作用受损，粪便的代谢产物、细菌、毒素进入血液循环。患儿出现高热、高度腹胀、呕吐、排出恶臭并带血的稀便。

2. 肠穿孔　多见于新生儿，常见的穿孔部位为乙状结肠和盲肠。

3. 败血症、肺炎及全身性感染　由于肠黏膜屏障作用受损，粪便的代谢产物、细菌、毒素通过门静脉系统进入血液循环，导致败血症、肺炎及全身性感染。

【辅助检查】

1. X 线检查　一般可确定诊断。①腹部立位平片：多显示低位不完全性肠梗阻，近端结肠扩张，盆腔无气体或少量气体。②钡剂灌肠检查：可显示典型的痉挛段、移行段和扩张段，呈“漏斗状”改变，痉挛段及其上方的扩张肠管，排钡功能差。

2. 直肠肛管测压　是诊断先天性巨结肠的有效、简便、安全的方法。准确率在儿童组高达 95% 以上，但 2 周内新生儿可出现假阴性，应注意。

3. 直肠黏膜活检　通过 HE 染色判断神经节细胞的有无；组织化学方法测定患儿痉挛段肠管乙酰胆碱含量和胆碱酯酶活性；免疫组织化学方法检测神经元特异性烯醇化酶等。

4. 直肠肌层活检　患儿直肠壁肌层缺乏神经节细胞，而无髓鞘的神经纤维数量增加，形态增粗、增大。

5. 肌电图检查　患儿直肠和乙状结肠远端肌电图波形低矮，频率低，不规则，波峰消失。

【诊断和鉴到诊断】

凡新生儿生后胎粪排出延迟或不排胎粪，伴有腹胀、呕吐，X 线平片显示低位肠梗阻时应考虑本病。婴幼儿有长期便秘史和腹胀等体征者即应进行特殊检查以确诊。本病应与以下疾病相鉴别。

1. 单纯性胎粪便秘　新生儿由于胎粪浓缩稠厚，生后 24～48h 仍不能排便，可出现一过性低位肠梗阻症状。经灌肠排出胎粪后，症状缓解且不再复发。

2. 先天性肠闭锁　新生儿回肠或结肠闭锁，表现为低位肠梗阻症状，直肠指检仅见少量灰白色胶冻样便，用盐水灌肠亦不能排便。腹部直立位平片可见整个下腹部无气，上腹部有扩张的肠管；钡剂灌肠造影可明确诊断。

3. 新生儿坏死性小肠结肠炎　与先天性巨结肠伴发小肠结肠炎很难鉴别。本病多为早产儿，围生期多有窒息、缺氧、感染、休克的病史，且有便血。X 线平片示肠壁有气囊肿和（或）门静脉积气。

4. 特发性巨结肠　该病与排便训练不当有关，患儿直、结肠有正常的神经节细胞。特点为无新生儿期便秘史，2～3 岁时出现症状，慢性便秘常伴肛门污便，便前常有腹痛。肛诊感觉除直肠扩张积便外，一般触不到痉挛段；直肠肛门测压有正常阳性反射可以鉴别。

5. 其他　还需与继发性巨结肠、神经性便秘等疾病鉴别。

【治疗】

应进行根治手术切除无神经节细胞肠段和部分扩张结肠。先天性巨结肠许多并发症发生在生后 2 个月内，故要特别重视此期间的治疗。

1. 保守治疗　对轻型的先天性巨结肠患儿或手术无法耐受者，可采取保守疗法维持营养和正常的生长发育。可口服缓泻剂、使用开塞露、生理盐水灌肠，使积存的粪便排出。

2. 结肠造瘘术　凡合并小肠结肠炎不能控制者；或合并营养不良、高热、贫血、腹胀明显不能耐受根治术者，或保守治疗无效均应及时行结肠造瘘术。

3. 根治性手术　现多主张早期进行根治性手术，并认为体重在3kg以上，一般情况良好者即可行根治术。

本章小结

1. 腹泻病是本章重点。其发病与婴幼儿易感因素、感染因素、非感染因素有关，是婴幼儿常见疾病。其中轮状病毒是秋冬季腹泻的主要病原体。其次以致腹泻大肠埃希菌感染多见。临床还须进行病程分类、病情分类、病因分类。重症腹泻可引起脱水、电解质及酸碱平衡紊乱和全身中毒症状，须判定脱水的程度和性质，是否存在电解质紊乱、酸碱失衡以及严重程度进行液体疗法，其他治疗原则为调整饮食，合理用药，加强护理，预防并发症。

2. 小儿常见口炎有鹅口疮、疱疹性口炎、溃疡性口炎等，分别由白念珠菌、单纯疱疹病毒及各种化脓性细菌感染导致。三者均可导致口腔黏膜改变，疱疹性口炎、溃疡性口炎常伴发热及局部疼痛。治疗要点是根据病原体选用相应溶液清洗溃疡面后正确涂药及对症治疗。

3. 先天性肥厚性幽门狭窄典型症状和体征为无胆汁的喷射性呕吐，胃蠕动波和右上腹肿块。手术治疗方法简便，效果良好。

4. 先天性巨结肠是婴儿较常见的先天性肠道畸形。凡新生儿生后胎粪排出延迟或不排胎粪，伴有腹胀、呕吐应考虑本病；婴幼儿有长期便秘史和腹胀等体征者即应进行特殊检查。该病严重影响营养和生长发育，并发症严重，特别强调重视2个月内的治疗。

思考题

识记题

（1）如何鉴别疱疹性口腔炎与疱疹性咽颊炎？

（2）小儿腹泻的常见原因是哪些？

（3）简述秋季腹泻的临床特点。

（4）简述小儿急性腹泻伴重度等渗性脱水、重度代谢性酸中毒第一天静脉补液量、溶液种类的选择及补液步骤。

（汪小玉）

第八章 呼吸系统疾病

学习目标

通过本章内容的学习，学生应能：

识记：

简述小儿呼吸系统解剖生理特点；说出小儿肺炎的分类及肺炎合并心力衰竭的诊断依据；列举急性上呼吸道感染、急性支气管炎、毛细支气管炎及支气管肺炎的临床表现及诊治措施。

理解：

区分不同病原体所致肺炎的异同点；解释上述疾病的病因、发病机制及病理生理改变；列举上述疾病的鉴别诊断。

应用：

运用本章知识，能对上述疾病做出初步诊断并拟定治疗计划。

小儿呼吸系统疾病包括上、下呼吸道急慢性感染性疾病，呼吸道变态反应性疾病，呼吸道异物，胸膜疾病，先天畸形和肺部肿瘤等。其中以急性呼吸道感染最常见，占儿科门诊患儿的60% 以上，住院患儿中以肺炎最多见，其中约 2/3 为婴儿。目前，小儿肺炎仍然是我国 5 岁以下儿童的第一位死亡原因，需要积极采取措施，降低呼吸道感染发病率和死亡率。

第一节 小儿呼吸系统解剖生理特点

呼吸系统以环状软骨下缘为界划分为上、下呼吸道。上呼吸道包括鼻、鼻窦、咽、咽鼓管、会厌和喉。下呼吸道包括气管、支气管、毛细支气管、呼吸性细支气管、肺泡管和肺泡。小儿易患呼吸系统感染性疾病与小儿呼吸系统解剖、生理和免疫特点有关。

一、解剖特点

1. 上呼吸道

（1）鼻：婴幼儿鼻腔相对较短小，后鼻道狭窄，鼻黏膜柔嫩，血管丰富，无鼻毛，易于感染。炎症时黏膜肿胀，易发生鼻塞而致呼吸困难和吸吮困难。

（2）鼻窦：新生儿上颌窦和筛窦极小，2 岁以后才开始发育，至 12 岁充分发育；额窦 2 ~ 3 岁时开始出现，12 ~ 13 岁才发育；蝶窦 3 岁时出现并与鼻腔相通，6 岁时很快增大。由于鼻窦黏膜与鼻腔黏膜相延续，且鼻窦口相对较大，故急性鼻炎时可累及鼻窦，易导致鼻窦炎。但婴儿因鼻窦发育差，很少发生鼻窦炎。

（3）鼻泪管和咽鼓管：婴幼儿鼻泪管短，开口接近于内眦部，且瓣膜发育不全，故鼻腔感染常易侵入眼结膜引起炎症。婴幼儿的咽鼓管相对较宽、直、短，呈水平位，故鼻咽炎时易引起中耳炎。

（4）咽部：婴幼儿咽部狭窄且垂直，富含集结的淋巴组织。扁桃体包括咽扁桃体及腭扁桃体。前者6个月时开始发育，后者1岁末才逐渐增大，4～10岁发育达高峰，14～15岁逐渐退化，故扁桃体炎常见于学龄前儿童及年长儿，婴儿很少见。

（5）喉：婴幼儿喉部呈漏斗状，喉腔相对较窄，声门狭小，软骨柔软，黏膜富含血管和淋巴组织，故发生炎症时可引起喉头水肿、喉腔狭窄，可致声音嘶哑，甚至出现吸气性呼吸困难和喉梗阻表现。

2. 下呼吸道

（1）气管、支气管：婴幼儿气管和支气管较成人狭窄，黏膜柔嫩且血管丰富；软骨柔软，缺乏弹力组织，支撑作用差；黏液腺分泌不足而致气道较干燥，纤毛运动差，不能有效地清除吸入的微生物。故婴幼儿容易发生呼吸道感染且易发生呼吸道阻塞。由于右侧支气管粗短，为气管的直接延续，因此，异物易坠入右侧支气管，引起肺不张或肺气肿。

（2）肺：小儿肺弹力纤维发育较差，间质发育旺盛，血管丰富，肺泡数量较少且面积小，使肺含血量丰富而含气量相对较少，易发生肺部感染。肺部感染时常因黏液阻塞引起间质炎症、肺不张或肺气肿等。

3. 胸廓和纵隔

（1）胸廓：婴幼儿胸廓较短，前后径相对较长，呈桶状，肋骨呈水平位，呼吸肌发育差，加之膈肌位置较高，胸腔小而肺相对较大，呼吸时胸廓运动受限，肺不能充分扩张，当发生肺部病变时，容易引起通气和换气障碍，导致缺氧和二氧化碳潴留。小儿开始站立行走后，腹腔脏器下移，膈肌下降，肋骨由水平位逐渐成为斜位，胸廓体积增大，形状接近成人。

（2）纵隔：小儿的纵隔占胸腔体积相对较大，周围组织松软，当胸腔积液或气胸时易发生纵隔移位。

二、生理特点

1. 呼吸频率与节律　小儿代谢旺盛，需氧量高，但因呼吸道解剖特点，只能以增加呼吸频率来满足机体需要。年龄愈小，呼吸频率愈快。新生儿40～44次/分，1个月～1岁30次/分，1～3岁24次/分，3～7岁22次/分，7～14岁20次/分，14～18岁16～18次/分。

2. 呼吸类型　婴幼儿呼吸肌发育不全，肋骨呈水平位，胸廓活动范围小，膈肌相对发达，故婴幼儿呈腹式呼吸。随着年龄增长，呼吸肌逐渐发育成熟，肋骨变为斜位，隔肌下降，逐渐转换为胸腹式呼吸。

3. 呼吸功能特点　小儿各项呼吸功能的储备能力均较低，当患呼吸系统疾病时较易发生呼吸功能不全。

（1）肺活量：小儿肺活量为50～70ml/kg。在安静情况下，年长儿仅用肺活量的12.5%进行呼吸，婴幼儿则需用30%左右，说明婴幼儿呼吸储备量较小。成人发生呼吸障碍时其代偿呼吸量可达10倍，而婴幼儿代偿呼吸量不超过正常的2.5倍，因此易发生呼吸衰竭。

（2）潮气量：小儿潮气量为6～10ml/kg，年龄越小潮气量越小。

（3）每分钟通气量：由于婴幼儿的呼吸频率较快，按体表面积计算，小儿的每分钟通气量与成人相近。

4. 血气分析　小婴儿的肺活量不易检测，可以通过血气分析了解气体交换和血液酸碱平衡状态，为诊断和治疗提供客观依据。小儿动脉血气分析正常值见附录1。

三、免疫特点

小儿呼吸道的非特异性和特异性免疫功能均较差。新生儿及婴幼儿咳嗽反射不健全，气道平滑肌收缩功能及纤毛运动功能较弱，不能有效地清除吸入的尘埃和异物颗粒；婴幼儿辅助性T细胞功能暂时性低下，sIgA、IgG、IgA等含量均低，IgG亚类含量低微；此外，乳铁蛋白、溶菌酶、干扰素及补体等的数量不足、活性低下。

第二节　急性上呼吸道感染

急性上呼吸道感染（acute upper respiratory infection，AURI）简称上感，俗称“感冒”，系由各种病原引起的上呼吸道急性炎症，是小儿最常见的疾病。一年四季均可发生，以冬春季节及气候骤变时多见。该病主要侵犯鼻、鼻咽和咽部，可统称为上呼吸道感染。当某一部位炎症突出时，可分别诊断为急性鼻炎、急性咽炎、急性扁桃体炎等。

【病因】

绝大多数由病毒引起，约占90%以上，少数可由细菌和支原体引起。常见的病毒有鼻病毒、冠状病毒、流感病毒、副流感病毒、呼吸道合胞病毒、柯萨奇病毒、腺病毒、EB病毒等。也可原发或继发细菌感染，最常见的是溶血性链球菌，其次为肺炎链球菌、流感嗜血杆菌等。近年来肺炎支原体感染亦不少见。

【临床表现】

临床表现轻重不一，与年龄、病原体及机体抵抗力有关。婴幼儿全身症状较重而局部症状较轻，年长儿全身症状较轻而以局部症状为主。

（一）一般类型

多突然起病，婴幼儿以全身症状为主，高热、食欲缺乏、精神不振，可伴有呕吐、腹泻、烦躁，甚至热性惊厥；年长儿症状较轻，多以鼻咽部症状为主，出现鼻塞、流涕、喷嚏、咽痛、轻咳等，可有发热。部分患儿有阵发性脐周疼痛，可能与肠蠕动亢进或并发急性肠系膜淋巴结炎有关。

体检可见咽部充血，可见淋巴滤泡，扁桃体肿大或有脓性分泌物。有时颌下和颈部淋巴结肿大、有触痛。婴儿可因鼻塞致张口呼吸。肺部呼吸音正常。肠道病毒感染者可出现不同形态的皮疹。

（二）特殊类型

1. 疱疹性咽峡炎（herpangina）　由柯萨奇A组病毒引起。多发于夏秋季。表现为急起高热，咽痛、流涎、拒食、呕吐等，检查除咽部充血外，其特征是咽腭弓、悬雍垂和软腭等处黏膜上可见散在的2～4mm大小灰白色疱疹，周围有红晕，1～2日后破溃形成小溃疡。疱疹也可发生在口腔其他部位。病程为1周左右。

2. 咽结合膜热（pharyngo conjunctival fever）　由腺病毒3、7型引起，多发于春夏季，散发或小流行。以高热、咽炎、眼结合膜炎为特征，有咽痛、眼部刺痛，有时伴有呕吐、腹泻、腹痛等胃肠道症状。体检有咽部充血，一侧或双侧滤泡性眼结合膜炎，颈部或耳后淋巴结肿大。病程1～2周。

【并发症】

婴幼儿较为多见，可向下呼吸道蔓延引起支气管炎和肺炎等；若波及邻近器官，可并发喉炎、中耳炎、鼻窦炎、咽后壁脓肿、颈淋巴结炎等；年长儿若患A组乙型溶血性链球菌感染可引起急性肾小球肾炎、风湿热等疾病。

【辅助检查】

1. 病毒感染者　血白细胞计数正常或偏低，中性粒细胞减少，淋巴细胞计数相对较高。鼻咽分泌物病毒分离和血清学检查可明确病原。

2. 细菌感染者　血白细胞及中性粒细胞可增高，咽拭子培养可发现病原菌。CRP、前降钙素（PCT）的测定有助于细菌感染的鉴别。链球菌感染 2～3 周后血中 ASO 滴度可增高。

【诊断和鉴别诊断】

根据临床表现较易做出诊断，但需与下列疾病鉴别。

1. 某些急性传染病早期　上呼吸道感染症状与某些急性传染病的前驱症状类似，如麻疹、流行性脑脊髓膜炎、百日咳、猩红热等，应结合流行病史、临床表现及实验室资料等综合分析，并注意观察病情的演变加以鉴别。

2. 流行性感冒　系流感病毒或副流感病毒所致。有明显的流行病史，局部症状较轻，全身症状较重。表现为高热、寒战、头痛、四肢肌肉酸痛等，病程较长。

3. 急性阑尾炎　上呼吸道感染伴腹痛者应与本病鉴别。急性阑尾炎腹痛先于发热，腹痛部位以右下腹为主，呈持续性，压痛点较局限固定，可有反跳痛、腹肌紧张等腹膜刺激征，血白细胞及中性粒细胞增高。

4. 过敏性鼻炎　一些患儿打喷嚏、流涕等症状持续 2 周以上或有反复发作倾向，且咳嗽及全身症状不明显，体检鼻黏膜苍白水肿者，应考虑过敏性鼻炎的可能。

【治疗】

1. 一般治疗　适当休息，多饮水，给予易消化的食物，注意通风，保持室内适宜的温湿度，注意呼吸道隔离，预防并发症。

2. 抗病原治疗

（1）抗病毒治疗：可用利巴韦林，剂量为 10～15mg/（kg·d），口服或静脉点滴；局部可用 0.1% 利巴韦林滴鼻液；合并病毒性眼结合膜炎时，可用 0.1% 阿昔洛韦滴眼液滴眼。

（2）抗生素：一般不用抗生素。若继发细菌感染可选用青霉素类、头孢菌素类及大环内酯类抗生素。如为溶血性链球菌感染，或既往有风湿热、肾炎病史者，青霉素疗程为 10～14 天。

3. 对症治疗　高热时可口服对乙酰氨基酚、布洛芬，或肌注解热镇痛药，亦可用冷敷、温水浴或酒精稀释后搽浴降温；高热惊厥者给予镇静、止惊处理；咽痛时可含服咽喉片。

4. 中药治疗　应用银翘散、板蓝根冲剂等，有较好的清热解毒作用。

【预防】

加强体格锻炼，多进行户外活动，增强抵抗力；提倡母乳喂养，及时添加辅食，防治佝偻病及营养不良；注意气候变化，呼吸道疾病高发季节应避免去人多的公共场所。

第三节　急性支气管炎

案例 8-1

患儿，男，1 岁。鼻塞、流涕、咳嗽 5 天，发热 2 天。患儿 5 天前因受凉出现流涕、打喷嚏、咳嗽等症状，自服“板蓝根冲剂”无效。近 2 天出现发热，体温 38℃，咳嗽加重，有痰不易咳出，呕吐 2 次，非喷射状，无呼吸困难。查体：咽部充血，两肺呼吸音粗糙，可闻及少许干啰音。胸部 X 线示双肺纹理增粗。

问题与思考：

（1）患儿的临床诊断及鉴别诊断。（2）为该患儿制订治疗方案。

急性支气管炎（acute bronchitis）系由于各种病原体引起的支气管黏膜急性炎症，因气管常同时受累，亦称为急性气管支气管炎。多继发于上呼吸道感染，或为小儿急性传染病的一种表现，是儿童常见的呼吸道疾病。

【病因】

病原体主要为病毒，其次为细菌，也可为混合感染。能引起上呼吸道感染的病原体均可引起支气管炎。佝偻病、营养不良、免疫功能低下及特异性体质等易诱发本病。

【临床表现】

1. 症状　大多先有上呼吸道感染的表现，之后以咳嗽为主要症状，初起为干咳，以后为有痰咳嗽。婴幼儿症状较重，常有发热、呕吐及腹泻等；年长儿一般全身症状不明显，有咳嗽、咳痰、胸痛等，可有发热，一般无气促和发绀。病程一般为 7 ~ 10 天。

2. 体征　肺部听诊双肺呼吸音粗糙，可闻及不固定的散在干啰音和粗、中湿啰音，啰音常随咳嗽和体位变化而发生改变。

【辅助检查】

胸部 X 线检查正常或有肺纹理增粗，肺门阴影增深。

【诊断和鉴别诊断】

根据以咳嗽为主的症状和肺部不固定的散在干啰音的体征，可以较容易做出本病的临床诊断。但需与下列疾病相鉴别。

1. 支气管肺炎　肺炎除发热、咳嗽外，一般有气促或呼吸困难、发绀，肺部啰音为固定的中、细湿啰音，胸部 X 线有点片状或云絮状阴影。严重的支气管炎与肺炎早期难以鉴别时，应按肺炎处理。

2. 气管、支气管异物　有异物吸入史，突然出现呛咳。胸部 X 线片出现相应部位的肺不张或肺气肿，可以鉴别。

【治疗】

1. 一般治疗　同上呼吸道感染。适当休息，经常变换体位，多饮水，保持室内空气新鲜，适当进行室内空气湿化，以利于呼吸道分泌物的咳出。

2. 控制感染　若考虑为病毒感染，参照上感的治疗选用抗病毒药物，一般不用抗生素。如婴幼儿有发热、白细胞增高，或考虑为细菌感染时，可选用青霉素类、头孢菌素类等药物。

3. 对症治疗　一般不用镇咳剂和镇静剂，以免抑制咳嗽反射，影响痰的咳出。

（1）化痰止咳：如复合甘草合剂、急支糖浆等。

（2）解痉平喘：喘憋严重者可应用支气管扩张剂，如布地奈德、沙丁胺醇等 β_2 受体激动剂吸入，或用氨茶碱口服或静脉给药，必要时可用糖皮质激素，如口服泼尼松 3 ~ 5 天。

第四节　毛细支气管炎

案例 8-2

患儿，男，6 个月。因咳嗽、发热 3 天，喘憋加重 1 天入院。体检：T37.8℃，P146 次 / 分，R60 次 / 分，精神可，呼吸急促，有鼻翼扇动和三凹征，双肺满布哮鸣音，两肺背部可闻及少量细湿啰音。心率 146 次 / 分。WBC5.8×10^9/L，N 0.52。

问题与思考：

（1）患儿的临床诊断及鉴别诊断。（2）为该患儿制订治疗方案。

毛细支气管炎（bronchiolitis）是 2 岁以下婴幼儿常见的呼吸道感染性疾病，尤以 2 ~ 6 个月婴儿多见。临床以气促、喘憋、咳嗽、三凹征、肺部哮鸣音和湿啰音为主要表现。

【病因及流行病学】

主要为病毒感染，呼吸道合胞病毒（RSV）是最常见的病毒，人类偏肺病毒及副流感病毒 3 型也较常见，其他为副流感病毒 1、2 型、腺病毒、流感病毒、肠道病毒、鼻病毒、支原体等。RSV 属于 RNA 病毒，通过呼吸道分泌物传播、还可通过被污染的物体传播，感染者是传染源。

每年均流行，我国北方多见于冬季和初春，南方则以春夏或夏秋为多。发病为 2 岁以下婴幼儿，无性别差异。高危人群为早产儿、慢性肺疾病及先天性心脏病患儿。部分婴儿易于病后半年内反复咳喘，反复发作三次以上应考虑哮喘的可能。危险因素包括过敏体质、哮喘家族史、RSV-IgE 阳性、先天性小气道等。

【发病机制及病理】

病变主要在直径为 75 ~ 300μm 的小气道。早期即出现上皮细胞坏死，黏膜下水肿，管壁淋巴细胞浸润。细胞碎片及纤维素全部或部分阻塞毛细支气管，并有支气管平滑肌痉挛，使管腔明显狭窄，导致肺不张或肺气肿。炎症可累及肺泡、肺泡壁及肺间质，引起通气和换气功能障碍。

【临床表现】

毛细支气管炎仅见 2 岁以下婴幼儿，发病高峰年龄在 2 ~ 6 个月。常在上感后 2 ~ 3 日出现持续性干咳和发作性喘憋，为呼气性呼吸困难，伴哮鸣，可呈阵发性发作。可无发热或低热，少见高热。体格检查：呼吸浅快，60 ~ 80 次 / 分，甚至＞100 次 / 分。脉快而细，160 ~ 200 次 / 分。鼻扇明显、有三凹征。胸部叩诊呈鼓音，双肺满布哮鸣音，亦可闻及中细湿啰音。发作时横膈及肝、脾因肺气肿可推向下方，肝、脾在肋下可扪及。重症病儿面色苍白或发绀，出现呼吸衰竭和心力衰竭。

本病病程一般为 5 ~ 15 日，最危险时期是呼吸困难发生后的 48 ~ 72h。

【辅助检查】

1. 血常规　白细胞总数及分类多在正常范围。

2. 动脉血气分析　病情较重的患儿可有 PaO_2 下降、$PaCO_2$ 上升和呼吸性酸中毒，病情重及进食差者常有代谢性酸中毒。

3. X 线检查　可有不同程度梗阻性肺气肿和支气管周围炎的表现，肺纹理增粗，少数病人有散在小实变（肺不张或肺泡炎症）。

4. 病原学检查　用免疫荧光技术、酶标抗体染色法或 ELISA、分子生物学等方法可进行病毒快速诊断，以明确病原。

【诊断及鉴别诊断】

根据发病年龄，病初即呈明显的发作性喘憋，体检及 X 线检查，结合发病次数及 RSV 流行情况可做出诊断。鉴别诊断包括：

1. 婴幼儿哮喘　以喘息发作为主要症状，且反复发作三次或以上者应考虑哮喘的可能。典型的婴幼儿哮喘患儿多有皮肤过敏体质、哮喘家族史；过敏原检测和血清特异性 IgE 监测阳性，外周血嗜酸性粒细胞增高等。喘息发作多与接触过敏原、冷空气有关，一般无发热；喘息发作时用支气管扩张剂治疗效果显著。

2. 其他疾病　如百日咳、充血性心力衰竭、心内膜弹力纤维增生症、气管异物，也可发生喘憋，可结合病史、临床表现和相应检查予以鉴别。

【治疗】

主要是对症、控制喘憋、抗病毒治疗。

1. 一般治疗与护理　参阅支气管肺炎一节。

2. 吸氧　除轻症外均应吸氧，30%～40% 的湿化氧可纠正大多数低氧血症。喘憋重者要抬高头部与上半身，以减少呼吸困难。适当镇静可减少氧消耗。

3. 平喘治疗　用支气管扩张剂沙丁胺醇或特布他林雾化吸入，也可用糖皮质激素布地奈德雾化吸入。严重喘憋发作或其他治疗效果不佳者可静脉应用糖皮质激素，琥珀氢化可的松 5～10mg/（kg·d）或地塞米松 0.1～0.3mg/（kg·d），数小时内静脉滴入。

4. 抗病毒治疗　效果欠佳，可用抗病毒药物利巴韦林（ribavirin）静脉滴注或雾化吸入。

5. 抗生素　如无合并细菌感染，不主张使用抗生素。

第五节　肺　　炎

案例 8-3

患儿，男，15 个月。因发热、咳嗽 4 天，加重 1 天入院。患儿 4 天前受凉后出现发热、咳嗽，在卫生院治疗无好转。昨晚出现烦躁不安、气促加重、咳嗽加剧。体检：T39℃，P180 次 / 分，R68 次 / 分。精神萎靡，呼吸急促，唇周发绀，鼻翼扇动，气管居中，吸气三凹征（-），双肺可闻及中细湿啰音，心率 180 次 / 分，心音低钝，无杂音。肝右肋下 3.5cm，神经系统检查未见异常。

问题与思考：

（1）该患儿的临床诊断和可能的合并症有哪些？（2）应采取的进一步的辅助检查项目有哪些？（3）应采取的紧急治疗措施有哪些？

肺炎（pneumonia）系由不同病原体以及其他因素（如吸入羊水、食物或过敏反应等）所致的肺部炎症。临床上以发热、咳嗽、气促、呼吸困难和肺部固定湿啰音为特征。肺炎是儿科常见病，尤以婴幼儿多见，是我国住院小儿死亡的第一位原因。因此，卫生部将它列为小儿重点防治“四病”之一。

【分类】

小儿肺炎目前尚无统一的分类方法，常用分类方法如下：

1. 按病理分类　按照病变的解剖部位分为小叶性肺炎（支气管肺炎）、大叶性肺炎和间质性肺炎。

2. 按病因分类　有病毒性肺炎、细菌性肺炎、支原体肺炎、衣原体肺炎、原虫性肺炎以及真菌性肺炎等。还包括由非感染因素引起的吸入性肺炎、坠积性肺炎以及过敏性肺炎等。

3. 按病程分类　急性肺炎（病程在 1 个月以内）；迁延性肺炎（病程为 1 ~ 3 个月）；慢性肺炎（病程超过 3 个月以上）。

4. 按病情分类　轻症肺炎：以呼吸系统症状为主，无全身中毒症状，无其他系统症状或仅轻微受累；重症肺炎：除呼吸系统症状外，其他系统亦有受累表现，且全身中毒症状明显。

5. 按临床表现典型与否分类　分为典型性肺炎和非典型性肺炎。典型性肺炎系由肺炎链球菌、金黄色葡萄球菌、肺炎杆菌、流感嗜血杆菌、大肠埃希菌等引起的肺炎；非典型性肺炎常见的病原体有肺炎支原体、衣原体、军团菌及病毒等；传染性非典型性肺炎认定为新型冠状病毒引起，WHO 将其命名为严重急性呼吸综合征（severe acute respiratory syndrome，SARS）。近年来，还发生了禽流感病毒所致的肺炎。

6. 按肺炎发生的地点分类　分为社区获得性肺炎和医院获得性肺炎。前者指无明显免疫抑制的患儿在院外或住院 48h 内发生的肺炎；后者指住院 48h 以后发生的肺炎。

临床上若病原体明确，则按病因分类，以利于指导治疗，否则按病理分类。本节重点讨论婴幼儿最常见的支气管肺炎。

一、支气管肺炎

支气管肺炎（bronchopneumonia）是小儿时期最常见的肺炎，2 岁以内小儿多见。一年四季均可发病，多发生于冬春寒冷季节及气候骤变时。

【病因】

最常见的病原体为病毒和细菌，也可由病毒与细菌混合感染。常见的病毒有呼吸道合胞病毒、腺病毒、流感病毒、副流感病毒等，细菌以肺炎链球菌和流感嗜血杆菌多见。在发达国家以病毒感染为主，发展中国家则以细菌感染为主。近年来，肺炎支原体、衣原体和流感嗜血杆菌肺炎有增多趋势。

营养不良、维生素 D 缺乏性佝偻病、先天性心脏病或免疫缺陷者易患本病；室内居住环境不良（拥挤、通风不好、空气污浊）等易诱发本病。

【病理生理】

病原体多由呼吸道入侵，也可经血行入肺，引起以组织充血、水肿、炎性细胞浸润为主的病理变化。支气管黏膜充血、水肿、渗出，使管腔狭窄，加之分泌物阻塞气道，产生通气障碍。肺泡壁因充血水肿而增厚，肺泡腔内充满炎性渗出物，从而影响换气功能。其病理生理学改变的基础是缺氧和二氧化碳潴留，引起机体酸碱平衡失调和电解质代谢紊乱，加之炎性产物和毒素的作用，使机体各器官系统发生一系列的病理生理改变（图 8-1）。

1. 呼吸功能不全　肺炎早期，患儿以通气障碍为主，仅有缺氧，无明显二氧化碳潴留。为代偿缺氧，患儿呼吸和心率增快；为增加呼吸深度，辅助呼吸肌亦参与呼吸运动，出现鼻扇和三凹征，当 SaO_2＜85%，还原血红蛋白＞50g/L 时，出现发绀。重症患儿的通气和换气功能严重障碍，

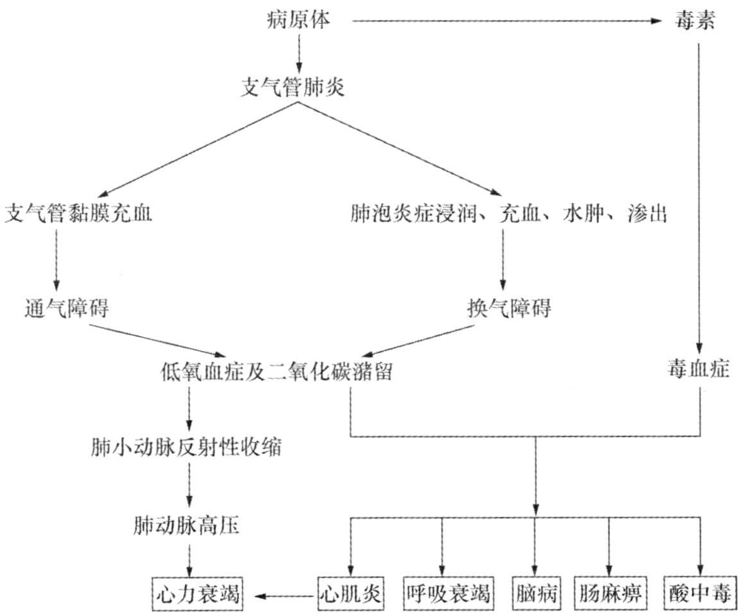

图 8-1　支气管肺炎的病理生理改变示意图

在低氧血症（PaO_2下降）的基础上出现二氧化碳潴留（$PaCO_2$增高），当PaO_2＜50mmHg（6.67kPa）和（或）$PaCO_2$＞50mmHg（6.67kPa）时即发生呼吸衰竭。

2. 循环系统改变　常见心肌炎、心力衰竭和微循环障碍。病原体和毒素侵袭心肌，可引起心肌炎；缺氧使肺小动脉反射性收缩，形成肺动脉高压，加重右心负荷，中毒性心肌炎和肺动脉高压是诱发心力衰竭的主要原因。重症患儿还可出现微循环障碍、休克甚至弥散性血管内凝血。

3. 中枢神经系统受累　缺氧和二氧化碳潴留使血及脑脊液的pH降低，引起脑毛细血管扩张，血流减慢，血管壁通透性增加；脑供氧不足使脑细胞内无氧酵解增加，乳酸堆积，引起ATP生成减少，影响了Na^+-K^+离子泵转运功能。这些均可引起脑细胞内钠、水潴留，导致脑水肿和颅内压增高。病原体和毒素作用可引起中毒性脑病。

4. 消化系统功能改变　低氧血症和病原体毒素可使胃肠黏膜糜烂、出血，上皮细胞脱落，引起黏膜功能受损，出现腹泻、呕吐，厌食症状，严重者可引起中毒性肠麻痹和消化道出血。

5. 水电解质紊乱及酸碱失调　严重缺氧和CO_2排出受阻时，机体有氧代谢发生障碍，无氧酵解增加，酸性代谢产物增加，加之高热、进食少、吐泻等原因引起脱水和代谢性酸中毒、呼吸性酸中毒，重症患儿可出现混合性酸中毒、呼吸性碱中毒、低钠血症。

【临床表现】

大多急性起病，也有发病前先有上呼吸道感染症状。

（一）轻症肺炎

以呼吸系统表现为主，无或仅有轻微全身中毒症状。

1. 症状　主要表现为发热、咳嗽、气促。①发热：热型不定，程度不一，多为不规则热，亦可为弛张热或稽留热。新生儿或重度营养不良儿可无发热或体温不升；②咳嗽：早期为较频繁的刺激性干咳，以后为有痰咳嗽，新生儿、早产儿则表现为口吐白沫；③气促：多发生于发热、咳嗽之后，呼吸增快，可达40～80次/分；④其他症状：常有精神不振、食欲缺乏、呕吐、腹泻等。

2. 肺部体征　早期不明显或仅有呼吸音粗糙，以后可闻及固定中、细湿啰音，以背部两侧下方及脊柱旁较多，深吸气末更明显。叩诊多正常，当病灶融合时，可出现肺实变体征。

（二）重症肺炎

呼吸系统症状加重，出现呼吸困难、三凹征明显、点头样呼吸、唇周发绀等症状，全身中毒症状重，可发生循环、神经及消化等系统的功能障碍。

1. 循环系统　可发生心肌炎和心力衰竭。心肌炎表现为面色苍白、心动过速、心音低钝、心律不齐，心电图示 ST 段下移和 T 波低平、倒置。肺炎合并心力衰竭的表现为：①呼吸困难突然加重，频率＞60 次 / 分。②心率突然增快＞180 次 / 分。③突然极度烦躁不安，明显发绀，面色发灰，指（趾）甲微血管再充盈时间延长。此三项不能用发热、肺炎和其他合并症解释者。④心音低钝，奔马律，颈静脉怒张。⑤肝迅速增大或达肋下 3cm 以上。⑥尿少或无尿，颜面眼睑或双下肢水肿。具备前 5 项即可诊断为肺炎合并心力衰竭。

2. 神经系统　轻度缺氧常表现为烦躁、嗜睡；发生脑水肿或中毒性脑病时，出现意识障碍、惊厥，前囟隆起，呼吸不规则，瞳孔对光反射迟钝或消失，可有脑膜刺激征。

3. 消化系统　可出现胃肠功能紊乱、呕吐和腹泻等。重症可发生中毒性肠麻痹，表现为严重腹胀、肠鸣音减弱或消失。因腹胀致膈肌升高，更加重呼吸困难。有消化道出血的患儿可呕吐咖啡样物，粪便潜血试验阳性或柏油样便。

4. 休克及 DIC　危重患儿可出现血压下降，四肢冰冷，脉速而弱，皮肤、黏膜及胃肠道出血。

5. 抗利尿激素异常分泌综合征（SIADH）呈现低钠血症的表现，可有全身凹陷性水肿，重症可出现惊厥。肾功能和肾上腺皮质功能正常，ADH 升高，血钠≤130mmol/L，尿钠≥20mmol/L。若 ADH 不升高，考虑为稀释性低钠血症。

【并发症】

早期进行合理治疗，并发症少见。若延误诊断或病原体致病力强，可引起并发症，以金黄色葡萄球菌感染多见，其次是某些革兰阴性杆菌肺炎。

1. 脓胸（empyema）　表现为高热不退，呼吸困难加重，患侧呼吸运动受限，语颤减弱，叩诊浊音，听诊呼吸音减弱或消失。积脓较多时，患侧肋间隙饱满，纵隔和气管向健侧移位。胸部 X 线（立位）示患侧肋膈角变钝，或呈反抛物线阴影，胸腔穿刺可抽出脓液。

2. 脓气胸（pyopneumothorax）　肺边缘的脓肿破裂并与肺泡或小支气管相通，脓液和气体都进入胸膜腔引起脓气胸。表现为患儿突然呼吸困难加剧，咳嗽剧烈，烦躁不安，面色青紫。胸部叩诊在积液上方呈鼓音，下方为浊音，呼吸音明显减弱或消失。胸部 X 线（立位）可见液气平面。若胸膜支气管破裂处形成活瓣，气体只进不出，即形成张力性气胸，可危及生命，必须紧急抢救。

3. 肺大疱（pneumatocele）　由于细支气管管腔因炎症肿胀狭窄，渗出物黏稠，形成活瓣性阻塞，气体进得多、出得少或只进不出，导致肺泡扩张、破裂形成肺大疱，可单个或多个。体积小者无症状，体积大者可引起呼吸困难。胸部 X 线可见薄壁空洞。

4. 其他　还可引起肺脓肿、化脓性心包炎、败血症等。

【辅助检查】

（一）外周血检查

1. 白细胞检查　细菌性肺炎的白细胞总数和中性粒细胞数多增高，甚至有核左移现象，胞浆中可见中毒颗粒。病毒性肺炎的白细胞总数正常或偏低，分类以淋巴细胞为主，有时可见异型淋巴细胞。

2. C 反应蛋白（CRP）　细菌感染时血清 CRP 多升高，非细菌感染时升高不明显。

（二）病原学检查

应尽可能在抗生素使用前采集标本。但小儿肺炎血培养阳性率低，下呼吸道的合格标本难以采集。

1. 细菌培养　采取血液、深部痰液、气管吸出物、胸腔穿刺液等进行细菌培养，可明确病原菌，同时进行药物敏感试验以指导治疗。但常规培养需时较长，且在应用抗生素后阳性率也较低。

2. 病毒分离　于发病 7 天内取鼻咽或气管分泌物做病毒分离，阳性率高，但需时较长，不能用做早期诊断。

3. 病原特异性抗原、抗体检测　具有简单、快速的特点，可做出早期病原学诊断，目前病毒学的快速诊断技术已普遍开展。病原特异性抗原检测的常用方法有单克隆抗体免疫荧光技术、免疫酶法或放射免疫法等；病原特异性抗体检测的常用方法有直接 ELISA-IgM 测定和 IgM 抗体捕获试验，主要检测急性期血清中特异性 IgM，具有早期诊断价值。

4. 其他快速诊断方法　如核酸分子杂交技术或聚合酶链反应（PCR）技术直接检测病原体的 DNA，敏感性很高，但易污染出现假阳性。

（三）X 线检查

早期肺纹理增粗，以后出现点、斑片状阴影，以双肺下野、中内带为多。斑片状阴影也可融合成大片状。可有肺气肿或肺不张的 X 线改变。若伴发脓胸、脓气胸、肺大疱时可有相应的 X 线征象。

【诊断和鉴别诊断】

典型的支气管肺炎诊断比较容易，根据有发热、咳嗽、气促、肺部有较固定的中、细湿啰音以及 X 线表现，即可做出诊断。确诊后，应进一步判断病情轻重以及有无并发症，并根据条件做相应的病原学检查，以指导治疗。临床上需与以下疾病鉴别。

1. 急性支气管炎　以咳嗽为主，一般无发热或低热，肺部啰音为不固定的干啰音和粗、中湿啰音，并随咳嗽和体位变化，无气促和发绀。

2. 肺结核　小儿活动性肺结核常有结核中毒症状，肺部啰音不明显。根据结核接触史、结核菌素试验阳性和 X 线胸片有结核病灶可以鉴别。

3. 支气管异物　异物吸入可致支气管部分或完全阻塞，形成肺气肿或肺不张，易继发感染合并肺炎，需注意鉴别。患儿多有异物吸入或突然出现呛咳病史，结合胸部 X 线检查可鉴别，必要时可行支气管纤维镜检查。

【治疗】

原则为积极控制炎症、改善肺通气功能、加强护理和对症治疗、防止和治疗并发症。

（一）一般治疗和护理

环境应安静、舒适，保持室内空气流通，室温以 18 ~ 20℃、湿度为 60% 为宜；保持呼吸道通畅，及时清除呼吸道分泌物，经常翻身叩背、变换体位，以利于痰液排出；不同病原的肺炎患儿应分室收治，以防交叉感染；加强营养，应给予富含蛋白质和维生素、易消化的饮食，少量多餐；重症进食不足或进食困难者，给予静脉营养。

（二）抗感染治疗

1. 抗生素治疗　绝大多数重症肺炎是由细菌感染引起，或在病毒感染的基础上合并细菌感染，故需应用抗生素治疗。使用原则：①根据病原菌选用敏感药物；②选用在肺组织浓度高的药物；③早期用药；④重症需联合用药、静脉给药；⑤足量、足疗程。

在应用抗生素前应先取呼吸道分泌物做细菌培养和药物敏感试验。未获培养结果前可先根据经验选药。①肺炎链球菌：首选青霉素或阿莫西林，青霉素过敏者选用大环内酯类抗生素；②金黄色葡萄球菌：甲氧西林敏感者首选苯唑西林钠或氯唑西林钠，耐药者选用万古霉素或联用利福平；③流感嗜血杆菌：首选阿莫西林加克拉维酸（或加舒巴坦）；④大肠埃希菌和肺炎杆菌：首选头孢曲松或头孢噻肟；⑤铜绿假单胞菌：首选替卡西林加克拉维酸；⑥肺炎支原体和衣原体：首选大环内酯类抗生素，如红霉素、阿奇霉素等。

用药时间一般应持续至体温正常后 5 ~ 7 天，症状和体征消失后 3 天。支原体肺炎至少用药 2 ~ 3 周；金黄色葡萄球菌肺炎在体温正常后应继续用药 2 ~ 3 周，总疗程在 6 周以上。

2. 抗病毒治疗　常用药物：①利巴韦林：10 ~ 15mg/（kg·d）肌注或静脉点滴，也可滴鼻或雾化吸入；②干扰素：雾化吸入或肌注，疗程为5～7天。

（三）肾上腺糖皮质激素

不应常规使用。应用指征为：严重喘憋或合并呼吸衰竭、全身中毒症状明显、感染性休克、中毒性脑病及脑水肿者。可用地塞米松0.1～0.3mg/（kg·d），疗程为3～5天。

（四）对症治疗

1.氧疗　凡有呼吸困难、喘憋、口唇发绀等缺氧表现者应立即吸氧。一般采用鼻前庭导管给氧，氧流量为0.5～1L/min，氧浓度＜40%，氧气应湿化；小婴儿或缺氧明显者可用面罩给氧，氧流量为2～4L/min，氧浓度为50%～60%；常规给氧效果不佳可使用持续正压通气（CPAP），严重呼吸衰竭可短期应用人工呼吸机治疗。

2.保持呼吸道通畅　及时清除鼻腔分泌物，酌情使用祛痰剂，必要时可吸痰；注意湿化呼吸道，可雾化吸入；喘憋严重者可选用氨茶碱或β_2受体激动剂；保证液体摄入量，有利于痰的排出。

3.降温与镇静　高热患儿可用药物或物理降温；伴有烦躁不安者可给予氯丙嗪、地西泮或苯巴比妥钠等镇静药物。

4.腹胀的治疗　如为低血钾所致，应及时补充钾盐；如为中毒性肠麻痹，应禁食、胃肠减压，亦可使用酚妥拉明，如效果不佳时酌情使用新斯的明。

（五）合并症的治疗

1.心力衰竭的治疗　原则为吸氧、镇静、强心、利尿、血管活性药物。①快速洋地黄制剂：如西地兰或毒毛旋花子苷K静脉注射（详见第十七章第三节）；②利尿剂：呋塞米每次1mg/kg，静注或静点；③血管活性药物：常用酚妥拉明每次0.3～0.5mg/kg，最大量≤10毫克/次，加入10%葡萄糖溶液20ml，缓慢静脉滴注，4～6h给药一次，病情缓解后停用。

2.中毒性脑病的治疗　主要是纠正缺氧、止惊、减轻脑水肿和保护脑细胞。可用20%甘露醇每次0.5～1.0g/kg，静脉注射，每4～8h重复1次，配合使用地塞米松，利尿剂降颅压，出现惊厥可用地西泮0.2～0.3mg/kg静脉注射止惊，辅以能量合剂保护脑细胞。

（六）并发症和并存疾病的治疗

1.并发脓胸和脓气胸者应及时进行穿刺抽脓、抽气；必要时行胸腔闭式引流术。

2.对并存营养不良、佝偻病、贫血患儿，应给予相应治疗。

（七）其他治疗

静脉注射丙种球蛋白有提高机体免疫力、利于疾病康复的作用，可用于重症患儿。迁延性肺炎可行肺部理疗，有促进炎症吸收的作用。

二、几种不同病原体所致肺炎的特点

（一）腺病毒性肺炎（adenovirus pneumonia）

由腺病毒（ADV）感染所致，腺病毒共有49个血清型，其中3、7型是主要病原，其次为11、21型。本病多见于6个月～2岁婴幼儿，冬春季节多发。病变特点为支气管和肺泡间质炎症。临床特点：①起病急，高热持续时间长，呈稽留热或弛张热，可持续2～3周；②咳嗽剧烈，频繁，可出现喘憋、呼吸困难和发绀；③肺部体征出现晚，高热3～7天后才出现肺部湿啰音，以后病变融合可出现肺实变体征；④中毒症状重，发病早期即出现萎靡、嗜睡、面色苍白或发灰，烦躁不安，易发生中毒性心肌炎、心力衰竭和中毒性脑病等，少数患儿并发渗出性胸膜炎；⑤肺部X线改变较肺部体征出现早，可见大小不等的片状阴影或融合成大病灶，肺纹理增多，肺气肿多见，病灶吸收较慢，需数周至数月；⑥白细胞总数正常或偏低，有异型淋巴细胞。因 ADV 肺炎易合并细菌感染，此时，患儿症状加重，白细胞总数明显增高，并出现核左移。

（二）金黄色葡萄球菌性肺炎（staphylococcal aureus pneumonia）

本病可为原发或继发于败血症和病毒性肺炎，多见于新生儿和婴幼儿。病变特点为肺组织广泛出血性坏死和多发性小脓肿形成，病情进展迅速，很快引起脓胸、脓气胸、肺大疱、皮下气肿、纵隔气肿等，并可发生败血症以及心包、脑、肝、骨髓、关节等器官的迁徙性化脓病变。临床特点：①起病急，病情重，进展迅速；②全身中毒症状重，不规则高热或弛张热，婴儿可呈稽留热，精神萎靡、面色苍白、咳嗽频繁、呻吟、呼吸困难，易发生循环、神经及消化系统功能障碍；③部分患儿皮肤出现猩红热样或荨麻疹样皮疹；④肺部体征出现早，双肺有中、细湿啰音，并发脓胸、脓气胸时有相应体征；⑤胸部 X 线特点为易变性，病初可见小片浸润影，短时间内出现小脓肿、肺大疱、脓胸或脓气胸；⑥血白细胞总数明显增高，中性粒细胞增高，可见中毒颗粒，小婴儿和重症患儿白细胞总数可不增高，但中性粒细胞比例明显增高。

（三）革兰阴性杆菌性肺炎（Gram negative bacillary pneumonia，GNBP）

由于广谱抗生素和免疫抑制剂的使用以及院内感染机会的增多，目前发病率有增多趋势。病原菌以流感嗜血杆菌和肺炎杆菌为多，伴有免疫缺陷者常发生铜绿假单胞菌性肺炎，新生儿易患大肠埃希菌性肺炎。病变特点以肺内浸润、实变、出血性坏死为主。临床特点为病情较重，治疗困难，预后较差。临床起病较缓，病情呈亚急性，但全身中毒症状明显，面色苍白、精神萎靡，有发热、痉挛性咳嗽、呼吸困难、口唇发绀，甚至发生中毒性休克，易并发脓胸、脑膜炎、败血症、心包炎、化脓性关节炎等。肺部有湿啰音或实变体征。肺部 X 线表现多样性，可为支气管肺炎、大叶性肺炎或肺段实变征象，常伴有胸腔积液。血白细胞总数明显增高，有时淋巴细胞相对或绝对增多。

（四）肺炎支原体肺炎（mycoplasma pneumoniae pneumonia）

病原体为肺炎支原体（MP），是一种介于细菌和病毒之间的微生物，无细胞壁。本病占小儿肺炎的 10%～20%，多见于学龄期儿童和青年，近年来婴幼儿感染率有所增加。临床特点：①亚急性起病，热型不定，热程 1～3 周，可有头痛、胸痛、胸闷等症状；②刺激性干咳为突出表现，以后转为顽固性剧咳，可咳出黏稠痰液，有的酷似百日咳样阵咳；③肺部体征常不明显，少数可听到干、湿啰音，肺部体征与发热、剧咳等临床表现不一致是本病的特点；④婴幼儿起病急，病程长，病情重，表现为呼吸困难、喘憋和双肺喘鸣音、湿啰音较为突出；⑤部分患儿可有肺外表现，如心肌炎、脑膜炎、溶血性贫血、肝炎、肾炎等；⑥胸部 X 线改变明显而体征较轻。典型表现为不规则云雾状阴影，亦可为支气管肺炎、大叶性肺炎或肺门阴影增浓，病灶呈游走性浸润；⑦血清冷凝集试验 ≥1∶64 有较大参考价值，但该试验特异性、敏感性不高；血清 MP-IgM 测定，＞1∶80 为阳性，≥1∶160 有诊断价值。

（五）衣原体肺炎（chlamydial pneumonia）

致病微生物为衣原体，寄生在细胞内。主要有沙眼衣原体（CT）、肺炎衣原体（CP）和鹦鹉热衣原体（CPF），后者少有报道。CT 是引起婴儿、特别是 1～3 个月小婴儿肺炎的重要病原，起病慢，多无发热，可有鼻塞、流涕，约半数患儿有结膜炎，然后出现咳嗽和呼吸增快。肺部可闻及哮鸣音和湿啰音；胸部 X 线呈双侧间质性浸润和肺气肿。CP 常见于学龄期儿童，起病隐匿，大多症状较轻，早期多伴有咽炎、喉炎，然后咳嗽加重，可持续 1～2 个月；肺部可闻及干湿啰音和哮鸣音；胸部 X 线显示单侧或双侧浸润病灶。

本章小结

本章的重点疾病是急性上呼吸道感染、毛细支气管炎和支气管肺炎。由于小儿呼吸系统发育不完善，非特异性和特异性免疫功能均较差，易患各种感染。急性上呼吸道感染是小儿最常见的疾病，90% 以上由病毒引起；婴幼儿全身症状重，年长儿以鼻咽部症状为主；应注意的是某些急性传染病的前驱症状类似上感，应加以鉴别。急性支气管炎常继发于上感，以咳嗽、肺部不固定的散在干、湿啰音为特点。毛细支气管炎常见于 2 岁以下婴幼儿，尤以 2～6 个月婴儿多见，主要临床表现为气促、喘憋、咳嗽、三凹征和鼻翼扇动，肺部以哮鸣音为主，应注意与儿童哮喘鉴别。肺炎是指由不同病原体及其他因素所致的肺部炎症，主要表现为发热、咳嗽、气促、呼吸困难和肺部固定湿啰音；重症肺炎可合并心力衰竭、中毒性脑病、中毒性肠麻痹，甚至发生休克、DIC，其中合并心力衰竭的诊断要点和治疗原则是重点；肺炎的治疗原则为积极控制炎症、改善通气功能、防治并发症。

思考题

1. 识记题

（1）说出肺炎合并心力衰竭的诊断依据。

（2）列出几种不同病原体所致肺炎的鉴别要点。

2. 应用题　请分析下述 3 例患儿的临床诊断、可能的病原微生物、进一步的辅助检查以及治疗措施。

（1）患儿，男，11 岁。因发热、频繁刺激性干咳 7 天，胸痛 5 天入院。曾给予青霉素、头孢类抗生素治疗 5 天，无明显好转，咳嗽剧烈，有痰不易咳出。体检：T 38.5℃，精神可，双肺呼吸音粗糙，未闻及啰音。胸部 X 线片示双下肺云雾状阴影。

（2）患儿，女，11 个月。因高热、咳嗽 6 天，加重伴气促 1 天入院。体检：T 39.8℃，P 160 次/分，R 62 次/分，精神萎靡，呼吸急促，口唇发绀，胸背部皮肤可见猩红热样皮疹，有三凹征，气管略左移，右下肺呼吸音减弱，叩浊。WBC 20.0×10^9/L，N 0.75。胸片示两肺散在斑片状阴影，右肺下野密度增高，可见反抛物线阴影。

（3）患儿，女，1 岁。因发热、咳嗽 6 天，加重伴喘憋、嗜睡 2 天入院。曾用青霉素、庆大霉素治疗 4 天，效果不佳。体检：T39.7 ℃，P180 次 / 分，R68 次 / 分，面色发灰，口唇发绀，三凹征（＋），气管居中，左肺叩浊，可闻及管状呼吸音，心音低钝，肝肋下 3.0cm。WBC5.5×10^9/L，N 0.42。胸片示左下肺大片致密阴影。

（陈涤民）

第九章　循环系统疾病

学习目标

通过本章内容的学习，学生应能：

识记：

列出小儿心率、血压的正常值范围；说出法洛四联症、差异性青紫、缺氧发作、艾森曼格综合征等概念；复述房间隔缺损、动脉导管未闭、室间隔缺损、法洛四联症、病毒性心肌炎的临床表现及诊疗措施。

理解：

区分左向右分流型先心病与右向左分流型先天性心脏病血流动力学的不同点；分析出生前后血液循环的变化；总结左向右分流型先天性心脏病及右向左分流型先天性心脏病的共同临床表现。

应用：

运用本章知识，能对常见类型的先天性心脏病做出初步诊断并拟定治疗计划。

第一节　小儿循环系统解剖生理特点

一、解剖特点

1. 心脏的增长　小儿出生时心腔容量约为 20ml，1 岁时相当于出生时的 2 倍，7 岁时为 5 倍，青春期后逐渐达到成人水平。小儿心脏增长速度与体重平行，但左右心室的增长不平衡。胎儿时期，右心室负荷重，右心室壁发育快于左心室。出生后，左心室负荷明显增加，左心室壁发育明显快于右心室。新生儿期左、右心室厚度均为 4 ~ 5mm，至青春期左心室厚度约增加 2.5 倍，右心室厚度仅增加 1/3。2 岁以下小儿心脏多呈横位，2 岁以后逐渐转为斜位，心尖搏动位置也随之发生变化（小儿心界见本书第四章表 4-3）。

2. 血管特点　动、静脉内径之比，新生儿期为 1∶1，动脉相对较粗；而成人为 1∶2。10 ~ 12 岁前肺动脉比主动脉粗，到青春期主动脉直径超过肺动脉。婴儿期肺、肾、肠及皮肤等脏器的毛细血管较粗大，对以上器官的血液供给起良好作用。

二、生理特点

1. 心率　小儿心脏每搏输出量有限，加之小儿新陈代谢旺盛，交感神经兴奋性较高，故心率明显高于成人。年龄越小，心率越快（小儿心率正常值见本书第四章表 4-2）。进食、活动、哭闹和发热均可影响小儿心率。一般体温每升高 1℃，心率增加 10 ~ 15 次 / 分。

2. 动脉血压　小儿动脉血压随年龄的增长而逐渐升高。新生儿收缩压为 53 ~ 71mmHg；2 岁后小儿可按下列公式估算：收缩压=（年龄 ×2）+80mmHg，舒张压为收缩压的 2/3。下肢收缩压比上肢约高 20mmHg，舒张压相近。高于此标准 20mmHg 以上考虑为高血压，低于此标准 20mmHg 以上考虑为低血压。

3. 静脉血压　静脉血压的高低与心搏出量、血管功能及循环血容量有关。上、下腔静脉血返回右心室受阻也影响静脉压。3～5 岁时静脉压为 40～50mmH_2O，5～10 岁为 50～60mmH_2O。正常小儿坐位或立位时看不到饱满的颈静脉。

三、心脏胚胎发育及胎儿血液循环和出生后的改变

1. 心脏的胚胎发育　胚胎第 12～14 天时，原始心脏是一对纵行管道；第 22～24 天，原始心脏逐渐形成动脉干、心球等结构；第 4 周开始有血液循环；第 5 周心房间隔形成；第 8 周心室间隔发育完成，即形成具有四腔的心脏。因此，胚胎第 2～8 周为心脏发育的关键时期，在此期间如受到某些物理、化学和生物因素的影响，易引起先天性心血管畸形。

2. 正常胎儿血液循环特点

（1）正常胎儿血液循环：胎儿所需的一切营养物质、代谢产物和气体交换是通过脐血管和胎盘与母体之间以弥散方式进行交换的。来自母体的氧合血经脐静脉进入胎儿体内，到肝下缘分成两支，一支入肝与门静脉吻合，再经肝静脉入下腔静脉；另一支经静脉导管入下腔静脉，与来自下半身的静脉血混合，共同流入右心房。这部分混合血（以动脉血为主）约 1/3 经卵圆孔入左心房，再经左心室流入升主动脉，主要供应心脏、脑及上肢。来自上半身的上腔静脉血，入右心房后绝大部分流入右心室，与来自下腔静脉的血一起进入肺动脉。由于胎儿肺尚未膨胀，故肺动脉的血只有少量流入肺，经肺静脉回到左心房，大部分血则经开放的动脉导管流入降主动脉（以静脉血为主），供应腹腔脏器及下肢，同时经过脐动脉回至胎盘，换取营养物质及氧气，再经脐静脉反复循环（图 9-1）。

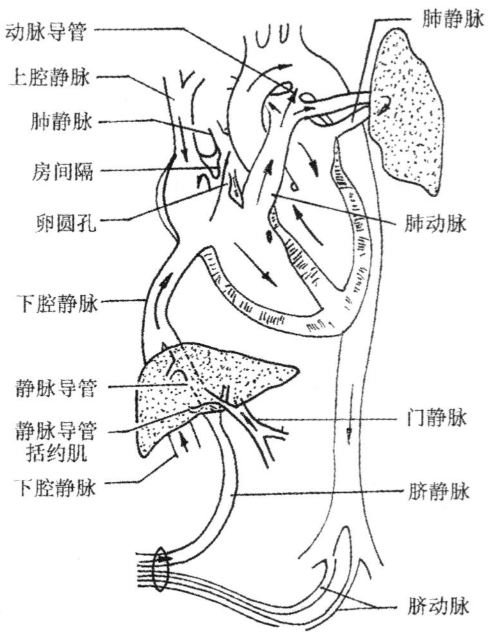

图 9-1　胎儿血液循环途径

（2）正常胎儿血液循环特点：①胎儿的营养和气体交换是通过脐血管和胎盘与母体之间以弥散方式进行的；②除脐静脉是动脉血以外，其他部位都是混合血。其中肝血液含氧量最高，脑、心、上肢次之，下半身血液含氧量最低；③静脉导管、卵圆孔、动脉导管是胎儿血液循环的特殊通道；④由于肺无呼吸功能，故只有体循环而几乎无有效的肺循环。

3. 出生后血液循环的改变

（1）胎盘血液循环停止：出生后脐血管结扎，在 6～8 周脐血管完全闭锁，形成韧带。

（2）卵圆孔关闭：随着自主呼吸的建立，肺泡扩张，肺小动脉管壁肌层逐渐退化，管壁变薄并扩张，肺循环压力下降，右心室流入肺的血量增多，回流到左心房的血量也增加，使左心房压力增高。当左心房压力超过右心房时，卵圆孔瓣膜形成功能上关闭，生后 5～7 个月大多形成解剖上闭合。

（3）动脉导管关闭：生后肺循环压力降低，体循环压力增高，使流经动脉导管的血流逐渐减少；加之动脉血氧含量增高，使动脉导管平滑肌收缩，在生后 1 天内动脉导管形成功能性关闭。随着内膜增生和纤维化，约 80% 的婴儿 3～4 个月时、95% 的婴儿 1 岁时形成解剖上闭合。

第二节 先天性心脏病概述

先天性心脏病（congenital heart disease，CHD）简称先心病，是各种因素引起胎儿期心脏和大血管发育异常而致的先天畸形，是儿童时期最常见的心脏病。我国活产婴儿中发病率约为6‰～13‰，大约每年有15万先天性心脏病新生儿出生，如未经治疗，约1/3的患儿在生后1年内死亡。

近年来，无创性心脏诊断技术迅速发展，绝大多数先天性心脏病患儿得到了及时、准确的诊断。加上介入性心导管术、低温麻醉和体外循环心脏直视手术的快速发展和进步，大多数先天性心脏病可在更小的年龄进行手术，根治手术效果也大大提高，预后已大为改观。

【病因】

尚未完全明确。

1. 遗传因素　可由染色体易位与畸变，单基因突变，多基因病变引起。如唐氏综合征、特纳综合征、Holt-Oram综合征、马方综合征等。

2. 母体和环境因素　孕母早期宫内感染，如风疹病毒、柯萨奇病毒、各型流感病毒、腮腺炎病毒等；孕母早期过多接触放射线、患代谢性疾病（糖尿病、高钙血症）、叶酸缺乏、服用药物（抗癌药和抗癫痫药等）、宫内慢性缺氧；孕母酗酒、吸烟和吸毒等均可能引起发病。

目前认为绝大多数先天性心脏病可能是遗传因素与环境因素相互作用的结果。

【分类】

根据左、右心腔或大血管之间有无异常分流，可将先天性心脏病分为三类：

1. 左向右分流型（潜伏青紫型）　在左、右心腔或主、肺动脉间有异常通道，一般情况下，体循环压力高于肺循环压力，血液从左向右分流，不出现青紫。当剧哭、屏气或任何病理情况使肺动脉或右心压力超过左心压力时，血液可通过异常通道自右向左分流而出现暂时性发绀。当晚期肺动脉持续高压时，则出现永久性发绀。临床常见有室间隔缺损、房间隔缺损和动脉导管未闭等。

2. 右向左分流型（青紫型）　在体、肺循环之间有异常通道，或合并右心流出道狭窄，血液由右心通道流入左心或主动脉；或因大动脉起源异常，大量静脉血流入体循环，均可出现持续发绀。临床常见有法洛四联症和大动脉转位等。

3. 无分流型（无青紫型）　在心脏左、右两侧或动、静脉之间无异常通路或分流，无发绀。临床常见有主动脉狭窄、肺动脉狭窄等。

【诊断】

1. 病史　详细了解母亲妊娠情况，尤其妊娠早期有无感染、接触放射线、用药情况及有无遗传代谢性疾病等。注意询问家族中有无先天性心脏病患者。仔细了解患儿发病情况。

2. 症状和体征　有无喂养困难、出汗、呕吐、发绀等表现。患儿生长发育情况，皮肤黏膜发绀的情况，检查有无杵状指（趾）、周围血管征及胸廓畸形。心脏检查最重要。心前区有无隆起、心尖搏动位置、有无震颤、心界有无扩大；心脏杂音的位置、性质、程度和传导方向；肺动脉第二心音增强还是减弱。

3. 辅助检查

（1）X线检查：了解心脏大小、位置及心脏外形有无特殊改变，肺动脉段是否突出或凹陷，主动脉结是否增大或缩小，肺门血管影是否扩大或缩小，肺野透亮度情况。

（2）心电图检查：了解心脏的位置、心房和心室有无肥厚以及有无心律失常。应注意不同年龄小儿心电图的特点。

（3）超声心动图：无创性检查技术，对先天性心脏病的确诊有重要价值。可判断畸形的位置、大小、形状，有无继发畸形，且能获得部分血流动力学数据。

（4）心导管检查和心血管造影术：对复杂畸形或经无创性检查仍未能明确诊断的患儿，可选择心导管检查和心血管造影明确有无分流及分流部位。

（5）磁共振成像（MRI）：适用于心外大血管异常为主的先天性心脏病以及复杂型先天性心脏病的诊断。

第三节　常见先天性心脏病

案例 9-1

患儿，男，9个月。因发热、咳嗽、气促3天，加重1天入院。出生后反复呼吸道感染。体格检查：T37.8℃，P170次/分，R68次/分。呼吸急促，烦躁不安，口唇发绀，鼻翼扇动，可见吸气性三凹征。心率170次/分，心音有力，胸骨左缘3～4肋间闻及Ⅲ级全收缩期吹风样杂音，P2亢进。双肺可闻及细湿啰音。肝肋下3cm。

问题与思考：

（1）目前应做什么检查以确诊；（2）患儿的临床诊断及鉴别诊断；（3）为该患儿制订诊疗方案。

一、房间隔缺损

房间隔缺损（atrial septal defect，ASD）约占先天性心脏病发病总数的13%，女性较多见，男女比例为1∶2。可单独存在，也可与其他畸形存在。根据解剖病变的不同，可分为四种类型：原发孔型（第一孔型）缺损（约占15%）、继发孔型（第二孔型）缺损（约占75%）、静脉窦型缺损（约占5～8%）和冠状静脉窦型缺损（约占2%）。

【病理生理】

出生后左心房压力超过右心房，房间隔缺损时出现左向右分流（图9-2）。分流量的大小与缺损的大小、心房的压力差和两侧心室顺应性相关。生后初期左、右心室壁厚度相似，顺应性也相近，分流量不多。随年龄增长，肺循环血量增加，左心房与右心房压力差增大，分流量增多。分流量大时可引起肺动脉高压，晚期严重肺动脉高压形成后，右心房压力大于左心房，产生右向左分流，出现持续性发绀，即艾森曼格综合征（Eisenmenger syndrome）。

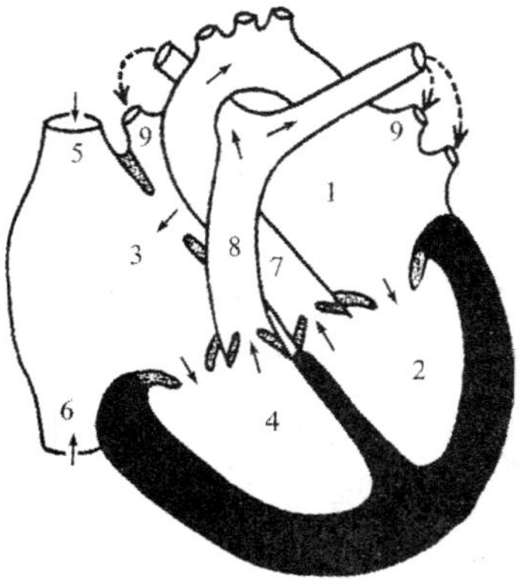

图9-2　房间隔缺损血液循环示意图

【临床表现】

1. 症状　缺损小时可无症状，仅在体检时发现胸骨左缘第2～3肋间有收缩期杂音。缺损较大时表现有：①体循环血流量不足，表现为生长发育迟缓、体形瘦长、面色苍白、乏力、多汗、活动后气促；②肺循环血流增多，表现为易发生反复呼吸道感染，严重者发生心力衰竭；③肺动脉高压，肺动脉扩张致压迫喉返神经，出现声音嘶哑；④当剧哭、屏气或任何病理因素使右心房压力增高超过左心房时，可有反向分流，出现暂时性发绀。

2. 体征　心前区隆起，搏动明显，一般无震颤，心界扩大。胸骨左缘第 2、3 肋间可闻及Ⅱ ~ Ⅲ级收缩期喷射性杂音。肺动脉瓣区第二心音增强并有固定分裂。部分患儿在三尖瓣区可闻及舒张早中期低频杂音，为三尖瓣相对狭窄所致，提示肺循环血流量明显超过体循环。

【辅助检查】

1. X 线表现　心脏轻至中度增大，以右心房及右心室为主。肺动脉段突出，肺血增多，肺门阴影增粗，主动脉影缩小。透视下可见“肺门舞蹈”征。

2. 心电图　电轴右偏，不完全性右束支传导阻滞，右心房和右心室肥大。

3. 超声心动图　M 型超声心动图显示右心房、右心室增大及室间隔呈矛盾运动。二维超声可显示房间隔缺损的位置及大小，结合彩色多普勒超声可以判断分流的方向，估测分流量的大小、右心室收缩压及肺动脉压。

4. 心导管检查　一般不需要做。当怀疑合并复杂畸形或有严重肺动脉高压时可行右心导管检查。导管易通过缺损由右心房进入左心房，右心房血氧含量高于腔静脉，右心室和肺动脉压力正常或轻度增高。

【治疗】

1. 内科治疗　主要是针对呼吸道感染、充血性心力衰竭等合并症治疗。

2. 介入治疗　是非开胸治疗的新技术。操作较简单、安全，多采用双面蘑菇伞（Amplazer 装置）关闭缺损。适应证：①年龄 ≥3 岁；②继发孔型房间隔缺损；③ 直径≤30mm；④ 房间隔缺损边缘距肺静脉、腔静脉、二尖瓣口及冠状静脉窦口的距离≥5mm；⑤房间隔的伸展径要大于房缺直径 14mm 以上。

3. 手术治疗　不适合介入治疗的患儿可在 3 ~ 5 岁时在体外循环直视下行修补术。如反复呼吸道感染、发生心力衰竭或合并肺动脉高压的患儿宜提早手术。

二、室间隔缺损

室间隔缺损（ventricular septal defect，VSD）是最常见的先天性心脏病，发病率约占先天性心脏病的 30% ~ 50%。可单独存在，也可能是复杂心脏畸形的组成部分。根据缺损位置不同分为膜周部缺损和肌部缺损，前者占 60% ~ 70%，后者缺损占 20% ~ 30%。

【病理生理】

正常情况下左心室压力高于右心室 4 倍。存在室间隔缺损时，左心室血液一部分流入主动脉至体循环，另一部分经缺损处分流入右心室至肺循环（图 9-3）。分流量的多少取决于缺损大小、心室间压力差及肺小动脉阻力。由于肺动脉内血流量增大，早期引起肺小动脉痉挛，形成动力性肺动脉高压。晚期肺小动脉肌层及内膜增厚，管腔狭窄导致梗阻性肺动脉高压，当右心室压力高于左心室时，产生右向左分流，出现持久发绀，发展为艾森曼格综合征。

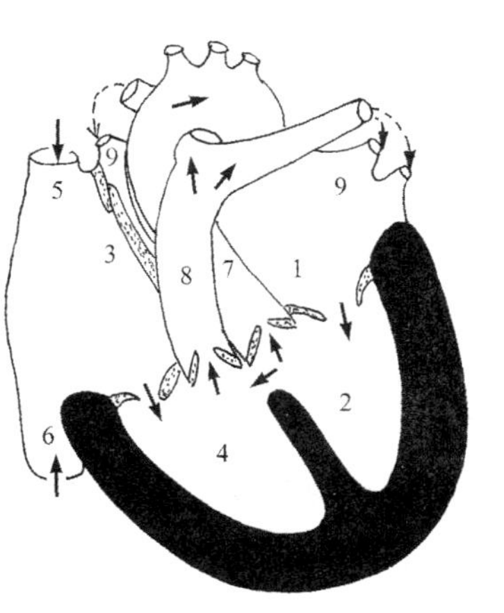

图 9-3　室间隔缺损血液循环示意图

【临床表现】

1. 症状　小型缺损可无症状，仅在体检时发现心脏杂音。大型缺损者生长发育迟缓，消瘦、气促、多汗、面色苍白，体力活动后不耐受。易反复呼吸道感染。剧烈哭闹和患肺炎后可出现暂时性发绀，艾森曼格综合征患儿则出现持续发绀。

2. 体征　心前区隆起，心尖搏动弥散，常伴震颤，心界向左下扩大。胸骨左缘 3 ~ 4 肋间可闻及Ⅲ ~ Ⅳ级响亮而粗糙的全收缩期杂音，传导广泛。分流量大时在心尖部可闻及二尖瓣相对狭窄的舒张期杂音。伴肺动脉高压者，肺动脉瓣第二心音亢进。

室间隔缺损易并发支气管肺炎、充血性心力衰竭、肺水肿及感染性心内膜炎。

【辅助检查】

1. X 线检查　小型缺损者心肺 X 线检查无明显改变。中、大型缺损者肺动脉段突出，肺野明显充血，可见“肺门舞蹈”征。心脏以左心室增大为主，晚期肺动脉高压时以右心室增大为主。

2. 心电图　小型缺损心电图可正常或表现为轻度左心室肥大；中型缺损以左心室肥厚为主，大型缺损为双心室肥厚或右室肥厚。

3. 超声心动图　可见左心室、左心房和右心室内径增大，主动脉内径缩小。二维超声显示室间隔回声中断，提示缺损的大小及位置。彩色多普勒检查可显示分流的位置、方向和判断分流的大小。

4. 心导管检查　一般不需要。可证实诊断和进行血流动力学检查，评价肺动脉高压程度和性质、计算肺血管阻力及体肺分流量等。

【治疗】

1. 内科治疗　主要是针对呼吸道感染、充血性心力衰竭和感染性心内膜炎等合并症进行治疗，并且预防感染和营养性贫血等。

2. 手术治疗　中、小型室间隔缺损有自然闭合的可能，可密切随访观察至学龄前期。大、中型缺损、反复出现肺炎和有难以控制的充血性心力衰竭者，或肺动脉压力持续升高者应及时处理，可在体外循环直视下行室间隔缺损修补手术。

3. 介入治疗　近年来，应用可自动张开和自动置入的 Amplazer 装置经心导管堵塞肌部和部分膜部室间隔缺损是安全有效的，但远期疗效有待进一步观察和随访。

三、动脉导管未闭

动脉导管是胎儿时期肺动脉与主动脉之间的重要通道，出生后大约 15h 发生功能性关闭，生后 3 个月 80% 形成解剖关闭。若持续开放，并产生一系列病理生理改变，即称为动脉导管未闭（patent ductus arteriosus，PDA）。该病约占先天性心脏病的 9% ~ 15%，男女性发病比例为 1∶2。早产儿发病率更高，约占 20%。

【病理生理】

根据未闭动脉导管的大小、长短及形态，一般分为三型：①管型：导管长度多在 1cm 左右，直径粗细不等，最常见；②漏斗型：长度与管型相似，其近主动脉端粗大，向肺动脉端逐渐变窄；③窗型：肺动脉与主动脉紧贴，两者之间为一孔道，直径往往较大。分流量的大小与导管的粗细及主、肺动脉的压力差有关。

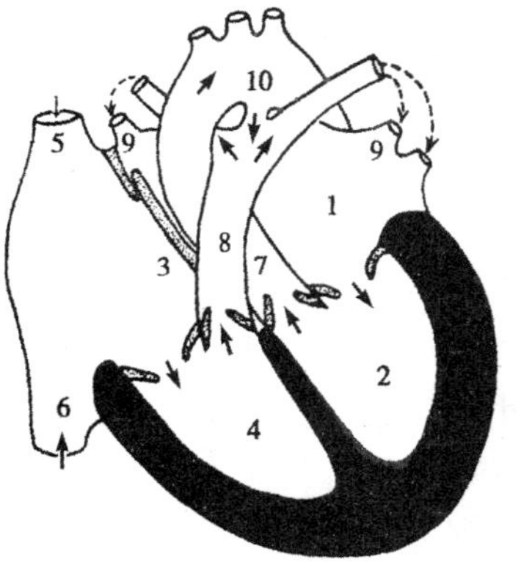

图 9-4　动脉导管未闭血液循环示图

血流动力学特点：主动脉在收缩期和舒张期的压力均超过肺动脉，形成左向右分流（图 9-4）。大量血流向肺循环冲击，肺小动脉可有反应性痉挛，形成动力性肺动脉高压。长期影响使管壁增厚硬化导致梗阻性肺动脉高压，当肺动脉压力超过主动脉时，产生右向左分流，患儿呈现下半身发绀，左上肢轻度发绀，右上肢正常，称为差异性发绀（differential cyanosis）。

早产儿因动脉导管平滑肌发育不良，平滑肌对氧分压的反应低于成熟儿，故早产儿动脉导管未闭发病率更高。

【临床表现】

1. 症状　动脉导管细小、分流量小者可无症状。导管粗大、分流量大者可有气急、乏力、多汗、喂养困难及生长发育落后等表现，此外易发生肺部感染和声音嘶哑（扩张的肺动脉压迫喉返神经）。

2. 体征　心前区隆起，心尖搏动弥散。胸骨左缘第 2～3 肋间闻及连续性“机器”样杂音，占整个收缩期与舒张期，杂音向左锁骨下、颈部和背部传导。分流量大者因相对性二尖瓣狭窄在心尖部可闻及较短的舒张期杂音。肺动脉瓣区第二音增强，婴幼儿期因肺动脉压力较高，主、肺动脉压力差在舒张期不显著，因而往往仅听到收缩期杂音；当合并肺动脉高压或心力衰竭时，也多只能闻及收缩期杂音。

由于舒张压降低，脉压差增宽，可出现周围血管征，如水冲脉、毛细血管搏动征、股动脉枪击音等。重度肺动脉高压时出现差异性发绀。

常见的并发症有支气管肺炎、感染性动脉炎、充血性心力衰竭、心内膜炎等。

【辅助检查】

1.X 线检查　动脉导管细小者心血管影可正常。分流量大者左心室增大，心尖向下扩张，左心房亦轻度增大。肺野充血，肺动脉段突出，肺门血管影增粗，透视下可见“肺门舞蹈”征。主动脉弓正常或凸出，这一特点与室间隔缺损、房间隔缺损不同。

2. 心电图　分流量大者可有不同程度的左心室肥大，偶有左心房肥大，肺动脉显著高压者，左、右心室均肥厚。

3. 超声心动图　对诊断最有价值。二维超声直接显示主动脉内径增大，主动脉与肺动脉之间有异常血流存在。彩色多普勒可直接判断分流的方向和大小。

4. 心导管检查　当合并肺动脉高压或怀疑合并其他畸形时需行此检查。可发现肺动脉血氧含量较右心室为高，心导管可以从肺动脉通过未闭导管进入降主动脉。

【治疗】

1. 介入治疗　目前，介入性心导管术已成为动脉导管未闭的首选治疗方法。多采用微型弹簧圈或 Amplazer 蘑菇伞封堵动脉导管，可根据导管形态、大小、患病年龄及生长发育情况选择合适的封堵器。

2. 内科治疗　早产儿动脉导管未闭可给予口服吲哚美辛或布洛芬以抑制前列腺素合成，促使导管平滑肌收缩而关闭导管。但对足月儿无效。

3. 手术治疗　大的动脉导管未闭、动脉瘤或感染等情况不适合介入治疗时，可考虑外科手术治疗。

知识链接

先天性心脏病导管介入治疗

介入性心导管术是通过非开胸途径，将特种导管及装置由外周血管插入，到达所需治疗的心血管腔内，以替代外科手术治疗。其优势有无需开胸留下手术瘢痕、避免了体外循环及全身麻醉的风险、缩短术后住院时间等。20 世纪 90 年代，随着介入材料以及介入技术的不断发展完善，介入治疗已成为治疗先天性心脏病的一种重要手段。目前常用的介入治疗方法包括：开放心房间交通术（如球囊房间隔造口术、经导管房间隔切开术）、激光或射频辅助肺动脉瓣切开术、心内缺损封堵术、血管堵塞术、球囊瓣膜形成术及血管内支架等。经皮股静脉或股动脉穿刺是最常用的途径。

四、法洛四联症

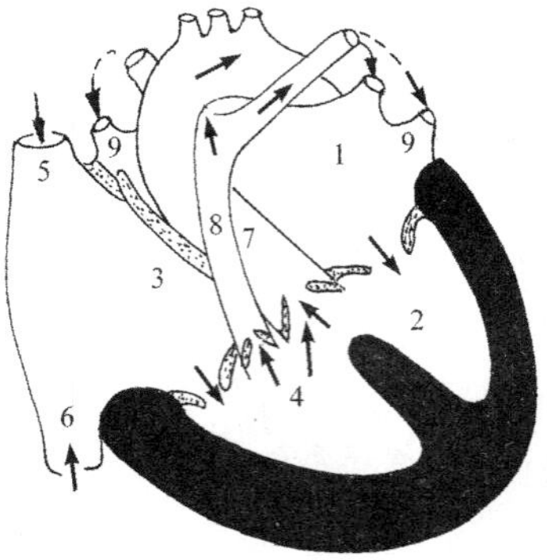

图 9-5 法洛四联症血液循环示意图

法洛四联症（tetralogy of fallot，TOF）是 1 岁以后小儿最常见的青紫型先天性心脏病，约占先天性心脏病的 7%～10%，男女发病率相当。1888 年法国医生 Etienne Fallot 详细描述了该病的病理改变及临床表现，故而得名。

【病理生理】

法洛四联症由四种病理变化组成：①肺动脉狭窄：狭窄范围可自右室漏斗部入口至左右肺动脉分支。可为漏斗部狭窄、动脉瓣狭窄或两者均存在，常有肺动脉瓣狭窄、肺动脉总干发育不良和肺动脉分支狭窄。狭窄的程度相差很大，严重者肺动脉闭锁；②室间隔缺损：多为膜部周围型缺损；③主动脉骑跨：主动脉根部顺时针旋转右移并骑跨在室间隔缺损上；④右心室肥厚：为继发性病变。

这四种病理畸形中，肺动脉狭窄程度是决定患儿病理生理、病情严重程度及预后的主要因素。肺动脉狭窄较轻者，可有左向右分流，此时患者可无明显发绀；肺动脉狭窄严重时，出现明显右向左分流，且因肺循环血流量进一步减少，临床表现为明显发绀。

在动脉导管关闭前，肺循环血流量减少程度轻，发绀可不明显。随着动脉导管关闭和漏斗部狭窄加重，发绀日渐明显。

患儿长期缺氧，红细胞代偿性增多，血液黏稠，可引起脑血栓和脑脓肿。

【临床表现】

1. 发绀　为该病的主要表现。在生后不久即有发绀，临床症状的严重程度与肺动脉狭窄程度成正比，发绀以唇、球结合膜、指（趾）等毛细血管丰富的部位明显。在吃奶、哭闹、活动后即可出现气急和发绀加重。

2. 蹲踞　患儿行走或活动时，因气急而主动下蹲片刻再起立行走，是患儿为缓解缺氧采取的一种被动体位和自我保护性动作。蹲踞时下肢屈曲，使静脉回心血量减少，减轻了心脏负荷；同时因下肢受压，体循环阻力增加，使右向左分流减少，缓解缺氧状态。

3. 阵发性缺氧发作　多见于婴儿，诱因有吃奶、哭闹、情绪激动、感染等，表现为阵发性呼吸困难，严重者可引起突然昏厥、抽搐。每次发作持续数分钟至数小时，多能自行缓解，也可因严重低氧血症或脑血管并发症而死亡。这可能是在肺动脉漏斗部狭窄的基础上，突然发生该处肌肉痉挛，引起一过性肺动脉梗阻，使脑缺氧加重所致。年长儿常诉头痛、头晕。

4. 杵状指（趾）　由于长期缺氧，可使指、趾端毛细血管扩张增生，局部软组织和骨组织也增生肥大，表现为指（趾）端膨大如鼓槌状。

5. 生长发育和心脏体征　患儿生长发育迟缓、消瘦，智能发育落后。心前区可见隆起，心前区搏动有抬举感，一般无震颤。胸骨左缘第 2～4 肋间可闻及Ⅱ～Ⅲ级收缩期喷射性杂音，此为肺动脉狭窄所致。肺动脉第二音减弱或消失。

常见的并发症为脑血栓、脑脓肿及感染性心内膜炎。

【辅助检查】

1. 血液检查　周围血红细胞计数和血红蛋白浓度明显增高，血细胞比容也增高，血小板降低，凝血酶原时间延长。

2.X 线检查　心脏大小正常或稍大，典型者胸部前后位片心影呈“靴状”，即心尖圆钝上翘，肺动脉段凹陷，肺门血管影细小，肺纹理减少，透亮度增加。

3. 心电图　电轴右偏，右心室肥大，狭窄严重者出现心肌劳损，右心房肥大。

4. 超声心动图　可见到主动脉内径增宽，骑跨于室间隔之上，室间隔中断，右心室内径增大，流出道狭窄，左心室内径缩小。彩色多普勒显示室间隔水平双向分流，右心室血液直接注入骑跨的主动脉内。

5. 心导管检查　右心室压力明显增高，与左心室相当，肺动脉压力明显降低，右心室与肺动脉出现明显压力阶差。心导管较易从右心室进入主动脉或左心室，不易进入肺动脉。

【治疗】

1. 一般治疗　预防感染，及时补液，防治脱水和并发症。尽量保持患儿安静，减少活动量，避免引起缺氧发作的诱因如贫血、感染。

2. 缺氧发作的治疗 可采取多种措施处理：①轻者使其取胸膝位即可缓解；②重者应立即吸氧；③皮下注射吗啡 0.1～0.2mg/kg，可抑制呼吸中枢，消除呼吸急促；④静脉应用碳酸氢钠纠正酸中毒；⑤静脉缓慢注射普萘洛尔，可减慢心率，缓解缺氧发作。对于经常有缺氧发作者，可口服普萘洛尔 1～3mg/（kg·d）预防。经上述处理后均无效者，需急症外科手术。

3. 外科治疗　目前随着小儿心脏外科手术的发展，只要肺动脉条件允许，年龄不再是限制手术的条件。轻症患者可考虑于 1 岁以后行根治手术，但较重患儿应尽早行根治术。年龄过小而肺动脉发育极差的患儿可先行姑息分流手术，待肺血管发育好转，一般情况改善后再行根治术。

第四节　病毒性心肌炎

病毒性心肌炎（viral myocarditis）是病毒侵犯心脏所致的炎性过程，除心肌炎外，部分病例可伴有心包炎和心内膜炎。本病临床表现轻重不一，轻者预后大多良好，重者可发生心力衰竭、心源性休克、甚至猝死。部分患者可迁延不愈，心脏肥大，遗有心肌永久性损害。据全国九省市“病毒性心肌炎协作组”调查，其发病率占住院病儿总数的 5.97%，占门诊病人总数的 0.14%。

【病因】

多种病毒皆可引起心肌炎。其中以柯萨奇病毒 B 组最常见，其他如腺病毒、EB 病毒、微小病毒 B_{19}、埃可病毒、脊髓灰质炎病毒、麻疹病毒、流感及副流感病毒、腮腺炎病毒、水痘病毒、单纯疱疹病毒、带状疱疹病毒及肝炎病毒等也可能致病。

【发病机制】

发病机制尚未完全清楚。近年来研究认为病毒性心肌炎的发病机制可能涉及病毒对心肌细胞的直接损害和病毒引起人体自身免疫反应而造成的心肌损害两个方面。急性期，病毒通过心肌细胞的相关受体侵入心肌细胞，致使心肌细胞发生代谢紊乱与营养障碍，导致心肌细胞溶解、坏死、水肿及间质炎症反应。另外，机体受病毒的刺激，激活细胞免疫和体液免疫反应，产生抗心肌抗体、白介素 -Ⅰα、肿瘤坏死因子 -α 和 γ- 干扰素等，诱导产生细胞黏附因子，促使细胞毒性 T 细胞（$CD8^+$）有选择地损害心肌组织。在患者血中可测到抗心肌抗体的增加，部分患者表现为慢性心肌炎，符合自身免疫反应。

【临床表现】

临床表现轻重不一，差异较大。多数在 1～3 周前有呼吸道或消化道感染史，继而出现心脏症状。

1. 症状　轻者可无明显自觉症状，仅有心电图改变；部分患儿诉乏力、多汗、纳差、心悸、气短、面色苍白及心前区不适等，可出现充血性心力衰竭和心律失常；新生儿和小婴儿可表现为拒乳、面色苍白、呼吸困难、发绀、烦躁、四肢凉、可出现高热及惊厥等症状；重型少见，呈暴发起病，可因严重心律失常致晕厥发作、心源性休克或猝死。部分患儿呈慢性进程，演变为扩张性心肌病。

2. 体征　心脏轻度扩大，可有心动过速、心音低钝、奔马律、期前收缩、房室传导阻滞等，一般无器质性杂音。发生充血性心力衰竭时肺部可闻及中细湿啰音，肝增大。重症患儿可突然发生心源性休克和严重心律失常。

【辅助检查】

1. 心电图检查　心肌受累明显者主要变化为：① ST 段下移，T 波低平、双向或倒置。②各种心律紊乱，以期前收缩尤其是室性期前收缩最常见；还可见室上性和室性心动过速、心房颤动、心室颤动、Ⅱ度或Ⅲ度房室传导阻滞等严重心律失常。因心电图缺乏特异性，应反复观查，以助诊断。

2. X 线检查　心影正常或轻度增大，心脏搏动减弱，慢性期心脏扩大明显。合并心力衰竭时双肺淤血、肺水肿。有心包炎时，可见心脏搏动减弱及积液征。

3. 血清酶测定　血清肌酸磷酸激酶（CPK）早期增高，其中以来自心肌的同工酶（CK-MB）增高为主，乳酸脱氢酶（LDH）及其同工酶（SLDH）在病程早期增高，提示有诊断意义。近年来发现心肌肌钙蛋白（cTnI 或 cTnT）的测定有助于对心肌炎的诊断。

4. 病原学检查　疾病早期，可通过咽拭子、咽冲洗液、粪便、血液分离到病毒，或用免疫荧光抗体检查找到心肌中有特异的病毒抗原；同时结合恢复期血清抗体滴度较早期血清升高 4 倍以上，有助于诊断。

5. 抗体测定与病毒核酸检测　补体结合抗体的测定以及用分子杂交法或聚合酶链反应（PCR）检测心肌细胞内的病毒核酸也有助于病原诊断。

6. 心肌活检　是确诊心肌炎和分期的指标，由于取材部位的局限性，阳性率不高。

【诊断】

采用中华医学会儿科学分会心血管学组 1999 年修订的《儿童病毒性心肌炎诊断标准》。

1. 临床诊断依据

（1）心功能不全、心源性休克或心脑综合征。

（2）心脏扩大（X 线及超声心动图检查具有表现之一）。

（3）心电图改变　以 R 波为主的 2 个或 2 个以上主要导联（Ⅰ、Ⅱ、aVF、V5）的 ST-T 改变持续 4 天以上伴动态变化，窦房、房室传导阻滞，完全性右束支或左束支传导阻滞，成联律、多型、多源、成对或并行性期前收缩，非房室结及房室折返引起的异位性心动过速，低电压（新生儿除外）及异常 Q 波。

（4）CK-MB 升高或心肌肌钙蛋白（cTnI 或 cTnT）阳性。

2. 病原学诊断依据

（1）确诊指标：自患者心内膜、心肌、心包（活检、病理）或心包穿刺液检查发现下列一项即可确诊。①分离到病毒；②特异性病毒抗体阳性；③病毒核酸探针查到病毒核酸。

（2）参考依据：有以下之一者结合临床表现可考虑心肌炎由病毒引起：①自患儿粪便、咽拭子或血液分离出病毒，且恢复期血清中同型病毒抗体滴度较第一份血清升高或下降 4 倍以上；②病程早期血中特异性 IgM 抗体阳性；③用病毒核酸探针自患儿血中查到病毒核酸。

3. 确诊依据　①具备临床诊断依据两项，可临床诊断。发病同时或发病前 1～3 周有病毒感染的证据支持诊断者；②同时具备病原学确诊依据之一者，可确诊病毒性心肌炎；具备病原学参考依据之一者，可临床诊断为病毒性心肌炎；③凡不具备确诊依据，应给予必要的治疗和随诊，根据病情变化，确诊或除外心肌炎。④应除外风湿性心肌炎、中毒性心肌炎、先天性心脏病、结缔组织病以及代谢性疾病引起的心肌损害、甲状腺功能亢进症、原发性心肌病、原发性心内膜弹力纤维增生症、先天性房室传导阻滞、心脏自主神经功能异常、β 受体功能亢进及药物引起的心电图改变。

【治疗原则】

1. 一般治疗　急性期卧床休息到热退后 3～4 周，逐渐增加活动量。轻症患儿如仅有早搏等心律失常，则可适当缩短卧床休息时间；重症患儿一般需卧床休息半年以上，根据具体情况逐渐增加活动量。

2. 药物治疗：①抗病毒治疗：适用于病毒感染早期，但疗效不确定；②改善心肌代谢：包括磷酸肌酸、1，6- 二磷酸果糖、辅酶 Q10、能量合剂、大剂量维生素 C 等；③大剂量丙种球蛋白：通过免疫调节作用改善对心肌的损害；④糖皮质激素：一般不使用。对重症患儿合并心源性休克、Ⅲ度房室传导阻滞、严重心力衰竭时可足量、短期使用。

3. 其他治疗：①充血性心力衰竭：应用利尿剂、强心剂及血管扩张剂等。因为心肌炎时，心肌对洋地黄敏感性增高，耐受性差，应特别注意在使用洋地黄药物时剂量应偏小，并注意补充氯化钾，以免洋地黄中毒（详见第十七章第三节）；②心律失常：密切观察并进行心电监护。对发现多源性早搏、频发早搏、心动过速、心动过缓、完全性房室传导阻滞或扑动、颤动时应立即采取紧急处理措施；③抗凝治疗：用于严重左心室功能不良或已发生左心室栓子形成时，可用华法林、低分子肝素。

本章小结

本章的重点是先心病的分类，室间隔缺损、房间隔缺损、动脉导管未闭、法洛四联症的临床表现、辅助检查。难点为上述先心病的病理生理。房间隔缺损、室间隔缺损、动脉导管未闭型先天性心脏病均为左向右分流，均属潜在青紫型先心病，具有肺循环血流量增多，体循环血流量减少的共同特点，临床症状相似、X 线表现相似、均有肺动脉瓣听诊区第二心音（P2）亢进。不同点是：由于缺损位置，不同体征中杂音性质、位置不同，房室增大情况不同，因此心电图、心动图、心导管检查不同。法洛四联症具有肺循环血流量减少，体循环血流量增多（但血氧含量减少）的特点，症状、杂音、肺动脉瓣听诊区第二心音（P2）、X 线、心电图、心动图、心导管均与左向右分流型先心病不同。先心病的治疗应选择介入治疗或外科手术进行根治。

对病毒性心肌炎，结合病史、临床表现、实验室检查、心电图检查能够做出正确诊断、治疗以减轻心脏负担，改善心肌代谢和心功能，促进心肌修复为主。

思考题

1. 识记题

（1）简述法洛四联症的畸形组成和临床症状。

（2）概述左向右分流型先天性心脏病共同的临床特点。

2. 应用题　患儿，男，1 岁。生后 5 个月开始出现口唇发绀，体格矮小，小于同龄儿，活动后气促、游戏时喜蹲踞。查体：面色苍白，口唇青紫，身材小，手指细长，并有轻度杵状指，胸骨左缘第 2～4 肋间可闻及Ⅲ级以上全收缩期杂音，伴震颤，P2 减弱。请思考：①目前应做什么检查以确诊？②分析做出初步诊断，写出诊断依据。③如何做好健康教育。

（陈洛民）

第十章　泌尿系统疾病

学习目标

通过本章内容的学习，学生应能：

识记：

列举小儿泌尿系统解剖生理特点；叙述肾小球肾炎、肾病综合征及泌尿道感染等疾病的临床表现及诊治措施。

理解：

解释上述疾病的病因及发病机制；区分单纯性肾病综合征和肾炎性肾病综合征的异同点；分析上述疾病的鉴别诊断。

应用：

根据本章知识点，能对上述疾病做出初步诊断并拟定治疗计划。

第一节　小儿泌尿系统解剖生理特点

一、解剖特点

1. 肾　与成人相比，小儿的肾相对大而重。婴儿肾位置较低，其下极可低至髂嵴以下第 4 腰椎水平，2 岁以后达髂嵴以上。右肾位置稍低于左肾。因为婴儿两肾相对较大，位置又低，腹壁肌肉薄而松弛，故 2 岁以内健康儿童腹部触诊时易扪及肾。

2. 输尿管　婴幼儿输尿管长而弯曲，管壁肌肉和弹力纤维发育不良，容易受压及扭曲而导致梗阻，易发生尿潴留而诱发感染。输尿管与膀胱连接部的结构发育常不成熟，易发生膀胱、输尿管反流。

3. 膀胱　婴儿膀胱位置比年长儿高，尿液充盈时，膀胱顶部常在耻骨联合之上，易在腹部触及，随年龄增长逐渐下降至盆腔内。

4. 尿道　女婴尿道长度仅 1 cm（性成熟期 3 ~ 5 cm），且外口暴露又接近肛门，易污染。男婴尿道较长 5 ~ 6cm，但常有包茎，尿垢积聚时也易引起上行性细菌感染。

二、生理特点

1. 肾功能　肾有许多重要功能：①排泄体内代谢终末产物如尿素、有机酸等；②调节机体水、电解质、酸碱平衡，维持内环境相对稳定；③内分泌功能，产生激素和生物活性物质如促红细胞生成素、肾素、前列腺素等。以上生理活动，主要是通过肾小球滤过和肾小管重吸收、分泌及排泄来完成。儿童肾虽具备大部分成人肾的功能，但其发育是由未成熟逐渐趋向成熟。一般至 1 ~ 2 岁时接近成人水平。

（1）肾小球滤过率（GFR）：新生儿出生时肾小球滤过率比较低，平均约为 20ml/（$min \cdot 1.73m^2$），为成人的1/4，早产儿更低，3～6个月为成人的1/2，6～12个月时为成人的3/4，2岁时达成人水平，故不能有效地排出过多的水分和溶质。

（2）肾小管重吸收和排泄功能：新生儿葡萄糖、氨基酸、磷的肾阈值较成人低，易出现一过性的糖尿和生理性高氨基酸尿。新生儿血浆中醛固酮浓度较高，远端肾小管回吸收钠相应增加，且新生儿排钠能力较差，如输入过多钠，易发生钠潴留和水肿。生后10天内的新生儿由于排钾能力较差，故血钾偏高。

（3）浓缩和稀释功能：新生儿及婴幼儿由于肾小管的髓袢短，尿素形成量少（婴儿蛋白合成代谢旺盛）以及抗利尿激素分泌不足，使浓缩尿液功能不足，在应激状态下保留水分的能力低于年长儿和成人。婴儿每从尿中排出1 mmol溶质所需水分约1.4～2.4 ml，而成人仅需0.7 ml。脱水时婴幼儿尿渗透压最高不超过700 mmol/L，而成人可达1400 mmol/L，故入量不足时易发生脱水甚至诱发急性肾功能不全。新生儿及婴幼儿尿稀释功能接近成人，可将尿稀释至40 mmol/L，但因GFR较低，如输入大量液体或输液速度过快时易出现水肿。

（4）酸碱平衡：新生儿及婴幼儿容易发生酸中毒，主要原因：①肾功能不成熟，肾保留HCO_3^-的能力差，碳酸氢盐的肾阈低，仅为19～22 mmol/L，而成人为25～27mmol/L；②肾泌NH_3和H^+的能力低；③尿中排磷酸盐量少。

（5）肾的内分泌功能：新生儿的肾就已具有内分泌功能，血浆肾素、血管紧张素和醛固酮均等于或高于成人，生后数周内逐渐降低至成人水平。新生儿肾血流量低，因而前列腺素合成速率较低。由于胎儿血氧分压较低，故胚胎肾合成促红细胞生成素（EPO）较多，红细胞数量高于成人，生后随着血氧分压增高，EPO合成减少，故红细胞数量逐渐降至正常。婴儿血清$1,25(OH)_2D_3$水平高于儿童期。

2. 小儿排尿及尿液特点

（1）排尿次数：约93%新生儿在生后24h内，99%在48h内排尿。如超过72h仍未排尿，则应考虑有泌尿道或肾疾患。生后头几天内，因摄入量少，每日排尿仅4～5次；1周后因新陈代谢旺盛，进水量较多而膀胱容量小，排尿突增至每日20～25次；1岁时每日排尿15～16次，至学龄前和学龄期每日6～7次。

（2）排尿控制：小儿正常排尿机制在婴儿期由脊髓反射完成，以后建立脑干-大脑皮层控制，至3岁已能控制排尿。在1.5～3岁之间，主要通过控制尿道外括约肌和会阴肌控制排尿，如3岁后仍保持这种排尿机制，不能控制膀胱逼尿肌收缩，则出现不稳定膀胱，表现为白天尿频尿急，偶然尿失禁和夜间遗尿。

（3）尿量：每日尿量变化较大，除个体差异性外，还与小儿每日液体入量、食物种类、气温、活动量等有关。新生儿生后48h正常尿量一般为1～3 ml/（$kg \cdot h$），生后2天内平均尿量为30～60 ml/d，婴儿为400～500 ml/d，幼儿为500～600 ml/d，学龄前期儿童为600～700ml/d，学龄期儿童为800～1400 ml/d。若新生儿尿量＜1.0 ml/（$kg \cdot d$）为少尿，＜0.5 ml/（$kg \cdot d$）为无尿。学龄期儿童每日排尿量＜400 ml，学龄前儿童＜300 ml，婴幼儿＜200 ml时为少尿；每日尿量＜50 ml为无尿。如每日尿量超过正常3倍以上则为多尿。

（4）尿液外观：出生后几天内尿色深，放置后有红褐色沉淀，此为尿酸盐结晶，数日后尿色变淡。正常婴幼儿尿液淡黄透明，但在寒冷季节放置后可有盐类结晶析出而变混浊，当尿酸盐加热后，磷酸盐加酸后可溶解，尿液转清，此可与脓尿或乳糜尿鉴别。

（5）尿液检查：①尿渗透压和比重：新生儿尿渗透压多为低渗，平均为240 mmol/L，尿比重为1.006～1.008，1岁后接近成人水平，为500～800 mmol/L，尿比重范围为1.003～1.030；②酸碱度：出生后头几天呈酸性，以后接近中性或弱酸性，pH多为4.8～7.8；③尿蛋白：定量

≤100 mg/（m^2·24h），定性为阴性，如尿蛋白含量>150 mg/24h 或>4 mg（m^2·h）或>100 mg/L，定性检查阳性即为异常。④尿细胞和管型：正常小儿新鲜尿液离心后沉渣显微镜检查，RBC<3 个 /HP，WBC<5 个 /HP，一般无管型。⑤ 12 小时尿细胞计数（Addis count）：RBC <50 万、WBC <100 万、管型<5000 个为正常。

第二节　急性肾小球肾炎

案例 10-1

患儿，男，8 岁。以“水肿、尿少 4 天”就诊。2 周前有上呼吸道感染史，4 天前无明显诱因出现疲乏无力，双下肢水肿和少尿，尿色较深。查体：BP 140/90mmHg，眼睑水肿，双下肢非凹陷性水肿。实验室检查：血常规：Hb102g/L，RBC 5.7×10^{12}/L，WBC4.8×10^{9}/L，N0.34，L0.65，PLT312×10^{9}/L。尿常规：尿蛋白（+），尿镜检：红细胞 8～11/HP。

问题与思考：

（1）该患儿最可能的疾病是什么？应进一步做什么检查以明确诊断？诊断依据是什么？（2）目前最主要的治疗方案是什么？（3）考虑应和哪些疾病鉴别？制订治疗方案。

急性肾小球肾炎（acute glomerulonephritis，AGN）简称急性肾炎，是一组由多种病因导致、以自身免疫反应为主要发病机制的肾小球疾病。急性起病，以水肿、少尿、血尿、蛋白尿、高血压或肾功能不全为主要临床表现。多有前驱感染史。本病是我国儿童中最常见的泌尿系统疾病，多发生于 5～14 岁的儿童，男女之比是 2∶1。多见秋冬季节发病。

【病因】

绝大多数是 A 组 β 溶血性链球菌感染后引起，故又称急性链球菌感染后肾小球肾炎（acute poststreptococcal glomerulonephritis, APSGN），其他病原体如肺炎球菌、金黄色葡萄球菌、麻疹病毒、流感病毒、原虫等也可引起急性肾小球肾炎，但较少见。

【发病机制】

主要途径为呼吸道和皮肤感染，感染后 A 组 β 溶血性链球菌中的致肾炎菌株作为抗原，刺激机体产生相应抗体，形成抗原抗体复合物，沉积在肾小球毛细血管并激活补体系统，引起免疫反应和炎症反应。导致肾小球毛细血管管腔狭窄，甚至闭塞，使肾小球血流量减少，滤过率下降，体内水钠潴留，细胞外液和血容量增加，临床上出现不同程度的水肿、循环充血和高血压。重者可出现严重循环充血性、高血压脑病及急性肾衰竭。同时由于免疫损伤引起肾小球基底膜基层断裂，有形成分漏出增多，出现蛋白尿、血尿、管型尿等一系列临床表现（图 10-1）。

【病理】

以肾小球的病理改变为主，表现为毛细血管内弥漫性、渗出性、增生性肾小球肾炎改变。光镜下可见程度不等的肾小球体积增大、肿胀，内皮细胞和系膜细胞增生肿胀，基质增生，炎性细胞浸润。毛细血管腔狭窄甚或闭塞、塌陷。肾小球囊内可见红细胞、球囊上皮细胞增生，部分患儿可见到新月体。肾小管病变较轻，呈上皮细胞变性，间质水肿及炎症细胞浸润。电镜检查可见电子致密物在上皮细胞下呈驼峰样沉积，此为本病的特征。免疫荧光检查在急性期可见粗颗粒状的 IgG、C_3 沉积在肾小球毛细血管袢和系膜区，亦可见到 IgM 和 IgA 沉积。

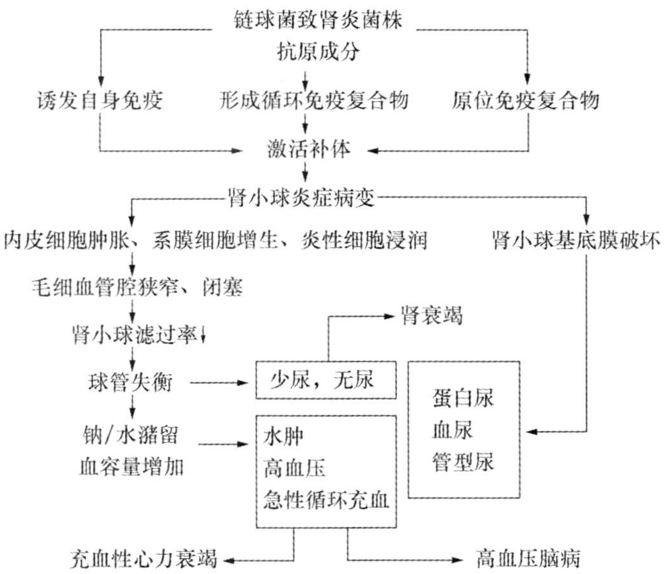

图 10-1　急性链球菌感染后肾炎的发病机制示意图

【临床表现】

临床表现差别大，轻者仅表现为无症状性镜下血尿，重者可呈急进性过程，迅速出现肾功能不全。

（一）前驱感染

约 90% 病例有 A 组 β 溶血性链球菌的前驱感染史，以呼吸道及皮肤感染为主，在前驱感染后经 1～3 周无症状的间歇期而急性起病。咽部感染间歇期 6～12 天，皮肤感染间歇期约 14～28 天。

（二）典型表现

1. 水肿、少尿　水肿是最常见的症状，表现为晨起眼睑及颜面部水肿，可波及全身，多为轻度或中度非凹陷性水肿。同时伴尿量减少。

2. 血尿　几乎所有患儿均有血尿，肉眼血尿约占 1/2，尿色与尿的酸碱度有很大关系，如酸性尿呈浓茶色，中性或弱碱性尿则呈鲜红色或洗肉水样。肉眼血尿多在 1～2 周内消失，镜下血尿可持续 3～6 个月，少数患儿可持续半年或更久。可伴有不同程度的蛋白尿。

3. 高血压　30%～80% 的患儿有高血压，可有头晕、眼花、恶心等，多在 1～2 周内随尿量的增多而降至正常，个别可持续 3～4 周。

少数患儿表现有一过性的氮质血症，血尿素氮和肌酐在 2 周内随水肿消退而下降。

（三）严重表现

少数患儿在疾病早期（2 周内）可出现下列严重症状，应及早发现，及时处理。

1. 严重循环充血　主要因水、钠潴留，血容量大量增加所致。多发生在起病 1 周内，出现呼吸急促、咳嗽、端坐呼吸、肺底可闻及细小湿啰音。严重者吐粉红色泡沫痰、心脏扩大、心率增快，甚至出现奔马律、颈静脉充盈或怒张，肝大等。

2. 高血压脑病　一般认为是脑血管痉挛，缺血、缺氧使毛细血管通透性增高而发生脑水肿；也有学者认为是水钠潴留、血容量增多，血压升高，使脑组织血流灌注急剧增多所致。学龄儿童血压达 150/90mmHg，学龄前儿童达 130/80mmHg，出现剧烈头痛、恶心、呕吐、烦躁不安、一过性失明、惊厥和昏迷等症状。

3. 急性肾功能不全　常于病程初期出现。表现为尿量显著减少甚至无尿，血尿素氮和肌酐明显增高，并有电解质紊乱和代谢性酸中毒等。

（四）非典型表现

1. 无症状性急性肾炎　临床无明显症状，患儿仅有镜下血尿及血清补体下降。

2. 肾外症状性急性肾炎　临床有水肿、高血压，但尿改变不明显，可有链球菌前驱感染史，血清 C_3 水平降低。

3. 以肾病综合征表现的急性肾炎　少数患儿起病表现为急性肾炎，但有大量蛋白尿和严重水肿，血中白蛋白下降、胆固醇增高，临床表现类似肾病综合征。此型临床恢复较缓慢。

【辅助检查】

1. 尿常规　尿检可见大量红细胞，亦可见到透明颗粒或红细胞管型。尿蛋白定性通常为 + ~ +++。

2. 血液检查　有轻度贫血，为血容量增加、血液稀释所致。白细胞轻度升高或正常。血沉增快。

3. 抗链球菌溶血素 O（ASO）测定　阳性率可达 50% ~ 80%，通常为链球菌感染后 2 ~ 3 周开始升高，3 ~ 5 周达高峰，50% 于 3 ~ 6 个月恢复正常，75% 于 1 年内恢复正常。

4. 肾功能检查　部分患儿，血肌酐升高，内生肌酐清除率降低，尿浓缩功能受损。重症患者可出现血尿素氮和肌酐明显增高，高钾血症和代谢性酸中毒。

5. 血清补体测定　80% ~ 90% 的患儿急性期时血清补体 C_3 下降，多在 6 ~ 8 周恢复正常。血清补体 C_3 的规律性变化对急性肾炎的鉴别诊断有重要意义。

6. 肾病理活检　当急性肾炎患儿出现以下情况时应考虑肾组织活检：①持续性肉眼血尿达 3 个月以上者；②持续性蛋白尿和血尿达 6 个月以上者；③发展为肾病综合征者；④肾功能持续减退者。

【诊断和鉴别诊断】

典型病例根据：①前驱感染史：起病前 1 ~ 3 周有链球菌感染史；②临床表现：水肿、少尿、血尿、高血压；③实验室检查：急性期 ASO 升高、血清补体 C_3 降低，即可诊断。考虑有急进性肾炎或临床表现、化验检查不典型或病情迁延者可进行肾穿刺活体组织检查，以确定诊断。急性肾炎必须注意和以下疾病鉴别。

1. 其他病原体感染的肾小球肾炎　可从原发感染灶及各自临床特点进行鉴别。

2. IgA 肾病　常在上呼吸道感染 1 ~ 2 天后出现血尿，其主要症状为反复发作性肉眼血尿，多无水肿、高血压、血清补体 C_3 正常。确诊需进行肾活检。

3. 慢性肾炎急性发作　既往肾炎史不详，前驱感染不明显，除了有肾炎症状外患儿多有贫血、生长发育落后、肾功能异常等，低比重尿或固定低比重尿，尿改变以蛋白增多为主。

4. 原发性肾病综合征　具有肾病综合征表现的急性肾炎需与该病鉴别。若患儿呈急性起病，有明确的链球菌感染证据，血清 C_3 降低有助于急性肾炎的诊断，必要时可行肾活检。

5. 其他　还应与急进性肾炎、紫癜性肾炎、狼疮性肾炎等疾病鉴别。

【治疗】

本病无特异性治疗。主要采取以对症治疗为主的综合性治疗措施。治疗原则为清除残留感染病灶，纠正水电解质紊乱，防治并发症，保护肾功能，促进自然恢复。

（一）严格休息

急性期（起病 2 周内）需绝对卧床 2 ~ 3 周，直到肉眼血尿消失，水肿减退，血压正常，方可下床轻微活动。血沉恢复正常可上学，但应避免重体力活动。尿沉渣细胞绝对计数正常后方可恢复体力活动。

（二）饮食管理

有水肿、高血压者应限盐限水。食盐以 60mg/（kg·d）为宜。有氮质血症者应限蛋白，可给优质动物蛋白 0.5 g/（kg·d）。患儿尿量增加、水肿消退、血压正常、氮质血症消除后恢复正常饮食。

（三）控制感染

对仍有咽部或皮肤感染灶者用青霉素 7～10 天，消除残留感染病灶。

（四）对症治疗

1. 利尿　经控制水、盐入量仍有水肿、少尿者可用噻嗪类利尿剂，如氢氯噻嗪 1～2 mg/（kg·d），分 2～3 次口服。无效时可使用袢利尿剂，如呋噻米，口服剂量 2～5 mg/（kg·d），注射剂量 1～2mg/（kg·次），每日 1～2 次（应注意静脉注射剂量过大时可有一过性耳聋）。

2. 降压　凡经休息，控制水、盐摄入、利尿等处理，血压仍高者均应给予降压药。首选硝苯地平，开始剂量为 0.25 mg/（kg·d），最大剂量 1mg/（kg·d），分 3 次口服。亦可选用卡托普利，初始剂量为 0.3～0.5 mg/（kg·d），最大剂量为 5～6 mg/（kg·d），分 3 次口服，与硝苯地平交替使用降压效果更佳。

（五）严重病例的治疗

1. 高血压脑病的治疗　首选高效、快速降压药，常用硝普钠 5～20 mg 加入 5% 葡萄糖液 100 ml 中，以 1μg/（kg·min）速度静脉点滴，根据血压控制情况调节滴速，防止出现低血压和停药时反跳。降压同时予以止痉、利尿、脱水、给氧等治疗。

2. 严重循环充血的治疗　①严格限制水盐摄入；②使用快速、强效利尿剂，如呋噻米，每次 1mg/kg；③扩血管：硝普钠的用法同上。

3. 急性肾功能不全的治疗　严格限制液体的入量，维持水电解质酸碱平衡，降压利尿及对症处理，必要时可采取透析治疗。

【预后和预防】

95% APSGN 病例能完全恢复，小于 5% 的病例可有持续尿异常，死亡病例在 1% 以下，主要死因是急性肾衰竭。防治感染是预防急性肾炎的根本。平时注意加强锻炼和皮肤卫生，减少呼吸道及皮肤感染。

第三节　肾病综合征

案例 10-2

患儿，男，5 岁。主诉因水肿、尿少 2 周来就诊。查体：血压 140/90mmHg，可见全身明显水肿，双下肢凹陷性水肿，阴囊明显水肿。实验室检查：血清白蛋白 20g/L，尿蛋白（++++），尿红细胞 9～13/HP。

问题与思考：

（1）该患儿最可能的疾病是什么？应进一步做什么检查以明确诊断？诊断依据是什么？（2）可能出现哪些并发症？（3）目前最主要的治疗方案是什么？

肾病综合征（nephrotic syndrome，NS）简称肾病，是一组由多种原因引起的肾小球基底膜通透性增加，导致大量血浆蛋白质从尿中丢失而引起的临床综合征。其临床特点为大量蛋白尿、低白蛋白血症、高脂血症和明显水肿。其中大量蛋白尿和低白蛋白血症两项是诊断的必备条件。肾病综合征发病率仅次于急性肾炎，发病年龄多为学龄前儿童，男女比例约为 3.7∶1。肾病综合征按病因可分为原发性、继发性和先天性三种类型，儿童90%以上是原发性肾病综合征。本节主要叙述原发性肾病综合征（primary nephritic syndrome，PNS）。

【病因与发病机制】

PNS的病因和发病机制目前尚不明确。近年来研究认为各种原因（如细胞免疫和体液免疫功能紊乱，免疫损伤等）导致肾小球滤过膜的电荷屏障和（或）孔径屏障受损，继而血浆蛋白从尿中丢失是肾病综合征发病机制的重要环节。原发性肾病综合征微小病变型主要是肾小球滤过膜阴离子丢失致静电屏障破坏，使大量带负电荷的中分子血浆蛋白滤出，形成高选择性蛋白尿。而非微小病变型肾病综合征主要由于孔径屏障受损，使大中分子量的多种蛋白也同时滤出，形成非选择性蛋白尿。

另有研究发现肾病综合征发病与遗传和环境因素有关。

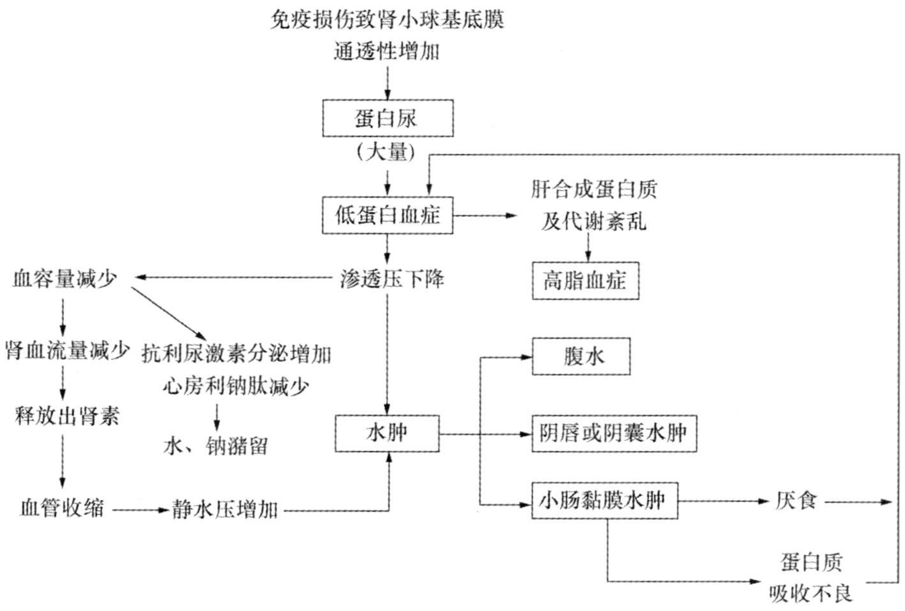

图10-2 肾病综合征发病机制示意图

【病理生理】

大量蛋白尿是最重要的病理生理基础，是导致本病其他三大特点的根本原因。

1. 大量蛋白尿　肾小球基底膜的通透性增高，大量蛋白漏出，持续大量蛋白尿会引发和促进肾小管系膜硬化和肾间质病变，将逐渐导致肾功能损伤。此外，血液中抗体和补体系统的因子从尿中丢失使患儿免疫力低下；抗凝血酶Ⅲ丢失使患儿处于高凝状态。

2. 低蛋白血症　是PNS病理生理改变的中心环节。尿中丢失大量蛋白和从肾小球滤出的血浆白蛋白被肾小管重吸收分解是低蛋白血症的主要原因；而肝合成蛋白的代偿能力不足及患儿胃肠道有少量蛋白丢失也可使血浆蛋白进一步降低。

3. 高脂血症　是低蛋白血症刺激肝合成脂蛋白增加，其脂蛋白酯酶活性下降，造成脂蛋白分解代谢障碍所致。表现为血清总胆固醇、三酰甘油和低密度、极低密度脂蛋白均增高。高脂血症可促进了动脉硬化的形成；持续高脂血症，脂质从肾小球滤出，可导致肾小球硬化和肾间质纤维化。

4. 水肿　水肿是多种因素综合作用的结果。①低蛋白血症导致血浆胶体渗透压降低，当血浆白蛋白低于25 g/L时，液体在间质区潴留；低于15 g/L可有腹水或胸腔积液；②由于血容量减少，刺激压力和容量感受器，促使抗利尿激素和肾素-血管紧张素-醛固酮分泌增加、心钠素分泌减少，最终使远端肾小管钠、水吸收增加，导致钠、水潴留；③低血容量使交感神经兴奋性增高，

近端肾小管 Na^+ 吸收增加；④某些肾内因子改变了肾小管管周体液平衡机制，使近曲小管 Na^+ 吸收增加。

【病理】

PNS 的主要病理改变在肾小球。常见以下几种病理类型：微小病变，局灶性节段性肾小球硬化，膜性增生性肾小球肾炎，单纯系膜增生，增生性肾小球肾炎，局灶性球性硬化，膜性肾病等。儿童肾病综合征以微小病变型最多见，约占 76.4%。

【临床表现】

一般起病隐匿，起病前大约 30% 有病毒感染或细菌感染史，约 70% 肾病复发与病毒感染或过敏有关。原发性肾病综合征分为单纯性肾病和肾炎性肾病两型。

1. 单纯性肾病　是小儿肾病综合征最常见的类型。2～7 岁居多，男女比为 2∶1。多数起病缓慢，一般情况尚好，水肿最常见，开始见于眼睑，以后逐渐遍及全身，凹陷性，严重者可有腹水或胸腔积液，常伴有尿量减少，可伴有乏力、食欲缺乏、颜面苍白等。

2. 肾炎性肾病　发病年龄常在 7 岁以上，水肿较单纯性肾病轻，一般为非凹陷性水肿，除有单纯性肾病的四大症状外，伴有明显血尿、高血压、肾功能不全、持续低补体血症之一者可诊断为肾炎性肾病。

【并发症】

1. 感染　是最常见的并发症。常见呼吸道、皮肤、泌尿道感染和原发性腹膜炎等，其中呼吸道感染约占 50% 以上，以病毒感染多见，结核分枝杆菌感染亦应引起重视。另外，由于糖皮质激素和免疫抑制剂的使用，应防治条件致病菌引起的院内感染。

2. 电解质紊乱　常见的电解质紊乱有低钠、低钾、低钙血症。最常见的是低钠血症，其临床表现可有厌食、乏力、嗜睡、血压下降甚至出现休克、抽搐等。可能与患儿不恰当长期禁盐或长期食用不含钠的食盐代用品、过多使用利尿剂以及感染、呕吐、腹泻等因素有关。

3. 血栓形成　肾病时血液高凝状态容易造成各种动、静脉血栓形成，以肾静脉血栓形成最常见，表现为突发腰痛、出现血尿或血尿加重、少尿甚至发生肾衰竭。此外，还可出现下肢深静脉血栓形成、肺栓塞、脑栓塞等。

4. 急性肾衰竭　极少数患儿可并发急性肾衰竭。

5. 肾小管功能障碍　少数 PNS 可引起肾小管功能损害，同时，大量尿蛋白的重吸收，可导致肾小管（主要是近曲小管）功能损害，出现肾性糖尿或氨基酸尿，严重者呈 Fanconi 综合征。

【辅助检查】

1. 尿液分析　尿蛋白定性多在 +++ 以上，24h 尿蛋白定量检查＞50mg/（kg·d）或＞40mg/（h·m^2），尿蛋白 / 尿肌酐（mg/mg）在正常儿童上限为 0.2，肾病患儿＞3.0。单纯性肾病偶见少量红细胞，肾炎性肾病可见红细胞、透明管型、颗粒管型等。

2. 血清蛋白、胆固醇和肾功能测定　血清总蛋白＜50g/L，白蛋白＜30g/L 可诊断为肾病综合征的低白蛋白血症。血浆胆固醇＞5.7 μmol/L 和三酰甘油升高，低密度脂蛋白（LDL）和极低密度脂蛋白（VLDL）增高，高密度脂蛋白（HDL）多正常。血尿素氮（BUN）、血肌酐（Cr）在肾炎性肾病综合征可升高，晚期可有肾小管功能损害。

3. 血清补体测定　单纯性肾病综合征患儿血清补体水平正常，肾炎性肾病综合征患儿补体可下降。

4. 经皮肾穿刺组织病理学检查　多数儿童肾病综合征不需要进行肾活检。肾活体组织检查指征：①对糖皮质激素治疗耐药或频繁复发者；②对临床或实验室证据支持肾炎性肾病或继发性肾病综合征者。

【诊断与鉴别诊断】

依据中华医学会儿科学会肾病学组 2000 年 11 月重修的儿童肾小球疾病临床分类诊断标准：

①大量蛋白尿（尿蛋白 +++ ~ ++++，1 周内 3 次，24h 尿蛋白定量＞50mg/（kg·d））；②血清白蛋白＜30g/L；③血浆胆固醇＞5.7 μmol/L ④不同程度的水肿。以上 4 项中大量蛋白尿和低蛋白血症是必备条件。其中临床上根据有无明显血尿、高血压、氮质血症和低补体血症，将原发性肾病综合征分为单纯性肾病和肾炎性肾病两型。

原发性肾病综合征还需与继发于全身性疾病的肾病综合征鉴别。

【治疗】

目前主要采用以糖皮质激素为主的综合治疗。

（一）一般治疗

1. 休息　除高度水肿或严重高血压或并发感染外，一般不需绝对卧床休息。病情缓解后可逐渐增加活动量。

2. 饮食　显著水肿和严重高血压时应短期限制水钠摄入，病情缓解后不必继续限盐。活动期病例供盐 1 ~ 2g/d。蛋白质摄入 1.5 ~ 2g/（kg·d），以优质蛋白（乳、鱼、蛋、禽、牛肉等）为宜。在应用糖皮质激素过程中每日应给予维生素 D 400U 及适量钙剂，也应考虑补充含钾食物。

3. 防治感染　当患儿并发感染时应积极控制感染，但不主张预防性应用抗生素。各种预防接种可导致肾病复发，故应推迟到完全缓解且停用激素 3 个月后进行。

4. 利尿　对糖皮质激素耐药或未使用糖皮质激素，而水肿较重者可配合使用利尿剂，但需密切观察出入水量、体重变化及电解质紊乱。

（二）糖皮质激素

是目前诱导肾病缓解的首选药物，泼尼松是治疗本病的主要药物。使用原则是：始量要足，减量要慢，维持要长。

1. 初治病例治疗方案

①短程疗法：泼尼松（prednisone）2.0 mg/（kg·d）(按身高标准体重，以下同)，最大量 60 mg/d，分 3 次服用，共 4 周。4 周后不管效应如何，均改为泼尼松 1.5 mg/kg 隔日晨顿服，继用 4 周，全疗程共 8 周，然后骤然停药。适用于单纯性肾病，因短程疗法易于复发，国内很少用。

②中、长期疗法：泼尼松 2.0mg/（kg·d），最大量 60 mg/d，分 3 次口服。若 4 周内尿蛋白转阴，则自转阴后至少巩固 2 周方可减量，以后改为 2.0mg/ kg 隔日晨顿服，继用 4 周，以后每 2 ~ 4 周减总量 2.5 ~ 5.0 mg，直至停药。疗程必须达 6 个月（中程疗法）。开始治疗后 4 周尿蛋白未转阴者可继服至尿蛋白阴转后 2 周，一般不超过 8 周。以后再改为 2.0 mg/kg 隔日晨顿服，继用 4 周，以后每 2 ~ 4 周减量一次，即总量的 2.5 ~ 5.0 mg，直至停药，疗程 9 个月（长程疗法）。中长疗程疗法适用于各种类型的肾病综合征。

激素疗效判断　①激素敏感型：以泼尼松足量治疗≤8 周尿蛋白转阴者；②激素耐药型：以泼尼松足量治疗 8 周尿蛋白仍阳性者；③激素依赖型：对激素敏感，但减量或停药 2 周内复发，恢复用量或再次用药又缓解并重复 2 ~ 3 次者；④频复发型：在病程中半年内复发≥2 次，或 1 年内复发≥3 次。

2. 频复发和激素依赖型肾病的治疗　①调整糖皮质激素的剂量和疗程：糖皮质激素治疗后或在减量过程中复发者，原则上再次恢复到初始剂量或上一个疗效剂量。或改隔日疗法为每日疗法，或将激素减量的速度放慢，延长疗程。同时注意查找患儿有无感染或影响糖皮质激素疗效的其他因素存在。②更换糖皮质激素制剂：对泼尼松疗效较差的病例，可换用其他糖皮质激素制剂，如：曲安西龙（阿赛松）、曲安奈德（康宁克通 A）等。

（三）免疫抑制剂

主要用于肾病综合征频繁复发，糖皮质激素依赖、耐药或出现严重副作用者。在小剂量糖皮质激素隔日使用的同时可选用下列免疫抑制剂。

1. 环磷酰胺　最常用，一般剂量 2.0 ~ 2.5 mg/（kg·d），分 3 次口服，疗程 8 ~ 12 周，总

量不超过 200 mg/kg。或用环磷酰胺冲击治疗，剂量 10 ~ 12 mg/（kg·d），加入 5%葡萄糖盐水 100 ~ 200 ml 内静滴 1 ~ 2 h，连续 2 天为 1 个疗程。每 2 周重复 1 个疗程，累积量<150 ~ 200 mg/kg。副作用有：近期副作用白细胞减少，脱发，肝功能损害，出血性膀胱炎等，少数可发生肺纤维化；远期副作用为性腺损害。故可根据病情需要小剂量、短疗程、间断用药，用药期间注意多饮水；避免青春期前和青春期用药。

2. 其他免疫抑制剂　可根据病例需要选用苯丁酸氮芥、环孢素 A、硫唑嘌呤、霉酚酸酯及雷公藤多苷片等。

（四）抗凝及纤溶药物疗法

有高凝状态和纤溶障碍者，需加用抗凝和溶栓治疗。

1. 肝素钠　1 mg/（kg·d），加入 10%葡萄糖液 50 ~ 100ml 中静脉点滴，每日 1 次，2 ~ 4 周为 1 个疗程。亦可选用低分子肝素。病情好转后改口服抗凝药维持治疗。

2. 尿激酶　有直接激活纤溶酶溶解血栓的作用。一般剂量 3 万 U ~ 6 万 U/d，加入 10%葡萄糖液 100 ~ 200ml 中静脉滴注，1 ~ 2 周为 1 个疗程。

3. 口服抗凝药　双嘧达莫 5 ~ 10mg/（kg·d），分 3 次饭后服，6 个月为 1 个疗程。

（五）免疫调节剂

左旋咪唑 2.5 mg/kg，隔日用药，疗程 6 个月。

（六）血管紧张素转换酶抑制剂

对改善肾小球局部血流动力学，减少尿蛋白，延缓肾小球硬化有良好作用。尤其适用于伴有高血压的肾病综合征。常用制剂有卡托普利、依那普利、福辛普利等。

（七）中药治疗

可根据辨证施治原则进行治疗。

【预后】

肾病综合征的预后转归与其病理变化和对糖皮质激素治疗反应关系密切。微小病变型预后最好，局灶节段性肾小球硬化预后最差。微小病变型 90% ~ 95%的患者对首次应用糖皮质激素有效，其中 85%可有复发，复发在第一年比以后更常见。3 ~ 4 年未复发者，其后有 95%的机会不复发。

本病病情迁延易复发，应做好家长的宣教工作，树立信心坚持系统正规的治疗，并积极防治并发症。

第四节　泌尿道感染

泌尿道感染（urinary tract infection，UTI）是指病原体侵入泌尿道，在尿液中生长繁殖，并侵犯尿路黏膜或组织而引起的损伤。按病原体侵袭的部位不同，分为肾盂肾炎、膀胱炎、尿道炎。肾盂肾炎又称上尿路感染；膀胱炎和尿道炎合称下尿路感染。因小儿尿路感染较少局限在尿路某一部位，且临床上又难以准确定位，故常统称为泌尿道感染。

据统计，女性泌尿道感染高于男性，但新生儿或婴幼儿早期，男性发病率却高于女性。无症状性菌尿是儿童泌尿道感染的一个重要组成部分，可见于各年龄、性别儿童，但以学龄期女孩更常见。

【病因】

致病菌主要为细菌感染，绝大多数为革兰阴性杆菌，其中大肠埃希菌占 80% ~90%，其次为副大肠埃希菌、变形杆菌、克雷伯杆菌、铜绿假单胞菌，少数为肠球菌和葡萄球菌。新生儿泌尿道感染以克雷伯杆菌和肠球菌多见，1 岁以上男孩主要致病菌为变形杆菌，而 10～16 岁女孩，以白色葡萄球菌常见。

【发病机制】

宿主内在因素与细菌致病性相互作用的结果。

（一）感染途径

1. 上行性感染　是泌尿道感染最主要的途径。致病菌从尿道口上行并进入膀胱，引起膀胱炎，膀胱内的致病菌再经输尿管移行至肾，引起肾盂肾炎。引起上行性感染的致病菌主要是大肠埃希菌，其次是变形杆菌或其他肠杆菌。

2. 血行感染　致病菌经血源途径到达肾侵袭尿路，最常见的致病菌为金黄色葡萄菌，多发生在新生儿和小婴儿。

3. 淋巴感染和直接蔓延　结肠内的细菌和盆腔感染可通过淋巴管感染肾，肾周围邻近器官和组织的感染也可直接蔓延。这两种途径都是很少见的。

（二）解剖及免疫特点

1. 解剖特点　女婴尿道短、直、宽，男婴包皮较长及先天性泌尿道畸形等因素，易造成上行性感染。

2. 尿道周围菌种的改变及尿液性状的变化　为大肠埃希菌入侵和繁殖创造了条件。

3. 免疫因素　患儿分泌型 IgA 生成不足，会增加泌尿道感染的机会。

4. 膀胱的防御机制　正常情况下，排尿可以将入侵膀胱的细菌冲洗出去不会发生滞留而繁殖。如膀胱排空功能紊乱、神经性膀胱等出现残存尿时，细菌不能被冲走，则增加尿路感染的危险性。

（三）细菌毒力

宿主无特殊易感染内在因素，微生物的毒力是决定能否引起上行性感染的主要因素。

【临床表现】

（一）急性泌尿道感染

是指病程在 6 个月内者。临床症状随患儿年龄组的不同存在着较大差异。

1. 新生儿　多以血行感染所致。临床症状极不典型，多以全身症状为主，如发热或体温不升、苍白、吃奶差、呕吐、腹泻等。许多患儿有生长发育停滞，体重增长缓慢或不增，伴有黄疸者较多见。部分患儿可有嗜睡、烦躁甚至惊厥等神经系统症状。

2. 婴幼儿　临床症状不典型，以全身症状为主，如拒食、呕吐、腹泻等，发热最突出。局部排尿刺激症状可不明显，但可发现有排尿时哭闹不安，尿布有臭味和顽固性尿布疹等。

3. 年长儿　上尿路感染时发热、寒战、腹痛等全身症状突出，常伴有腰痛和肾区叩击痛，肋脊角压痛等，同时伴有尿路刺激症状，部分可出现肉眼血尿。下尿路感染时多表现为尿频、尿急、尿痛、排尿困难等尿路刺激症状，有时可见肉眼终末血尿和遗尿，全身症状可不明显或缺如。

（二）慢性泌尿道感染

是指病程迁延或反复发作在 6 个月以上，伴有贫血、消瘦、生长迟缓、高血压或肾功能不全者。

（三）无症状性菌尿

在常规的尿过筛检查中，发现健康儿童存在着有意义的菌尿，但无任何尿路感染症状。可见于各年龄组，以学龄女孩常见。多伴有尿路畸形和既往尿路感染史。病原体多数是大肠埃希菌。

【辅助检查】

1. 尿常规检查及尿细胞计数　①尿常规检查：清洁中段尿离心沉渣中白细胞＞10 个 / HPF，即可怀疑为尿路感染。血尿也很常见。肾盂肾炎患者有中等蛋白尿、白细胞管型尿及晨尿的比重和渗透压减低。②尿细胞计数：使用 1 小时尿白细胞排泄率测定，发现白细胞数＞30×10^4/h 为阳性，即有临床诊断意义；$<20\times10^4$/h 为阴性，可排除尿路感染。

2. 尿培养细菌学检查　尿细菌培养及菌落计数是诊断尿路感染的主要依据。通常认为清洁中段尿培养菌落数$>10^5$/ml 可确诊。$10^4\sim10^5$/ml 为可疑，$<10^4$/ml 系污染；但菌落数计数$<10^4$/ml，且两次尿培养为同一种细菌可确定诊断。通过耻骨上膀胱穿刺获取的尿培养，只要有细菌生长，即有诊断意义。

3. 尿液直接涂片法找细菌　油镜下如每个视野都能找到一个细菌，表明尿内细菌数$>10^5$/ml 以上。

4. 其他　凡经过抗菌治疗 4～6 周，病情迁延和反复感染，怀疑尿路结构异常者可进行以下检查，如肾功能测定、影像学检查、B 超检查、静脉肾盂造影加断层摄片等。

【诊断与鉴别诊断】

典型病例根据临床表现和实验室检查不难诊断，但对于婴幼儿、特别是新生儿，由于排尿刺激症状不明显或缺如，而全身表现较为突出，易致漏诊。凡符合下列条件者可诊断：清洁中段尿定量培养菌落数$\geqslant10^5$/ml 或球菌$\geqslant10^3$/ml 或耻骨上膀胱穿刺尿定性培养有细菌生长，即可确立诊断。

确诊后还应进一步明确以下内容：①本次感染为初染、复发或再感染；②确定致病菌的类型并做药敏试验；③有无尿路畸形如膀胱输尿管反流、尿路梗阻等，如有膀胱输尿管反流，还要进一步了解“反流”的严重程度和有无肾瘢痕形成；④感染的定位诊断，即上尿路感染或下尿路感染。泌尿道感染需与肾小球肾炎、肾结核等鉴别。

【治疗】

治疗目的是控制症状，根除病原体，去除诱发因素，预防再发。

（一）一般处理

1. 急性期需卧床休息，鼓励患儿多饮水以增加尿量，从而促进细菌和毒素的排出，女孩还应注意外阴部的清洁卫生。

2. 注意饮食，供给足够的热能、丰富的蛋白质和维生素，以增强机体的抵抗力。

3. 对症治疗　对高热、头痛、腰痛的患儿应给予解热镇痛剂缓解症状；对尿路刺激症状明显者，可用阿托品、山莨菪碱等抗胆碱药物治疗或口服碳酸氢钠碱化尿液，以减轻尿路刺激症状。

（二）抗菌药物治疗

1. 症状性泌尿道感染的治疗　对单纯性泌尿道感染，在进行尿细菌培养后，初治首选复方磺胺异噁唑（SMZ Co），按 SMZ 50 mg/（kg·d），三甲氧苄氨嘧啶（TMP）10 mg/（kg·d）计算，分 2 次口服，连用 7～10 天。对上尿路感染或有尿路畸形患儿，在进行尿细菌培养后，一般选用两种抗菌药物联合应用。新生儿和婴儿用氨苄西林 75～100mg/（kg·d）静注，加头孢噻肟钠 50～100 mg/（kg·d）静注，连用 10～14 天；1 岁后患儿用氨苄西林 100～200 mg/（kg·d）分 3 次滴注，或用头孢噻肟钠，也可用头孢曲松钠 50～75mg/（kg·d）静脉缓慢滴注，疗程共 10～14 天。治疗开始后应连续 3 天送尿细菌培养，若 24h 后尿培养阴转，表示所用药物有效，否则按尿培养药敏试验结果调整用药。停药 1 周后再做尿培养一次。

2. 无症状菌尿的治疗　对单纯无症状菌尿一般无需治疗。但若合并尿路梗阻、膀胱输尿管反流或存在其他尿路畸形，或既往感染使肾留有陈旧性瘢痕者，则应积极选用上述抗菌药物治疗。疗程 7～14 天，继之给予小剂量抗菌药物预防，直至尿路畸形被矫治为止。

3. 再发泌尿道感染的治疗　再发泌尿道感染分复发和再感染两种类型，应根据尿细菌培养结果选用 2 种抗菌药物治疗，疗程 10～14 天为宜，后予以小剂量药物维持，以防再发。

（三）积极矫治尿路畸形，减少泌尿道感染机会

【预后与预防】

急性泌尿道感染经合理抗菌治疗后，多数于数日内治愈，但有近半数患者可复发或再感染。

泌尿道畸形与肾瘢痕形成关系密切，是影响儿童泌尿道感染预后的最重要因素。泌尿道感染的预防包括：①注意个人卫生，不穿紧身内裤，勤洗外阴以防止细菌入侵；②及时发现和处理男孩包茎、女孩处女膜伞、蛲虫感染等；③及时矫治尿路畸形，防止尿路梗阻和肾瘢痕形成。

本章小结

1. 急性肾小球肾炎是小儿泌尿系统疾病中占首位的疾病，主要临床表现为血尿，伴有不同程度的蛋白尿，水肿、少尿，高血压等，采用对症支持治疗等综合性治疗措施绝大多数可痊愈。

2. 肾病综合征可分为单纯性肾病综合征和肾炎性肾病综合征。单纯性肾病综合征临床表现为“三高一低”，肾炎性肾病综合征除了“三高一低”以外，还具有明显血尿、高血压、氮质血症、补体下降等特点，治疗首选糖皮质激素，应以始量足、减量慢、足疗程为原则，并注意药物的副作用。

3. 泌尿系感染主要是大肠埃希菌等细菌引起的尿路上行性感染，结合病史、临床表现、实验室检查可做出正确诊断。应合理选择抗菌药物，有尿路畸形者，矫正泌尿道畸形，防止复发。

思考题

1. 识记题

（1）急性肾小球肾炎的典型表现。

（2）如何区别单纯性肾病和肾炎性肾病。

2. 应用题刘某，男孩，6岁。因“水肿、尿少6天”于2014年2月15日入院。入院前2周有上呼吸道感染史，6天前无明显诱因出现疲乏无力，双下肢水肿和少尿，尿色较深。查体：BP 140/90mmHg，面色稍苍白，眼睑水肿，双侧扁桃体Ⅰ度肿大，双下肢非凹陷性水肿。实验室检查：血常规：Hb 102g/L,RBC 5.7×10^{12}/L，WBC4.8×10^9/L，N0.34，L0.65，PLT 312×10^9/L。尿常规：尿蛋白（＋），尿镜检：红细胞8～11/HP。请思考：①还需要什么检查以确诊？②分析做出初步诊断，写出诊断依据。

（张 莉）

第十一章　造血系统疾病

学习目标

通过本章内容的学习，学生应能：

识记：

描述小儿造血及血液特点；列出小儿贫血分度和分类；复述骨髓外造血、生理性贫血等定义。叙述缺铁性贫血、营养性巨幼细胞性贫血及特发性血小板减少性紫癜的临床表现及诊治措施。

理解：

解释上述疾病的病因及发病机制；区分缺铁性贫血及营养性巨幼细胞性贫血血象改变的异同点；分析上述疾病的鉴别诊断。

应用：

根据本章知识，能对上述疾病做出初步诊断并拟定治疗计划。

第一节　小儿造血和血液特点

一、造血特点

小儿造血可以分为胚胎期造血和生后造血两个阶段。

（一）胚胎期造血

血细胞的生成始自卵黄囊的血岛，然后在肝、脾等髓外造血器官，最后至骨髓。形成 3 个不同的造血期。

1. 中胚叶造血期　从胚胎第 3 周出现卵黄囊造血，之后在中胚叶组织中出现广泛的原始造血成分，主要为有核红细胞。第 6 周后卵黄囊造血功能开始减退。

2. 肝脾造血期　自胚胎 6～8 周后肝出现活跃造血组织，至 4～5 个月达高峰，之后逐渐减退。肝主要制造红系细胞。造血细胞亦见于脾、胸腺及淋巴结。淋巴造血从 10～12 周可见于胸腺及淋巴结。

3. 骨髓造血期　胚胎第 6 周时骨髓腔发育已初具规模，胚胎 4 个月时，骨髓开始造血，并迅速成为主要的造血器官。在 22 周时已非常活跃，可制造各系血细胞。从胚胎 32 周至出生时，所有的骨髓空间均被造血组织填满。出生 2～5 周后骨髓成为唯一的造血场所。

胎儿期造血的三个阶段不是截然分开的，而是互相交错，此消彼长的。

（二）生后造血

生后造血主要是骨髓造血。淋巴组织可产生淋巴细胞，在特定条件下可出现骨髓外造血。

1. 骨髓造血　骨髓为生后的主要造血器官，婴幼儿期所有骨髓均为红髓，全部参与造血。5～7 岁开始，脂肪组织逐渐代替长骨中的造血组织，变为黄髓。黄髓有潜在的造血功能，当需要增加造血时，可转变为红髓而恢复造血功能。小儿在出生后头几年由于缺少黄髓，故造血代偿潜力小，如果需要增加造血，就会出现髓外造血。

2. 骨髓外造血　在正常情况下，髓外造血甚少，仅限于脾、淋巴结生成淋巴细胞及单核细胞。当发生感染、贫血、溶血等需要增加造血时，肝、脾和淋巴结可随时适应需要，恢复到胎儿时的造血状态，出现肝、脾、淋巴结肿大，同时外周血中可出现有核红细胞或（和）幼稚中性粒细胞，这是小儿造血器官的一种特殊反应，称为骨髓外造血，感染及贫血纠正后即恢复正常。

二、血液特点

（一）血象特点

不同年龄小儿的血象有所不同。

1. 红细胞数及血红蛋白量　由于胎儿期处于相对缺氧状态，红细胞数和血红蛋白量较高，出生时红细胞数约（5.0～7.0）$\times 10^{12}$/L，血红蛋白量约为150～220g/L；未成熟儿与足月儿基本相等，少数可稍低。出生后骨髓造血功能暂时性降低，胎儿红细胞较大，寿命较短，破坏较多（生理性溶血）；婴儿生长发育迅速，循环血量迅速增加等因素，使红细胞数和血红蛋白量逐渐下降，至2～3个月时达到最低点，红细胞降至3.0×10^{12}/L左右，血红蛋白降至100g/L左右，出现轻度贫血（早产儿于生后3～7周可降至70～90g/L），称为生理性贫血。3个月后，红细胞数和血红蛋白量又缓慢增加，约于12岁时达成人水平。

网织红细胞数在初生3天内约为0.04～0.06，于生后4～7天迅速下降至0.003～0.01，3个月后回升，婴儿期以后约与成人相同。

2. 白细胞数及分类　出生时白细胞总数一般为（15～20）$\times 10^9$/L，生后12h左右平均为22×10^9/L，7～10天降至（10～12）$\times 10^9$/L，此数值一直维持于婴儿期，至学龄前期达8×10^9/L左右，8岁以后接近成人水平。白细胞分类主要反映中性粒细胞与淋巴细胞的相对变化，出生时中性粒细胞约占0.65，淋巴细胞约占0.30，生后4～6天两者所占比例相等，以后在婴幼儿期均是淋巴细胞占优势，尤其在婴儿期淋巴细胞约占0.60，中性粒细胞约占0.35，至4～6岁时两者比例又相等，以后中性粒细胞增多，淋巴细胞减少，逐渐达成人值。嗜酸性、嗜碱性粒细胞及单核细胞在各年龄期差别不大。

3. 血小板数　出生时可稍低，但各年龄期之间及与成人相比差别不大。

（二）血容量

小儿血容量相对较成人多，新生儿血容量约占体重的10%，平均为300ml；儿童约占体重的8%～10%；成人血容量约占体重的6%～8%。

第二节　小儿贫血概述

贫血（anemia）是指末梢血中单位容积内红细胞数和（或）血红蛋白量低于正常。根据WHO资料，血红蛋白值的低限：6个月 ～6岁为110g/L；6～14岁为120g/L。海拔每升高1000米，血红蛋白上升4%，低于此值称为贫血。6个月内婴儿由于生理性贫血等因素，血红蛋白值变化较大，目前尚无统一标准，我国小儿血液学会议暂定：新生儿Hb＜145g/L，1～4个月Hb＜90g/L，4～6个月＜100g/L者为贫血。

【贫血的分类】

（一）贫血程度分类

根据外周血血红蛋白含量不同可分为四度（表11-1）。

表 11-1　小儿贫血程度分类（血红蛋白量，g/L）

	轻度	中度	重度	极重度
小儿	正常低限 ~ 90	90 ~ 60	60 ~ 30	<30
新生儿	145 ~ 120	120 ~ 90	90 ~ 60	<60

（二）形态学分类

根据红细胞平均容积（MCV）、红细胞平均血红蛋白量（MCH）和红细胞平均血红蛋白浓度（MCHC），将贫血分为四类，见表 11-2。

表 11-2　贫血的细胞形态分类

	MCV（fl）	MCH（pg）	MCHC（%）
正常值	80 ~ 94	28 ~ 32	32 ~ 38
大细胞性	>94	>32	32 ~ 38
正细胞性	80 ~ 94	28 ~ 32	32 ~ 38
单纯小细胞性	<80	<28	32 ~ 38
小细胞低色素性	<80	<28	<32

（三）病因分类

根据贫血发生的原因进行分类，对明确诊断和指导治疗有重要意义。

1. 红细胞及血红蛋白生成不足

（1）缺乏造血物质：如缺铁性贫血、巨幼细胞性贫血、维生素 B_6 缺乏等。

（2）骨髓造血功能障碍：如再生障碍性贫血、白血病、肾性贫血等。

2. 红细胞破坏过快（溶血性贫血）

（1）红细胞内在缺陷：如红细胞膜缺陷引起的遗传性球形红细胞增多症等，红细胞酶缺陷引起的葡萄糖 -6- 磷酸脱氢酶（G-6-PD）缺乏症等，以及血红蛋白合成缺陷及结构异常引起的地中海贫血、异常血红蛋白病等。

（2）红细胞外在因素异常：包括免疫因素引起的新生儿溶血症、自身免疫性溶血性贫血、药物性免疫性溶血性贫血等，感染或理化因素如细菌、病毒、原虫感染，苯、铅、蛇毒、烧伤等引起的贫血以及脾功能亢进等。

3. 失血性贫血

（1）急性：如外伤性大出血等。

（2）慢性：如溃疡病、肠息肉、钩虫病等。

【临床表现】 临床表现与贫血发生的病因、急缓和轻重程度等有关，贫血本身的症状，主要是由于组织与器官缺氧而引起一系列临床表现。

1. 一般表现　皮肤、黏膜（甲床、结合膜及唇黏膜）苍白为突出表现，但当伴有黄疸、发绀或其他皮肤色素沉着改变时可掩盖贫血的表现。病程较长的患儿常有易疲倦、毛发干枯、营养低下、体格发育迟缓等症状。

2. 造血器官反应　当小儿发生贫血时，尤其是婴儿期，往往出现骨髓外造血，导致肝、脾和淋巴结肿大（再生障碍性贫血一般很少引起骨髓外造血），外周血中可出现有核红细胞、幼稚粒细胞。

3. 各系统表现

（1）循环和呼吸系统：可出现心动过速、脉搏加快、动脉压增高、呼吸加速，心前区可闻及杂音，这是机体对缺氧的代偿性反应。在重度贫血失代偿时，可出现心脏扩大和充血性心力衰竭。

（2）消化系统：胃肠蠕动及消化酶的分泌功能均受影响，出现食欲缺乏、恶心、腹胀或便秘等。偶有舌炎、舌乳头萎缩等。

（3）神经系统：常表现精神不振、嗜睡，注意力不集中、情绪易激动等。年长儿可有头痛、晕眩、眼前有黑点或耳鸣等。

【诊断步骤和诊断要点】

（一）确定有无贫血

根据病史和体检可初步考虑有无贫血，但主要靠外周血血红蛋白及红细胞数值来确定。

（二）判定贫血程度

一般根据血红蛋白及红细胞降低程度分为四度（表 11-1）。

（三）明确贫血的性质和原因

主要根据以下资料分析、判断。

1. 病史

（1）发病年龄：可提供诊断线索。对出生后即有严重贫血者要考虑产前、产时或产后失血；生后 24h 内出现贫血伴有黄疸者，以新生儿溶血症可能性大；婴儿期发病者多考虑营养缺乏性贫血、遗传性溶血性贫血；儿童期发病者多考虑慢性出血性贫血、再生障碍性贫血、其他造血系统疾病引起的贫血。

（2）病程经过和伴随症状：起病急、病程短者，提示急性溶血或急性失血；起病缓慢者，提示营养性贫血、慢性失血、慢性溶血等。如伴有黄疸和血红蛋白尿提示溶血；伴有呕血、便血、血尿、瘀斑等提示出血性疾病；伴有神经和精神症状如嗜睡、震颤等提示维生素 B_{12} 缺乏，伴有骨痛提示骨髓浸润性病变。

（3）喂养史：详细了解婴幼儿的喂养方法、添加辅食情况及饮食的质与量对诊断营养性贫血有重要意义。

（4）过去史：询问有无寄生虫病（特别是钩虫病）史，有无慢性感染、慢性肾病、严重结核病等病史，有无服用对造血系统有不良影响的药物史。

（5）家族史：家族或近亲中有无与遗传有关的贫血患者，如遗传性球形红细胞增多症、G-6-PD 缺乏症、地中海贫血等。

2. 体格检查

（1）生长发育：慢性贫血往往有生长发育障碍。重型 β 珠蛋白生成障碍性贫血，除发育障碍外还表现有特殊面貌，如颧、额突出，眼距宽，鼻梁低，下颌骨较大等。

（2）营养状况：营养不良常伴有造血物质缺乏引起贫血。

（3）皮肤、黏膜：其苍白的程度一般与贫血程度成正比。伴有皮肤、黏膜出血或瘀斑时要注意有无出血性疾病和白血病。伴有黄疸时提示溶血性贫血。

（4）指甲和毛发：缺铁性贫血的患儿指甲菲薄、脆弱，重者呈反甲。巨幼细胞性贫血患儿头发细黄、干稀、无光泽。

（5）肝、脾和淋巴结：肝脾轻度肿大多提示髓外造血；如肝脾明显肿大且以脾大为主者，多提示遗传性溶血性贫血；贫血伴有明显淋巴结肿大者，应考虑造血系统恶性病变（如白血病、恶性淋巴瘤）。

【辅助检查】

1. 血常规　红细胞计数和血红蛋白可确定有无贫血及其程度，MCV、MCH、MCHC 有助于形态分类，白细胞和血小板计数可协助诊断或初步排除造血系统其他疾病（如白血病）以及感染性疾病所致的贫血。

2. 红细胞形态　这是一项简单而又重要的检查方法。仔细观察血涂片中红细胞大小、形态及染色情况，对贫血的诊断有较大启示。如红细胞较小、染色浅、中央淡染色区扩大，多提示缺铁性贫血；红细胞呈球形，染色深提示遗传性球形红细胞增多症；红细胞大小不等，染色浅并有异型、靶形和碎片者，多提示地中海贫血；红细胞形态正常则见于急性溶血或骨髓造血功能障碍。还可同时观察血涂片中白细胞和血小板的形态和数量的改变，对判断贫血的原因也有帮助。

3. 网织红细胞计数　可反映骨髓造红细胞的功能。增多提示骨髓造血功能活跃，可见于急慢性溶血或失血性贫血；减少提示造血功能低下，可见于再生障碍性贫血、营养性贫血等。此外，在治疗过程中定期检查网织红细胞计数，有助于判断疗效。

4. 骨髓检查　骨髓穿刺涂片可直接了解骨髓造血细胞生成的质和量的变化，对某些贫血的诊断具有决定性意义，如白血病、再生障碍性贫血等，必要时可做骨髓活检。

5. 血红蛋白分析检查　如血红蛋白碱变性试验、血红蛋白电泳、包涵体生成试验等，对地中海贫血和异常血红蛋白病的诊断有重要意义。

6. 红细胞脆性试验　脆性增高见于遗传性球形性红细胞增多症；减低则见于地中海贫血。

7. 其他检查　红细胞酶活力测定对先天性红细胞酶缺陷所致的溶血性贫血有诊断意义；抗人球蛋白试验可以协助自身免疫性溶血的诊断；血清铁、铁蛋白、红细胞游离原卟啉等检查可以分析体内铁代谢情况，以协助诊断缺铁性贫血；核素 ^{51}Cr 可以测定红细胞寿命；基因分析方法对遗传性溶血性贫血不但有诊断意义，还有产前诊断价值。

【治疗原则】

1. 去除病因　这是治疗贫血的关键，有些贫血在病因去除后，很快可以治愈。贫血原因暂时未明者，应积极寻找病因。

2. 一般治疗　加强护理，预防感染，改善饮食质量等。

3. 药物治疗　针对贫血的病因，选择有效药物给予治疗，如铁剂治疗缺铁性贫血，维生素 B_{12} 和叶酸治疗营养性巨幼细胞性贫血，肾上腺皮质激素治疗自身免疫性溶血性贫血等。

4. 输血疗法　当贫血引起心功能不全或血红蛋白低于 30g/L 时，输血（凡有条件的均应输红细胞）是抢救措施。输血时应注意输血的量和速度，每次 5～10ml/kg，速度不宜快，对于贫血合并肺炎的患儿，每次输血量更应减少且速度减慢。

5. 造血干细胞移植　这是目前根治一些遗传性溶血性贫血和再生障碍性贫血的有效方法，如有 HLA 相配的造血干细胞来源应予首选。

6. 并发症治疗　婴幼儿贫血易合并急、慢性感染，营养不良，消化紊乱等，应积极治疗。

第三节　营养性贫血

案例 11-1

患儿，女，8 个月。面色苍白 1 个月，母乳喂养，中间添加少量辅食，平时易感冒，浅表淋巴结不大，心肺正常，肝脾肋下未及。查血常规：RBC 3.9×10^{12}/L，Hb 89g/L，MCV 76fl，MCH 26pg，MCHC 31%，尿常规、粪便常规正常。

问题与思考：

试述患儿贫血的类型及治疗方案。

一、缺铁性贫血

缺铁性贫血（iron deficiency anemia，IDA）是体内铁缺乏所导致血红蛋白合成减少而引起的一种小细胞低色素性贫血。缺铁性贫血是小儿最常见的一种贫血，多见于6个月 ~2岁婴幼儿，严重危害小儿健康，是我国重点防治的小儿常见病之一。

【铁的代谢】

1. 铁的分布　正常人体内的含铁总量随着年龄、体重、性别和血红蛋白水平的不同而异。体内总铁量正常成人男性约为50mg/kg，女性约为35mg/kg，新生儿约为75mg/kg。总铁量中约64%用于合成血红蛋白，3.2%合成肌红蛋白，32%以铁蛋白及含铁血黄素形式贮存于肝、骨髓和其他脏器内，0.4%存在于含铁酶（如各种细胞色素酶、单胺氧化酶）内和以运转铁形式存在于血浆中。

2. 铁的来源

（1）从食物中摄取铁：食物中有两种形式的铁：血红素铁和非血红素铁。前者存在于动物性食物中，尤其是精肉、血、内脏含铁高，吸收率高达10%~25%；蛋黄含铁量高但吸收率较低；母乳与牛乳含铁量均低，但母乳的铁吸收率比牛乳高约5倍。植物性食物中铁属非血红素铁，吸收率低，约1.7%~7.9%。大豆含铁量最高，黑木耳、发菜、海带等含量也较高，其次为麦芽、水果等。

（2）红细胞释放的铁：体内红细胞衰老或破坏所释放的血红蛋白铁几乎全部被再利用。

3. 铁的吸收和运转　食物中的铁主要在十二指肠和空肠上部被吸收。进入肠黏膜细胞的 Fe^{2+} 被氧化成 Fe^{3+}，肠黏膜细胞对铁的吸收有调节作用。

在正常情况下，血浆中的转铁蛋白1/3与铁结合，此结合的铁称为血清铁（SI）；其余2/3的转铁蛋白仍具有与铁结合的能力，在体外加入一定量的铁可使其成饱和状态，所加的铁量即为未饱和铁结合力。血清铁与未饱合铁结合力之和称为血清总铁结合力（TIBC），血清铁在总铁结合力中所占百分比称为转铁蛋白饱和度（TS）。

4. 铁的贮存和利用　铁在体内以铁蛋白及含铁血黄素形成贮存。铁到达骨髓造血组织后即进入幼红细胞，在线粒体中与原卟啉结合形成血红素，后者再与珠蛋白结合形成血红蛋白。

5. 铁的需要量与排泄量　正常人每日铁的排泄量相对稳定，约为1mg，主要由胆汁、尿、汗和脱落的黏膜细胞排出。成熟儿出生后4个月 ~3岁每天约需铁1mg/kg，早产儿为2mg/kg；各年龄小儿每天摄入总量不宜超过15mg。

【发病机制】

铁在人体内以含铁化合物，尤其是含铁蛋白质于各种细胞及组织中参与重要的生理过程。

1. 缺铁对血液系统的影响　铁是合成血红蛋白的原料，缺铁时血红素形成不足，进而血红蛋白合成也减少，导致新生的红细胞内血红蛋白含量不足，细胞浆不足，细胞变小；而缺铁对细胞的分裂、增殖影响较小，故红细胞数量减少程度不如血红蛋白减少明显，从而形成小细胞低色素性贫血。

缺铁通常经过以下三个阶段才发生贫血：①铁减少期（iron depletion，ID）：此阶段体内储存铁已减少，但供红细胞合成血红蛋白的铁尚未减少，此期反映指标是血清铁蛋白减少。②红细胞生成缺铁期（iron deficient erythropoiesis，IDE）：此期储存铁进一步耗竭，红细胞生成所需的铁亦不足，但循环中血红蛋白的量尚未减少；表现为红细胞游离原卟啉升高。③缺铁性贫血期（iron deficiency anemia，IDA）：此期出现小细胞低色素性贫血，还有一些非造血系统的症状。此期血清铁（SI）降低、总铁结合力（TIBC）增高、转铁蛋白饱和度（TS）降低，这三样指标反映了血浆中铁的含量。

2. 缺铁对其他系统的影响　缺铁可影响肌红蛋白的合成。人体内有多种酶均含有与蛋白质结合的铁，当铁缺乏时，这些酶的活性减低，产生一些非造血系统的表现，如体力减弱、易疲劳、表情淡漠、注意力难以集中、注意力减退和智力减低等。缺铁还可引起组织器官的异常，如口腔黏膜异常角化、舌炎、胃酸分泌减少、脂肪吸收不良和反甲等。另外，缺铁还可引起细胞免疫功能降低，对感染的易感性增高。

【病因】

1. 先天储铁不足　足月新生儿自母体获铁量可维持生后 4～5 个月造血所需，如母亲患严重 IDA、低出生体重儿、双胎、早产、围生期失血等可使储存铁减少。

2. 后天补铁不足　铁摄入量不足是导致缺铁性贫血的主要原因。人乳、牛乳、谷类中含铁量均低，因此过多延长哺乳期，未及时添加辅食，动物性食品进食不足可引起缺铁。婴幼儿期生长发育快，需要合成更多的血红蛋白，不注意饮食更易发生缺铁。

3. 铁吸收障碍　食物搭配不合理可影响铁的吸收。可促进铁吸收的因素有柠檬、果糖、氨基酸、维生素 C 等；可抑制铁吸收的因素有植物酸、茶叶、咖啡、鞣酸及含纤维素较多的麦麸等。长期腹泻和呕吐、肠炎、脂肪痢等均可影响营养素的吸收。

4. 铁的丢失过多　正常婴儿每天排泄铁相对比成人多。以不经加热处理的鲜牛奶喂养婴儿可能因对蛋白过敏而发生小量肠出血，每天失血约 0.7ml，每失血 1ml 损失铁 0.5mg，故长期小量失血可致缺铁。此外肠息肉、钩虫病、炎症性肠病、溃疡病等也可导致缺铁性贫血。

【临床表现】

常见于 6 个月至 2 岁患儿，起病缓慢、隐匿；贫血多为轻、中度；其临床表现随病情轻重而有不同。

1. 一般表现　贫血轻微时一般无症状，当贫血较严重时才被察觉。此时面色苍白，唇及结合膜更明显。可出现乏力、活动减少，年长者有头晕、耳鸣、眼前昏黑等症状。

2. 非造血系统症状

（1）神经系统　可出现烦躁不安、精神不集中及记忆力减退等，智力多数低于同龄儿。

（2）消化系统　食欲减退、异食癖、舌炎、口腔炎也较常见。

（3）其他　免疫功能减低，容易发生感染。可有反甲。严重贫血者心跳加快，心脏扩大，甚至出现心力衰竭。

3. 髓外造血表现　肝脾可轻度肿大；年龄越小，贫血越重，病程越长，肝脾肿大越明显。

【辅助检查】

1. 血象　呈小细胞低色素性贫血。血红蛋白降低比红细胞减少明显。血涂片可见红细胞大小不等，以小细胞为主，中心浅染区扩大。网织红细胞、白细胞、血小板大致正常。

2. 骨髓象　幼红细胞增生活跃，以中、晚幼红细胞增生为主。各期红细胞均较小，胞浆量少，染色偏蓝。其他系列细胞大致正常。

3. 铁代谢检查

（1）血清铁蛋白（SF）：＜12μg/L 提示缺铁。是诊断 ID 期的敏感指标，在缺铁初期即降低，反映体内贮存铁情况。

（2）红细胞游离原卟啉（FEP）：IDE 期增高，＞0.9μmol /L（500μg/dl）。

（3）血清铁（SI）、总铁结合力（TIBC）：IDA 期才出现异常，即 SI 降低，＜9.0～10.7μmol/L（50～60μg/dl），TIBC 增高，＞62.7μmol /L（350μg/dl）。

（4）骨髓可染铁：骨髓涂片细胞外铁颗粒减少，铁粒幼细胞减少（＜15%）。

【诊断和鉴别诊断】

根据病史，特别是喂养史、临床表现、血象特点及铁代谢的生化检查，可做出诊断。必要时可做骨髓检查。用铁剂治疗有效也可证实诊断。

应注意与其他小细胞低色素性贫血相鉴别，如维生素 B_6 缺乏性贫血、铁粒幼细胞性贫血、地中海贫血及异常血红蛋白病等。

【治疗】

主要原则为去除病因和铁剂治疗。

1. 一般治疗　保证休息和睡眠；避免感染，如伴感染应积极控制感染；重度贫血者注意保护心脏功能。根据患儿消化能力，给予含铁丰富的高营养、高蛋白膳食，注意饮食的合理搭配，以增加铁的吸收。

2. 去除病因　查寻导致缺铁的原因和基础疾病，并采取相应措施去除病因。

3. 铁剂治疗

（1）口服铁剂：铁剂是治疗缺铁性贫血的特效药，一般采用口服法给药。二价铁盐容易吸收，故临床均选用二价铁盐制剂，常用的口服铁剂有硫酸亚铁（含元素铁 20%）、富马酸亚铁（含元素铁 33%）、葡萄糖酸亚铁（含元素铁 12%）等；口服铁剂的剂量为元素铁 4 ~ 6mg/（kg·d），分 3 次口服（一次量不应超过元素铁 1.5 ~ 2mg/kg）。宜从小剂量开始，以两餐之间口服为宜，既可减少胃肠副作用，又可增加吸收；同时服用维生素 C 可促进铁的吸收。因牛奶、茶、咖啡及抗酸药可影响铁的吸收，不宜与铁剂同服。

（2）注射铁剂：较易发生不良反应，甚至可发生过敏性反应致死，故应慎用。其适应证是：①诊断肯定但口服铁剂后无治疗反应者；②口服后胃肠反应严重，虽改变制剂种类、剂量及给药时间仍无改善者；③胃肠疾病或手术后不能口服铁剂或口服铁剂吸收不良者。

（3）铁剂治疗后反应：网织红细胞于服药 2 ~ 3 天后开始上升，5 ~ 7 天达高峰，2 ~ 3 周后下降至正常。治疗 1 ~ 2 周后血红蛋白逐渐上升，通常于治疗 3 ~ 4 周达到正常。血红蛋白正常后再继续服用铁剂 6 ~ 8 周，以增加和保障铁储存。

4. 输血　血红蛋白在 60g/L 以上者一般不需要输注红细胞。输注红细胞的适应证是：①贫血严重，尤其是发生心力衰竭者；②合并感染者；③急需外科手术者。贫血愈严重，每次输注量应愈少，速度愈慢。

【预防】

1. 加强孕晚期营养，摄入富含铁食物，或采取口服铁剂 1mg/kg，1 次 / 周，至哺乳期止。

2. 提倡母乳喂养，如无母乳或部分母乳喂养，应采用铁强化配方乳喂养或补授，及时添加含铁丰富且铁吸收率高的辅助食品。

3. 对早产儿、低体重儿宜自 2 个月左右开始给予铁剂预防；纯母乳喂养的早产儿和低体重儿，2 月龄至 1 岁补充元素铁 2 ~ 4mg/（kg·d）（每日最大剂量不超过 15mg），同时补充维生素 C 和 B 族维生素。

二、营养性巨幼细胞性贫血

案例 11-2

患儿，女，1 岁。生后单纯母乳喂养（母以素食为主），因面色苍白，不喜动 1 个月来诊。查体：精神呆滞，面色苍黄，头发稀疏黄软，浅表淋巴结（-），心尖区闻及Ⅱ级收缩期杂音，肺（-），肝肋下 1cm，脾未触及。血常规：RBC 2.7×10^{12}/L，Hb 62g/L，MCV 95fl，网织红细胞 0.011，外周血涂片成熟细胞以大细胞为主。

问题与思考：

分析该患儿贫血的原因、类型及治疗方案。

营养性巨幼细胞性贫血（nutritional megaloblastic anemia）是由于缺乏维生素 B_{12} 和（或）叶酸所致的一种大细胞性贫血。目前发病率明显减少，但在部分农村仍可见到，

【病因】

（一）维生素 B_{12} 缺乏的原因

1. 储存和摄入量不足　胎儿可通过胎盘获得维生素 B_{12}，储存于肝内，如孕妇缺乏维生素 B_{12}，可致维生素 B_{12} 储存不足。单纯母乳喂养而未及时添加辅食的婴儿，尤其是乳母长期素食或患有维生素吸收障碍疾病者，可致维生素 B_{12} 摄入不足。动物性食物含维生素 B_{12} 丰富而植物性食物一般不含维生素 B_{12}，偏食或仅进食植物性食物也可出现维生素 B_{12} 不足。

2. 吸收和运输障碍　食入的维生素 B_{12} 先与胃底部壁细胞分泌的糖蛋白结合成维生素 B_{12}- 糖蛋白的复合物后由末端回肠黏膜吸收，进入血循环后需与转钴蛋白（transcobalamin）结合，运送至肝贮存，此过程任何一个环节异常均可致维生素 B_{12} 缺乏。

3. 需要量增加　婴儿生长发育较快，对维生素 B_{12} 的需要量也增加，严重感染者维生素 B_{12} 的消耗量增加，如维生素 B_{12} 摄入量不足即可致缺乏而发病。

（二）叶酸缺乏的原因

1. 摄入不足　羊乳含叶酸量很低，牛乳中的叶酸如经加热也遭破坏，故单纯用这类乳品喂养而未及时添加辅食的婴儿可致叶酸缺乏。

2. 药物作用　长期应用广谱抗生素可使正常结肠内细菌所含的叶酸被清除而减少叶酸的供应。抗叶酸代谢药物（如甲氨蝶呤等）抑制叶酸代谢而致病。长期服用抗癫痫药（如苯妥英钠、苯巴比妥、扑痫酮等）也可导致叶酸缺乏。

3. 吸收不良　慢性腹泻、小肠疾病、小肠切除等可致叶酸吸收障碍。

4. 代谢障碍　遗传性叶酸代谢障碍、某些参与叶酸代谢的酶缺陷可致叶酸缺乏。

【发病机制】

体内叶酸经叶酸还原酶的作用和维生素 B_{12} 的催化作用后变成四氢叶酸，后者是 DNA 合成过程中必需的辅酶。因此，维生素 B_{12} 或叶酸缺乏都可致四氢叶酸减少，进而引起 DNA 合成减少。幼稚红细胞内的 DNA 合成减少使其分裂和增殖时间延长，细胞核的发育落后于胞浆的发育，而血红蛋白的合成不受影响，使红细胞的胞体变大，形成巨幼红细胞。由于红细胞生成速度慢，加之异形的红细胞在骨髓内原位破坏（无效造血），进入血液循环的成熟红细胞寿命也较短，从而造成贫血。粒细胞和血小板也因 DNA 合成不足而成熟障碍，胞体增大，出现巨大幼稚粒细胞和中性粒细胞分叶过多现象。

维生素 B_{12} 还对保持神经纤维髓鞘的功能完整性发挥作用，缺乏时可出现某些神经精神症状；维生素 B_{12} 缺乏者对结核分枝杆菌易感性增高。

【临床表现】

约 2/3 病例见于 6～12 个月，2 岁以上少见。

1. 一般表现　多有虚胖，易倦，厌食、腹泻、舌炎、头发稀黄发干等。

2. 贫血的表现　面色蜡黄，睑结膜、口唇、指甲苍白，肝脾可轻度肿大，重症可出现心脏扩大，甚至心功能不全。

3. 神经系统症状　可出现表情呆滞、嗜睡、反应迟钝、少哭、哭时无泪、智力及动作发育落后或有倒退现象。可出现肢体震颤、抽搐、共济失调，踝阵挛和巴宾斯基征阳性。

【辅助检查】

1. 血象　呈大细胞性贫血，MCV＞94fl，MCH＞32pg。红细胞数的减少比血红蛋白量的减少更为明显。血涂片可见红细胞大小不等，以大细胞为多，易见嗜多色性和嗜碱性点彩红细胞，可见巨幼变的有核红细胞，中性粒细胞变大并有分叶过多现象。网织红细胞计数、中性粒细胞数和血小板数常减少。

2. 骨髓象　骨髓增生明显活跃，以红细胞系增生为主，各期幼红细胞均出现巨幼变，表现为胞体变大、核染色质粗而松，细胞核的发育落后于胞浆。可见到大的并有胞浆空泡形成的中性粒细胞，巨核细胞的核有过度分叶现象，有巨大血小板。

3. 血清维生素 B_{12} 和叶酸测定　血清维生素 B_{12} 正常值为 200～800ng/L，缺乏时＜100ng/L；血清叶酸正常值为 5～6μg/L，缺乏时＜3μg/L。

【诊断】

根据患儿年龄、喂养史、临床表现、血象和骨髓象可诊断为巨幼细胞性贫血。如神经精神症状明显，应考虑维生素 B_{12} 所致，可测定血清维生素 B_{12} 和叶酸含量进一步明确诊断。

【治疗】

1. 一般治疗　注意营养，及时添加辅食；加强护理，防止感染；不能进食者可用鼻饲。

2. 去除病因　对引起维生素 B_{12} 和叶酸缺乏的原因应予去除。

3. 维生素 B_{12} 和叶酸治疗　有神经精神症状者，应以维生素 B_{12} 治疗为主，如单用叶酸反有加重症状的可能。

维生素 B_{12} 每次肌注 100μg，每周 2～3 次，连用数周，直至临床症状好转，血象恢复正常为止。当有神经系统受累表现时，可予每日 1mg，连续肌注 2 周以上；由于维生素 B_{12} 吸收缺陷所致的患者，以后每月肌内注射 1mg，长期应用。用维生素 B_{12} 治疗后，网织红细胞 2～4 天开始增加，6～7 天达高峰，2 周后降至正常；神经精神症状恢复较慢。

叶酸口服剂量为 5mg，每日 3 次，连续数周至临床症状好转、血象恢复正常为止。同时口服维生素 C 有助于叶酸吸收。因使用抗叶酸代谢药物而致病者，可用亚叶酸钙（甲酰四氢叶酸钙）治疗。先天性叶酸吸收障碍者，口服叶酸剂量应增至每日 15～50mg 才有效。

4. 红细胞输注　重度贫血者可予红细胞输注。

【预防】

改善乳母的营养，婴儿应及时添加辅食，避免单纯羊奶喂养，年长儿要注意食物均衡，防止偏食习惯，消除影响维生素 B_{12} 和叶酸吸收的各种因素，有吸收缺陷者给予替代治疗，注意合理应用抗叶酸代谢药物。

第四节　特发性血小板减少性紫癜

特发性血小板减少性紫癜（idiopathic thrombocytopenic purpura，ITP）是儿童最常见的出血性疾病，又称自身免疫性血小板减少性紫癜。年发病率为 1/10 万 ～8/10 万，其主要临床特点为皮肤、黏膜自发性出血，血小板减少，出血时间延长，血块收缩不良。

【病因和发病机制】

尚未完全明了。

目前研究认为，虽然患儿发病前 1～4 周常有病毒感染史，但病毒感染不是导致血小板减少的直接原因。部分患儿病毒感染后机体产生抗自身血小板的抗体，抗体与血小板膜发生交叉反应，使血小板受到损伤而被脾巨噬细胞的 Fc 受体识别，被吞噬和破坏，使血小板数量减少。此外，患儿血清中血小板相关抗体（PAIgG）比正常小儿明显增高，附着 PAIgG 的血小板易被单核 - 巨噬细胞系统清除，导致血小板减少。研究还显示，血小板与巨核细胞有共同抗原性，抗血小板抗体也作用于骨髓巨核细胞，使巨核细胞成熟障碍，其生成和释放受到影响，使血小板进一步减少。

【临床表现】

可分为急性型（病程在 6 个月以内者）与慢性型（病程超过 6 个月者）两类，儿童多属急性型。

本病可见于小儿各年龄期，多见于 1～5 岁儿童，无性别差异，春季发病率较高。多数患儿病前常有上呼吸道感染史，偶见于疫苗接种后。患儿以自发性皮肤、黏膜出血为突出表现。多为针尖大小的皮内或皮下出血点，也可为瘀斑和紫癜，重者出现血肿；皮疹分布不均，以四肢较多，易于碰撞的部位更多见。常有鼻衄或齿龈出血，少数可有消化道或泌尿道出血，严重者可发生颅内出血引起死亡。出血程度与血小板减少的程度相一致（血小板＜50×10^9/L 有自发出血；＜20×10^9/L 时出血明显；＜10×10^9/L 时出血严重）。

本病呈自限性，多数患者在病后 2～3 个月内恢复正常。15% 左右的病例转为慢性。急性暴发病例常伴发热，出血较多可发生失血性贫血或休克。

慢性型患儿多见于学龄期及学龄期后的儿童，男女发病数比例为 1∶3。常起病隐匿和缓慢，出血症状较急性轻，主要为皮肤黏膜出血，可有持续出血或反复发作出血，每次发作可持续数月甚至数年。病程呈发作和间歇缓解交替出现，间歇期长短不一，可数周至数年，间歇期可无出血或仅有轻度鼻出血。约 30% 的患儿于发病数年后可自然缓解。反复发作者脾可轻度肿大。

【辅助检查】

1. 血液检查　血小板减少，急性型常低于 20×10^9/L，慢性型一般为（30～80）$\times10^9$/L，出血时间延长，凝血时间正常，血块收缩不良，束臂试验阳性。

2. 骨髓检查　急性病例巨核细胞总数正常或稍高。慢性病例巨核细胞增高，成熟未释放血小板的巨核细胞显著增加，而释放血小板的巨核细胞少见。

3. 免疫学检查　血小板表面相关抗体 PAIgG 测定增加，增高的程度与血小板减少呈负相关，随着病情好转抗体下降。

【诊断】

临床以皮肤黏膜出血为主要表现；无明显肝、脾及淋巴结肿大；反复查血小板计数＜100×10^9/L；骨髓巨核细胞总数增加或正常，伴成熟障碍；以上表现须排除其他引起血小板减少的疾病方可诊断。

诊断 ITP 后，通过治疗、随访和观察，根据病程长短对 ITP 做出分型诊断。

【鉴别诊断】

1. 急性白血病　外周血白细胞不增高的急性白血病易与 ITP 相混淆，该病常有肝脾和淋巴结肿大，通过血涂片和骨髓检查可发现白血病细胞。

2. 再生障碍性贫血　患者表现与 ITP 合并贫血者相似。但再障时贫血较重，外周血中性粒细胞数减少，骨髓造血功能减低，巨核细胞减少有助于诊断。

3. 继发性血小板减少性紫癜　严重细菌感染和病毒血症均可引起血小板减少，化学药物、脾功能亢进、部分自身免疫性疾病（如系统性红斑狼疮等）、恶性肿瘤侵犯骨髓和某些溶血性贫血等均可导致血小板减少，应仔细询问病史、毒物接触史和临床表现加以鉴别。

4. 过敏性紫癜　为出血性斑丘疹，高出皮肤，对称分布，多见于下肢和臀部，常伴有关节痛、腹痛，血小板数正常，易于鉴别。

【治疗】

轻型患儿无需特殊治疗，多于 4 周内恢复。一般认为血小板计数＜20×10^9/L 伴皮肤黏膜出血者应予治疗。

1. 一般治疗　病初应卧床，减少活动，避免外伤，积极控制感染，给予足量的液体、大量维生素 C、芦丁及做局部止血措施。

2. 肾上腺皮质激素的应用　泼尼松每日 1～2mg/kg，分 3 次口服。急性暴发型病例可用氢化可的松 10～20mg/kg 静脉滴入，待出血好转改口服泼尼松。一般用药 3～4 周，症状好转可减量或停用。切忌长期使用。

3. 大剂量静脉滴注丙种球蛋白　单独应用大剂量静脉滴注丙种球蛋白的升血小板效果与激素

相似。常用剂量为每日 0.4g/kg，连用 5 天静脉滴注；或每次 1g/kg，静脉滴注，必要时次日可再用 1 次；以后每 3～4 周一次，每次 1g/kg，副作用少，偶有过敏反应。

4. 免疫抑制剂　一般用于应用激素治疗无效的病例或脾切除后复发的病例。常用长春新碱 0.05～0.075mg/kg（总量＜2mg），每周缓慢静滴 1 次，一般用 4～6 次。或环磷酰胺每日 1.5～3mg/kg，分三次口服，连用 8～12 周，8 周时无效者停用。

5. 输血小板和红细胞　急性 ITP 患者血循环中有大量 PAIgG，输入的血小板会很快被破坏，故通常不予输血小板；只有在发生颅内出血或急性内脏大出血、危及生命时才采用输注血小板，但需同时予以较大剂量的肾上腺皮质激素，以减少输入血小板被破坏。因出血而致贫血时，可输给浓缩红细胞。

6. 脾切除　有效率约 70%。适用于病程超过 1 年者，年龄最好在 6 岁以上；用激素和免疫抑制剂等多种疗法无效，出血症状严重的病例。术前必须做骨髓检查，尤其是巨核细胞的检查。巨核细胞数减少、血小板抗体高的，脾切除效果差。

【预后】

本病呈自限性，多数患儿在病后 2～3 个月内恢复正常，但 10% 的患儿在 6 个月后仍有血小板减少，转变为慢性。慢性 ITP 可在数月或数年后自然缓解，以 10 岁以下患者较多，但并无确切的影响预后因素。病死率＜1%，多死于颅内出血。

本章小结

1. 小儿造血分为胚胎期造血和生后造血两个阶段。当发生感染、贫血等情况需要增加造血时，小儿出现肝、脾、淋巴结肿大，称为“骨髓外造血”。小儿血红细胞数、血红蛋白量、白细胞数及分类随年龄不同而变化，不同年龄有不同的贫血标准。

2. 营养性缺铁性贫血最常见，应掌握其病因和临床表现、血常规的特点、铁代谢的检查及铁剂治疗的注意事项。营养性巨幼细胞性贫血是由于维生素 B_{12} 和叶酸缺乏所致的一种大细胞性贫血，应掌握其病因和临床表现、血常规的特点及治疗要点。提倡母乳喂养，按时添加富含铁、维生素 B_{12} 和叶酸的辅食、注意食物均衡是预防贫血的关键。

3. 儿童 ITP 以皮肤黏膜出血为主要表现，反复查血小板计数 $<100\times10^9/L$，骨髓巨核细胞总数增加或正常，伴成熟障碍，血清中可检出血小板抗体；须排除其他引起血小板减少的疾病方可诊断。本病呈自限性，大多数患儿于 16 个月痊愈，10% 的患儿呈慢性病程。根据病情不同对症治疗，可试用糖皮质激素和免疫抑制剂。

思考题

1. 识记题

（1）简述小儿贫血的分度、分类及诊断。

（2）概述缺铁性贫血及营养性巨幼细胞性贫血的病因、临床表现、诊断及治疗。

2. 应用题　男 4 岁，一向偏食，不吃鱼、肉、蛋，仅食蔬菜，近日发现面色苍白，不爱活动，时而腹泻。体格检查：心肺（－），肝于肋下 3cm 触及，脾未及，血常规示 Hb60g/L，

RBC2.9×10^{12}/L，MCV 76fl，MCH 26pg，MCHC 31%，尿常规、粪便常规正常。

请思考：①目前应做什么检查以确诊？②分析做出初步诊断，写出诊断依据。③简述该病的治疗原则及注意事项。④如何做好健康教育。

（绽雁翎）

第十二章　神经系统疾病

学习目标

通过本章内容的学习，学生应能：

识记：

列举小儿神经系统解剖生理特点；叙述小儿化脓性脑膜炎及病毒性脑膜炎的临床表现及诊治措施。

理解：

区分几种常见脑膜炎脑脊液改变的不同点；解释上述疾病的病因及发病机制；分析小儿化脓性脑膜炎的鉴别诊断。

应用：

运用本章知识，对上述疾病做出初步诊断并拟定治疗计划。

第一节　小儿神经系统解剖生理特点

一、小儿脑和脊髓发育特点

1. 脑　小儿神经系统发育最早，且年龄越小生长发育越快。出生时脑重约为 370g，占体重的 1/8～1/9，6 个月时即达 700g 左右，1 岁时约 900g，4～6 岁时脑重已达成人脑重的 90% 左右。新生儿的大脑在大体形态上已有主要的沟回，但脑沟较浅，脑回较宽，皮质较成人薄，灰质与白质区分不明显。新生儿神经细胞数目已与成人接近，但其树突与轴突少而短。出生后脑重的增加主要由于神经细胞体积增大和树突的增多、加长，以及神经纤维髓鞘的形成和发育。3 岁时脑细胞的分化基本完成，8 岁时已接近成人。

不同的神经纤维髓鞘形成的时间有先后。脊髓神经髓鞘是由上而下逐渐形成的，在胎儿 4 个月时开始形成，3 岁时完成髓鞘化；锥体束在胎儿 5～6 个月开始形成，生后 2 岁完成；皮层的髓鞘化则最晚。因此婴幼儿时期，各种刺激引起的神经冲动传导速度缓慢，且易于泛化；不易形成兴奋灶，易疲劳而进入睡眠状态。

新生儿皮层下中枢如丘脑、苍白球在功能上已较成熟，但大脑皮层及新纹状体发育尚未成熟，故出生时的活动主要由皮层下中枢调节，表现为肌肉张力较高，常出现无意识的手足徐动。脑干在出生时已发育良好，呼吸、循环、吞咽等维持生命之中枢已发育成熟。小脑在胎儿期发育较差，生后 6 个月达生长高峰，15 个月小脑大小已接近成人。

2. 脊髓　出生时结构已较完善，功能也基本具备，2 岁时结构已接近成人。脊髓的发育与脊柱的发育是不平衡的。3 个月胎儿两者是等长的；出生时脊髓的末端位于第 3～4 腰椎水平，生后脊髓发育落后于脊柱，到 4 岁时才退到第 1～2 腰椎之间。故婴幼儿时期做腰椎穿刺的位置要低，以第4~5腰椎间隙为安全。

二、神经反射

神经反射与神经系统的成熟程度和髓鞘的形成有关。

1. 出生时就存在且保持终身的反射　如角膜反射、结膜反射、瞳孔反射、咽反射以及吞咽反射等，这些反射若减弱或消失，表示神经系统有病理改变。

2. 出生时存在而以后逐渐消失的反射　如觅食反射，吸吮反射，握持反射，拥抱反射及颈肢反射。这些反射出生时存在，于生后3~6个月消失。以上反射如生后缺乏或短期存在后就消失，则提示为病理情况；如到消退时仍存在亦提示为病理改变。

3. 出生时不存在而以后逐渐出现并保持终身的反射　如腹壁反射、提睾反射以及各种腱反射等，新生儿期不易引出，至1岁时才稳定。这些反射该出现时不出现或持续不对称提示神经系统异常。

4. 病理反射　如Babinski征，2岁以内阳性可为生理现象，若单侧阳性，结合临床考虑是否为病理情况。

5. 脑膜刺激征　Kernig征、Brudzinski征在新生儿期可为弱阳性。此外，生后头几个月可有眼球震颤，膝反射亢进，有时可有踝痉挛。

因此，在判断小儿神经反射有无临床意义时，必须注意年龄特点。

三、小儿神经系统体格检查的注意事项

检查的主要内容与成年人大致相同，但判断体征及临床意义时，必须要注意正处于发育期小儿的解剖及生理特点，不同年龄段的标准不同，检查方法也各有特点，要尽量取得患儿的合作，减少其恐惧心理，有时可分次检查。

婴幼儿神经系统检查易受外界环境的影响，入睡时肌张力松弛，原始反射减弱或者消失。哺乳前、饥饿时常表现为多动、不安。因此最好选择在进食前1小时左右进行检查，室内光线应柔和，检查时要保持安静，从简单的检查开始，不必按固定顺序进行。

四、小儿神经系统疾病诊断的基本思路

神经系统的构造和功能非常复杂，不同部位的病变表现症状可不同，如同时累及多个部位，症状可互相重叠，给病情分析、诊断带来很大难度。因此对小儿神经系统疾病的诊断需要一个系统而完整的思路。

首先应该做定向诊断，确定患儿是否患有神经系统疾病；其次是定位诊断；最后是定性诊断，为临床诊断和治疗提供依据。

1. 定向诊断　主要根据患儿的临床特点，特别是从症状和体征两方面考虑。一方面小儿神经系统疾病一般以惊厥、运动障碍、智力改变、颅压升高或脑膜刺激征等表现较多见。但必须注意，并不是出现上述表现就一定是神经系统疾病。例如：惊厥可能因电解质紊乱引起，震颤、精神运动功能倒退可能因贫血所致。另一方面，有些神经系统疾病早期可缺乏特征性的表现，仅表现为轻度的行为异常。因此一定要仔细分析，避免误诊或漏诊。

2. 定位诊断　主要根据查体所发现的体征而定位。例如：上运动神经元瘫痪提示锥体束或皮质延髓束受损；肌张力障碍、震颤麻痹提示锥体外系病变；共济失调提示小脑病变等。

3. 定性诊断　是在上述诊断的基础上，通过对病情的发展与转归而确定疾病的病因和性质。例：围生期脑损伤一般起病早，急性期后神经系统表现稳定；炎症、血管病等起病急，早期进展快，可完全康复或有瘫痪、癫痫发作等后遗症；神经变性疾病、遗传代谢性疾病一般起病缓慢，病情多进行性发展。根据上述临床分析，结合相关辅助检查，最终确定诊断。

第二节 化脓性脑膜炎

案例 12-1

患儿，女，10个月。发热、咳嗽4天，喷射状呕吐2天，惊厥1次。曾肌注青霉素3天，已接种卡介苗。查体：T39℃，精神差，嗜睡，呼吸急促，前囟饱满、张力较高，两肺闻及少许湿啰音，心脏听诊无异常，双侧巴氏征（+）。血常规：白细胞 16×10^9/L，中性粒细胞 87%。X线：两肺少许斑片状阴影。脑脊液：压力增高，外观混浊，白细胞 860×10^6/L，中性粒细胞 80%；蛋白 2g/L，糖 1.3mmol/L，氯化物 100mmol/L。PPD 直径 5mm。

问题与思考：

（1）此患儿诊断什么疾病？治疗方案有哪些？（2）该患儿应用大剂量青霉素静滴一周后热退，停药后2天再次出现发热、呕吐、惊厥发作，可能的诊断是什么？应进一步检查什么？治疗措施有哪些？

化脓性脑膜炎（purulent meningitis），简称化脑。是由各种化脓性细菌感染引起的以脑膜炎症为主的中枢神经系统急性感染性疾病。临床上以发热、头痛、呕吐、惊厥、意识障碍、脑膜刺激征阳性及脑脊液化脓性改变为特征。好发于冬春季，多见于婴幼儿，2岁以内约占75%，发病高峰年龄是6～12个月。近年来，本病的预防接种和诊治水平虽有很大进展，发病率明显减少，但该病仍有较高的死亡率和致残率，早期诊断和及时治疗是改善本病预后的关键。

【病因】

多数化脓性细菌均可引起脑膜炎。在我国，脑膜炎球菌、肺炎链球菌和流感嗜血杆菌脑膜炎占小儿化脑的2/3以上。病原菌类型与年龄、季节、地区、机体免疫功能、头颅外伤以及是否有先天性的神经或皮肤缺陷有关。新生儿和出生2个月内的婴儿以及原发性或继发性免疫缺陷者以革兰阴性细菌和金黄色葡萄球菌等为主，前者以大肠埃希菌最多见，其次如变形杆菌、铜绿假单胞菌或产气杆菌等。与国外不同，我国较少发生B组β溶血性链球菌性化脑。由脑膜炎球菌引起的脑膜炎呈流行性。

【发病机制】

细菌可通过各种途径到达脑膜。①多数化脑其致病菌主要通过血行（菌血症阶段）传播至脑膜而致病，细菌从上呼吸道侵入者最多，其次是消化道、皮肤、黏膜或新生儿脐部伤口侵入。②少数化脑可由邻近组织感染扩散直接波及脑膜所致，如鼻窦炎、中耳炎、乳突炎等。③颅骨骨折、神经外科手术、皮肤窦道及脑脊膜膨出等，与颅腔存在直接通道，细菌可由此直接进入蛛网膜下腔导致脑膜炎症。

【病理】

在细菌毒素和多种炎症相关因子的作用下，形成以软脑膜、蛛网膜和表层脑组织为主的炎症反应，表现为广泛性血管充血、大量中性粒细胞浸润和纤维蛋白渗出，伴有弥散性血管源性和细胞毒性脑水肿。在病初或轻症病例，炎性渗出物多在大脑顶部表面，逐渐蔓延至大脑基底部和脊髓表面。严重者可有血管壁坏死和灶性出血，或发生闭塞性小血管炎而致灶性脑梗死。感染延及脑室内膜可致脑室管膜炎。如在软脑膜下及脑室周围的脑实质有细胞浸润、出血、坏死和变性则形成脑膜脑炎。脓液黏稠、治疗不彻底时可发生脑膜粘连，阻塞脑室孔，或大脑表面蛛网膜颗粒萎缩，导致脑脊液循环受阻及吸收障碍而致脑积水。炎症波及周围颅神经，则可引起相应的颅神经损害，如失明、面瘫、耳聋等。经脑膜间的桥静脉发生栓塞性静脉炎，可导致硬膜下积液或积脓。

【临床表现】

一年四季均可发病。但肺炎链球菌以冬、春季多见，而脑膜炎球菌和流感嗜血杆菌引起的化脑分别于春、秋季发病多。

1. 急性起病　一般起病较急，部分患儿发病前数日有上呼吸道或胃肠道感染史。流行性脑脊髓膜炎的暴发型起病急骤，迅速出现进行性休克、皮肤出血点或瘀斑、弥散性血管内凝血及中枢神经系统功能障碍，如不及时治疗可在 24h 内危及生命。

2. 神经系统表现

（1）颅内压增高：年长儿较典型，主要表现为头痛和喷射性呕吐，可伴有血压增高、心动过缓。婴儿可出现囟门饱满而紧张、颅缝增宽。合并脑疝时，则有呼吸不规则、突然意识障碍加重及瞳孔不等大等体征。

（2）惊厥：20%～30% 患儿可出现部分或全身性惊厥，以 B 型流感嗜血杆菌及肺炎链球菌脑膜炎多见。

（3）意识障碍：表现为精神萎靡、嗜睡、意识模糊、甚至昏迷等，并可出现烦躁不安、激惹、迟钝等精神症状。

（4）脑膜刺激征：以颈项强直最常见，其他如 Kernig 征、Brudzinski 征阳性。

（5）局灶体征：部分患儿出现Ⅱ、Ⅲ、Ⅵ、Ⅶ、Ⅷ颅神经受累或肢体瘫痪症状。

3. 全身感染中毒症状　主要表现为发热、头痛、精神萎靡、疲乏无力、肌肉痛、关节酸痛、皮肤出血点、瘀斑或充血性皮疹等。

新生儿及 3 个月以下小婴儿化脓性脑膜炎常缺乏典型的症状和体征，主要差异在：①可无发热，甚至体温不升；②颅内压增高表现可不明显，可仅有吐奶、尖叫或囟门饱满而紧张、颅缝增宽等；③惊厥可不典型，如仅见面部、肢体局灶或多灶性抽动，局部或全身性肌阵挛，或眨眼、呼吸不规则、屏气等不显性发作；④脑膜刺激征不明显。

【辅助检查】

1. 血常规检查　白细胞总数明显增高，可达（20～40）$\times 10^9$/L，以中性粒细胞为主，占 85%～90% 以上，可见中毒颗粒。感染严重时，尤其是新生儿化脑，白细胞总数可减少。

2. 脑脊液检查　是确诊本病的重要依据。①典型化脓性脑膜炎的脑脊液压力增高，外观混浊，白细胞总数明显增多，多在 1000×10^6/L 以上，分类以中性粒细胞为主；糖含量明显降低，常在 1.1mmol/L 以下，蛋白含量增高，多在 1g/L 以上。参见表 12-1；②脑脊液涂片找病原菌是明确化脑病原的重要方法，有利于正确早期诊断及治疗。要在抗生素应用前尽早采集脑脊液标本，同时做细菌培养和药敏试验；③特异性细菌抗原检测（对流免疫电泳法、乳胶颗粒凝集法、免疫荧光试验等）、DNA 聚合酶链反应（PCR）等可快速检测出脑脊液中的细菌特异性抗原物质和致病菌标志性 DNA，快速、灵敏、具有诊断意义。

对于颅内压增高明显、病情危重的患儿做腰穿应特别慎重。腰穿禁忌证：①颅内压增高征明显；②心肺功能严重受累和休克；③腰穿部位皮肤感染。如颅内压增高的病儿必须进行腰穿时，应先静脉注射甘露醇，待颅内压降低后再行穿刺，以防发生脑疝。

3. 血培养和局部病灶分泌物培养　血培养、咽培养、皮肤脓液或新生儿脐炎分泌物培养等，对确定病原菌有参考价值。新生儿及早期未用抗生素的患儿血培养阳性率较高。

4. 皮肤瘀点或瘀斑涂片　是发现脑膜炎双球菌重要而简便的方法，阳性率达 50% 以上。

5. 影像学检查　对于出现局灶性神经系统异常体征、治疗效果不理想、持续发热、头围增大或有显著颅内压增高等情况疑有并发症的患儿应尽早进行颅脑 CT 及 MRI 检查。前囟未闭者可行B超检查，可发现脑室扩大、硬膜下积液、脑室炎和脑水肿等。

【并发症与后遗症】

1. 硬膜下积液　约30%～60%的患儿出现硬膜下积液，若加上无症状者，其发生率可高达80%。以1岁以内的婴儿及流感嗜血杆菌和肺炎链球菌脑膜炎较多见。凡化脑经有效治疗48～72h后脑脊液检查有好转，但体温不降，或热退数日后复升；或一般症状好转后又出现意识障碍、惊厥、进行性前囟饱满、颅缝分离、头围增大、呕吐等症状，首先应怀疑本症的可能。颅骨透光检查和CT扫描可协助诊断；硬膜下穿刺是最直接的确诊手段，亦可达到治疗目的。积液应做常规和细菌学检查，正常小儿硬膜下腔液体＜2ml，蛋白定量＜0.4g/L。

2. 脑室管膜炎　主要发生在延误治疗的小婴儿。病情较危重，常造成严重后遗症。当患儿在有效抗生素治疗下发热不退，频繁惊厥、意识障碍不改善、进行性加重的颈项强直甚至角弓反张，查体前囟饱满，脑脊液始终呈阳性改变，CT可见脑室扩大时，需考虑本症。确诊依赖侧脑室穿刺检查脑脊液，如白细胞数≥50×10^6/L、糖＜1.6mmol/L、蛋白质＞0.4g/L或细菌学检查阳性，即可确诊。

3. 脑积水　多见于未能早期正确治疗、小于6个月的婴儿。表现为颅内压增高、脑功能障碍，前囟扩大饱满，头围增大甚至颅缝裂开，额大面小，眼呈落日状。至疾病晚期，持续的颅内高压使大脑皮质退行性萎缩，患儿出现进行性智力减退和其他神经功能减退。头颅B超及CT可见进行性脑室扩张。

4. 脑性低钠血症　如果炎症累及下丘脑或垂体后叶，可引起抗利尿激素不适当分泌，即抗利尿激素异常分泌综合征（SIADH），临床呈现低钠血症和血浆渗透压降低，可加重脑水肿，致惊厥发作和意识障碍加重。或直接因低钠血症引起惊厥发作。

5. 其他　如治疗不彻底或致病菌对抗生素不敏感者易形成脑脓肿，出现颅内高压和定位体征。颅神经受累可产生耳聋、失明等。脑实质病变可产生继发性癫痫、瘫痪、智力发育障碍和行为异常等。

【诊断及鉴别诊断】

根据病史、临床表现及脑脊液改变一般可作出诊断。对于发热患儿，一旦出现神经系统的异常症状和体征应及时进行脑脊液检查以明确诊断。脑脊液检查是诊断化脑最可靠的依据。有时在疾病早期脑脊液常规检查可无明显异常，而临床表现仍高度怀疑化脑时，可在24h后再复查脑脊液。

婴幼儿和经不规则抗生素治疗的化脑患儿临床表现常不典型，其脑脊液改变也可不明显，涂片与细菌培养均可为阴性，必须综合分析病史、症状、体征及治疗经过，结合脑脊液中病原特异性免疫学和基因检测结果，做出正确诊断。需与以下疾病鉴别。

1. 病毒性脑膜炎　一般全身感染中毒及神经系统症状较化脑轻，病程自限，大多不超过2周。脑脊液外观清亮，细胞数多在0～数百个$\times10^6$/L，分类以淋巴细胞为主，糖及氯化物含量正常，蛋白正常或稍高，细菌学检查阴性。脑脊液中特异性抗体和病毒分离有助于诊断。

2. 结核性脑膜炎　有时与经过不规则治疗的化脑鉴别困难。但结脑多数呈亚急性起病（婴幼儿可以急性起病），常有结核接触史和肺部等处的结核病灶。有结核中毒症状，结核菌素试验呈阳性。脑脊液外观呈毛玻璃状，细胞数多＜500×10^6/L，分类以淋巴细胞为主，糖和氯化物含量降低，蛋白含量增高；涂片无化脓菌可见，薄膜涂片抗酸染色可找到结核分枝杆菌。PCR检查、结核菌培养等可帮助确立诊断。

3. 隐球菌性脑膜炎　临床表现和脑脊液改变与结核性脑膜炎相似，但本病进展可能更缓慢，头痛等颅内压增高表现更严重。确诊有赖于脑脊液墨汁染色见到隐球菌，或在Sabouraud琼脂培养基上有新型隐球菌生长。

不同致病微生物（如细菌、病毒、真菌等）引起的脑膜炎临床表现相似，其鉴别诊断有赖于脑脊液检查，尤其是病原学检查。几种常见类型脑膜炎脑脊液改变的比较见表12-1。

表 12-1 几种常见脑膜炎脑脊液改变

	压力（kPa）	外观	白细胞数（×10⁶/L）	蛋白（g/L）	潘氏试验	糖（mmol/L）	氯化物（mmol/L）	查找病原
正常	0.69～1.96 新生儿 0.29～0.78	清亮透明	0～10 婴儿： 0～20	0.2～0.4 新生儿： 0.2～1.2	－	2.8～4.5 婴儿： 3.9～5.0	117～127 婴儿： 110～122	
化脓性脑膜炎	增高	米汤样混浊	数百～数千，多核为主	明显增高	+～+++	明显降低	多数减低	涂片、培养可发现致病菌
结核性脑膜炎	常增高，阻塞时低	微混，毛玻璃样	数十～数百，淋巴细胞为主	增高，阻塞时显著升高	+～+++	降低	降低	薄膜涂片可发现抗酸杆菌，培养结核分枝杆菌阳性
病毒性脑膜炎	正常或增高	清亮，个别微混	正常～数百，淋巴细胞为主	正常或稍高	－～+	正常	正常	特异性抗体阳性，病毒分离可阳性
隐球菌性脑膜炎	增高或明显增高	微混	数十～数百，淋巴细胞为主	增高	+～+++	降低	多数降低	涂片墨汁染色可见隐球菌

【治疗】

1. 抗生素治疗

（1）用药原则：应坚持早期、足量、联合、静脉和足疗程的用药原则，选择对病原菌敏感，能通过血脑屏障，在脑脊液中达到有效浓度的杀菌药物，力求用药24h内杀灭脑脊液中的致病菌。联合用药时应注意药物之间的相互作用，并注意药物的毒副作用。

（2）药物选择

1）病原菌未明者：应选用对脑膜炎球菌、肺炎链球菌和流感嗜血杆菌脑膜炎三种常见致病菌皆有效的抗生素。主要选用对血脑屏障通透性好的第三代头孢菌素，如头孢曲松钠100mg/（kg·d），或头孢噻肟钠200mg/（kg·d），分次静脉滴注。疗效不理想时可联合使用万古霉素60mg/（kg·d）。对β内酰胺类药物过敏的患儿可改用氯霉素100mg/（kg·d）。

2）病原菌明确者：应参照细菌药物敏感试验结果选用抗生素。

（3）抗生素疗程：与致病菌种类、治疗早晚、是否有并发症及患儿个体情况等因素有关。流感嗜血杆菌脑膜炎和肺炎链球菌脑膜炎疗程为静脉滴注有效抗生素10～14天，脑膜炎双球菌者7～10天，革兰阴性杆菌和金黄色葡萄球菌性脑膜炎应达21天以上。若有并发症或经过不规则治疗患者，还应适当延长疗程。停药指征为：临床症状和体征消失，脑脊液检查正常。

2. 肾上腺糖皮质激素的应用　因其可以减轻炎症反应和中毒症状，降低颅内压，故在使用抗生素的同时可用地塞米松0.6mg/（kg·d），分4次静脉注射，一般连用2～3天，过长使用并无益处。对新生儿一般不主张应用激素。

3. 并发症的治疗

（1）硬膜下积液：少量液体无需处理。积液量多引起颅内高压者应行硬膜下穿刺放液，开始每日或隔日一次，一般每次一侧＜15ml，两侧＜30ml。放液时应任其自然流出，不能抽吸。1～2周后酌情延长穿刺间隔时间。若反复穿刺放液无效，应考虑外科手术治疗。

（2）脑室管膜炎：除全身抗生素治疗外可做侧脑室穿刺引流以缓解症状，减低脑室内压。同时，针对病原菌结合用药安全性，选择适宜抗生素脑室内注入。

（3）脑积水：主要依赖手术治疗，包括正中孔粘连松解、导水管扩张和脑脊液分流术。

（4）脑性低钠血症：积极控制脑膜炎的同时，适当限制液体入量，酌情补充钠盐。

4. 对症及支持疗法

（1）急性期严密监测生命体征，定期观察患儿意识、瞳孔和呼吸节律的改变。

（2）及时处理高热、惊厥和休克：高热给予物理降温，必要时可给予药物降温。有惊厥者及时给予抗惊药物如地西泮、苯巴比妥等。重症易发生感染性休克，一旦出现，应积极给予扩容、纠酸、血管活性药物等抗休克治疗。

（3）降低颅内压：有颅内压增高者，应及时给予脱水药物。一般用20%甘露醇每次0.25～1.0 g/kg和地塞米松。对于颅内压增高严重者，可加大剂量（每次不超过2g/kg）或加用利尿药物，以防脑疝的发生。

（4）支持疗法：对新生儿或免疫功能低下患儿，可静脉输注丙种球蛋白或新鲜血浆等。

【预后】

早期正确的诊断和及时彻底的治疗是决定预后的关键。本病婴幼儿死亡率10%。死亡率与病原菌（肺炎链球菌脑膜炎死亡率最高）、有效抗生素治疗的早晚、患儿年龄大小（<6个月者疗效较差）、脑脊液中细菌量、治疗前惊厥持续时间（>4天较差）相关。10%～20%的幸存者遗留各种神经系统严重后遗症，常见的神经系统严重后遗症包括听力丧失、视力障碍、智力倒退、反复惊厥、语言能力延迟和行为异常等。

第三节　病毒性脑炎

病毒性脑炎（viral encephalitis）是由多种病毒感染引起的急性中枢神经系统感染性疾病。病变常同时累及脑实质和脑膜，如脑实质受累表现突出则称为病毒性脑炎；若脑实质与脑膜受累表现均明显时，则称为病毒性脑膜脑炎；若病变主要累及脑膜，临床仅有脑膜炎表现者则称病毒性脑膜炎。儿童时期中枢神经系统感染性疾病中，病毒感染远较细菌性和其他病原体多见。本病夏秋季发病较高，大多数患儿病程呈自限性。

【病因】

多种病毒可引起脑炎，其中80%以上由肠道病毒引起（如柯萨奇病毒、埃可病毒、轮状病毒等），其次为虫媒病毒（如流行性乙型脑炎病毒、蜱传播脑炎病毒）、腺病毒、单纯疱疹病毒、腮腺炎病毒和其他病毒等。

不同病毒引起的脑炎，具有不同的流行特点。一般按其流行情况分为流行性和散发性两类：①流行性脑炎：多为虫媒病毒引起，如流行性乙型脑炎，属传染性疾病，由蚊虫传播，主要发生在夏秋季节（7、8、9月），2～6岁发病率最高；②散发性脑炎：为非虫媒病毒感染引起，感染途径多样。在我国以肠道病毒引发脑炎最常见，也主要发生在夏秋季节，且大多患者为小儿。单纯疱疹病毒性脑炎则高度散发发病，一年四季均可发生，且可感染所有年龄人群。

【发病机制】

病毒侵入途径为两种：①大多数病毒自呼吸道、胃肠道或经昆虫叮咬侵入人体，在淋巴系统内增殖后经血循环（此时为病毒血症期）到达各脏器特别是网状内皮系统，此时可产生发热等全身症状，如病毒在这些器官中再大量增殖并进入血流，则可进一步向全身播散。在小儿机体免疫力较低，血脑屏障功能不健全的情况下，病毒即可侵犯脑或脑膜组织，出现中枢神经症状。②有些病毒也可直接经周围神经通路侵入脑组织引起炎症（如单纯疱疹病毒经嗅神经侵入脑部），此种途径较为少见。

中枢神经系统的病变可为大量病毒对脑组织的直接入侵和破坏的结果，也可为感染引发神经组织对病毒抗原的免疫反应，导致神经脱髓鞘病变、血管及血管周围的损伤以及所造成的供血不足。

【病理】

脑膜和（或）脑实质广泛性充血、水肿，可见单核细胞、浆细胞、淋巴细胞浸润，常环绕血管形成血管套样病变，可有血管内皮细胞及周围组织神经细胞变性、坏死和髓鞘崩解。如果脱髓鞘程度严重但仍保留神经元及轴索，常提示病毒感染激发的机体免疫应答，即感染后或变态反应性脑炎。病理改变大多弥散分布，但有些病原引起的病变部位呈相对局限倾向，如单纯疱疹病毒常引起以颞叶为主的脑部病变，而虫媒病毒性脑炎往往累及全脑，但以大脑皮质、间脑和中脑最为严重，脊髓、神经根和周围神经也有不同程度的受累。

【临床表现】

病情轻重差异很大，且临床表现多种多样，取决于脑膜或脑实质受累的程度和部位。一般说来，病毒性脑炎的临床经过较病毒性脑膜炎严重，重症脑炎更易发生急性期死亡或后遗症。

（一）病毒性脑膜炎

急性起病，常先有上呼吸道感染或胃肠道症状。腮腺炎病毒性脑膜炎常伴有腮腺肿大；单纯疱疹病毒性脑膜炎可伴有皮肤黏膜疱疹；肠道病毒和麻疹病毒感染可有丘疹或斑丘疹出现。主要表现为发热、恶心、呕吐、疲乏无力、嗜睡。年长儿会自诉头痛，婴儿则烦躁不安、易激惹。一般很少有严重意识障碍和惊厥。脑膜刺激征可阳性，但无局灶性神经系统体征。病程大多在 1～2 周内。

（二）病毒性脑炎

起病急，其临床表现因脑实质部位的病理改变、范围和严重程度而有所不同。如患儿伴明显脑膜炎表现则为病毒性脑膜脑炎。

1. 前驱症状　常先有上呼吸道感染或胃肠道症状，如发热、头痛、呕吐、腹痛、腹泻、肌痛等。

2. 神经系统表现

（1）惊厥：大多呈全身性，但也可有局灶性发作，严重者呈惊厥持续状态。

（2）意识障碍：患儿可有嗜睡、昏睡、昏迷、深度昏迷，甚至去皮质状态等不同程度的意识改变。

（3）颅内压增高：主要表现为头痛、呕吐、血压升高、心动过缓、婴儿前囟饱满等，严重者可出现脑疝危及生命。

（4）精神情绪异常：病变累及额叶底部、颞叶边缘系统，患儿可出现躁狂、幻觉、失语，以及定向力、计算力与记忆力障碍等症状。部分患儿精神症状非常突出，由单纯疱疹病毒引起者最为明显。

（5）病理征：当病变累及锥体束时巴宾斯基征常为阳性。

（6）局灶性症状体征：如肢体瘫痪、失语、颅神经麻痹等。一侧大脑病变为主者，特别是有血管梗塞时，可引起急性偏瘫；小脑受累可出现共济失调；脑干受累可出现交叉性瘫痪和中枢性呼吸衰竭；后组颅神经受累则出现吞咽困难，声音低微；植物神经受累可出现汗腺分泌异常及大小便功能障碍；锥体外系受累则出现不自主运动。

3. 其他系统症状　全身其他系统症状可为病原学诊断提供线索。如皮疹呈手 - 足 - 口特异分布的提示手足口病，肝、脾及淋巴结肿大提示 EB 病毒、巨细胞包涵体病毒感染，西尼罗河病毒感染则可能表现为腹泻和躯干皮肤红斑等。

【辅助检查】

1. 脑脊液检查　大多患儿脑脊液压力增高，外观清亮，白细胞计数多在 $0 \sim 300 \times 10^6/L$，以淋巴细胞为主（病初可以中性粒细胞占多数）。蛋白大多正常或轻度增高，糖和氯化物无明显改变。涂片或培养均无细菌发现。见表 12-1。

2. 病毒学检查　发病早期可收集脑脊液或咽分泌物、粪便等标本，进行病毒的分离培养与鉴定，或直接用 PCR 等技术检测病毒特征性 DNA 片段，对早期诊断和治疗有帮助。血清学检查需采集患儿早期和恢复期双份血清，且恢复期血清的抗体效价比早期血清中抗体效价升高 4 倍才有诊断意义。

3. 脑电图（EEG） 部分患儿以弥漫性或局灶性异常慢波背景活动为特征，少数伴有棘波，棘 - 慢复合波。慢波背景活动只能提示异常脑功能，不能证实病毒感染性质。

4. 影像学检查 CT 和 MRI 均可发现病变的部位、范围及性质，磁共振对显示病变比 CT 更有优势。可发现弥漫性脑水肿，皮质、基底节、脑桥、小脑的局灶性异常。

【诊断和鉴别诊断】

依据发病前病毒感染史、临床表现、脑脊液检查和病毒学检查一般可做出诊断。在病原学检测结果明确以前，需要排除其他原因引起的中枢神经系统疾病。本病应注意与以下疾病鉴别：

1. 不规则治疗的化脓性脑膜炎 其脑脊液改变可以与病毒性脑炎相似，应结合病史、治疗经过、特别是脑脊液病原学检查进行鉴别。

2. 结核性脑膜炎 可急性起病；脑脊液细胞总数及分类与病毒性脑炎相似，有时容易混淆，但结核性脑膜炎脑脊液糖和氯化物均低；常有结核接触史，身体其他部位有结核灶；再结合 PPD 试验和病原学检查等，可以鉴别。

3. 隐球菌性脑膜炎 起病较慢，病程长；颅内压增高明显，头痛剧烈；脑脊液墨汁染色可确立诊断。

4. Reye 综合征 其急性脑病表现和脑脊液无明显异常易与病毒性脑炎相混淆，但 Reye 综合征肝肿大、肝功能明显异常而不伴有黄疸，大多起病 3 ~ 5 天后病情不再进展，有的患儿有血糖降低等特点，可以鉴别。

5. 脑肿瘤和脑脓肿 有时可呈急性起病，伴有颅内压增高和局部定位体征。应做脑脊液细胞学、头颅超声、CT 及 MRI 等检查以之鉴别。

6. 其他 如中毒性脑病、寄生虫感染等应注意原发病的诊断。

【治疗】

本病无特异性治疗。由于病程呈自限性，急性期正确的支持与对症治疗，是保证疾病顺利恢复、降低死亡率和致残率的关键。

1. 一般治疗 密切观察病情变化，加强护理，保证营养供给，维持水电解质平衡，重症患儿有条件时应在 PICU 监护治疗。

2. 对症治疗 ①控制高热：给予物理或药物降温；②控制惊厥：可给予止惊剂地西泮、苯巴比妥等。如止惊剂无效，可在控制性机械通气下给予肌肉松弛剂；③控制脑水肿、降低颅内压：严格限制液体入量；静脉注射脱水剂，如甘露醇、呋塞米等；过度通气将 $PaCO_2$ 控制在 3.33 ~ 4.0kPa（25 ~ 30mmHg），可使脑的小动脉收缩，脑血容量减少，进而减少脑容量，降低颅内压。

3. 抗病毒治疗 ①疱疹病毒脑炎：首选阿昔洛韦，每次 5 ~ 10mg/kg，于 1h 内静脉注射，每 8 小时用 1 次，疗程 1 ~ 2 周；也可给予更昔洛韦；②对其他病毒感染可酌情选用干扰素、更昔洛韦、病毒唑、中药等；有报道称大剂量静脉注射免疫球蛋白（400mg/kg·d），连用 5 天，可减轻症状，缩短病程。

4. 抗生素的应用 在未完全排除细菌感染前，应常规给予抗生素治疗；对于重症婴幼儿或继发细菌感染者，均应给予抗生素治疗。

5. 康复治疗 恢复期患儿或留有后遗症者可给予吡拉西坦、脑活素、胞二磷胆碱等脑代谢激活剂治疗，并应进行功能训练，可给予针灸、按摩、高压氧治疗等，以促进神经功能的恢复。

【预后】

多数患儿病程在 2 ~ 3 周，大多能完全康复，预后较好。但临床病情重、病程长、全脑弥漫性病变者预后差，往往遗留惊厥及智能、运动、心理行为、视力或听力障碍。

本章小结

1. 化脓性脑膜炎的致病菌2/3以上为脑膜炎双球菌、肺炎链球菌和流感嗜血杆菌脑膜炎。多数化脑其致病菌通过血行传播至脑膜而致病。急性起病，神经系统表现为：①颅内压增高症状；②惊厥；③意识障碍；④脑膜刺激征；⑤局灶体征。同时伴有全身感染中毒症状。要注意新生儿及3个月以下小婴儿常缺乏典型的症状和体征。脑脊液检查是确诊本病的重要依据。常见并发症与后遗症：①硬膜下积液；②脑室管膜炎；③脑积水；④脑性低钠血症；⑤其他神经系统损害等。应注意与病毒性脑膜炎、结核性脑膜炎的鉴别。治疗以抗生素进行病原学治疗为主，同时可加用肾上腺糖皮质激素，并给予对症、支持疗法及并发症治疗。

2. 病毒性脑炎80%以上由肠道病毒引起，多通过血行播散进入脑内。常先有上呼吸道或胃肠道感染症状，神经系统表现为：①惊厥；②意识障碍；③颅内压增高；④精神情绪异常；⑤病理征；⑥局灶性症状体征。诊断主要依据发病前病毒感染史、临床表现、脑脊液检查和病毒学检查结果。在病原学检测结果明确以前，临床上依靠排除其他中枢神经系统疾病做出诊断。病程呈自限性，正确的支持与对症治疗是保证病情恢复、降低死亡率和致残率的关键。

思考题

1. 识记题

（1）如何鉴别化脓性脑膜炎、病毒性脑膜炎及结核性脑膜炎？

（2）试述化脓性脑膜炎的抗生素的治疗原则。

2. 应用题　患儿，男，4个月，反复发热伴呕吐13天入院。患儿13天前发热，达39℃，伴轻咳，曾呕吐数次，非喷射性，曾验血WBC14×10^9/L，中性81%。按“上呼吸道感染”治疗好转出院。2天前体温达39℃以上，伴哭闹，易激惹，呕吐2次，精神萎靡，吃奶稍差。以“发热呕吐”收入院。既往体健，第1胎第1产，足月自然分娩，生后母乳喂养。

查体：T38.4℃，P140次/分，R44次/分，体重7.8kg，头围41.5cm。神清，精神差，易激惹，前囟0.8cm×0.8cm，张力稍高。眼神欠灵活，双瞳孔等大等圆，对光反射存在。颈项稍有抵抗，心率140次/分，肺及腹部无异常，克氏征（+），巴氏征（－）。

血常规：Hb112g/L，WBC29.6×10^9/L，分叶细胞77%，淋巴细胞20%，单核细胞3%，PLT150×10^9/L。脑脊液：滴速62滴/分，血性微混浊；细胞总数5760×10^6/L，白细胞360×10^6/L，多形核细胞86%；糖2.5mmol/L，蛋白1.3g/L，氯化物110mmol/L。

请思考：（1）目前应做什么检查以确诊？

（2）分析做出初步诊断，写出诊断依据。

（3）如何做好健康教育。

（汪小玉）

第十三章　遗传代谢内分泌疾病

学习目标

通过本章内容的学习，学生应能：

识记：

叙述21－三体综合征、苯丙酮尿症、先天性甲状腺功能减低症、儿童时期的糖尿病等疾病的临床表现及诊治措施。

理解：

解释上述疾病的病因及发病机制。

应用：

运用本章知识，对上述疾病做出初步诊断并拟定治疗计划。

第一节　21- 三体综合征

案例 13-1

患儿，男，1岁半，至今不会独立行走，智力低下，不会叫爸爸、妈妈。查体：两眼外侧上斜，眼裂小，眼距宽，鼻梁低平，外耳小，通贯手，舌常伸出口外。

问题与思考：

①分析做出初步诊断，写出诊断依据。②应做什么检查以确诊？③应和哪些疾病鉴别？如何预防？

21- 三体综合征（21- trisomy syndrome）是最常见的常染色体疾病，在活产婴儿中的发病率约为1/800～1/600，男性多于女性。60% 的患儿在胚胎早期即流产，存活者有明显的智能落后、特殊面容、生长发育障碍和多发畸形。1866年，Dr. John Langdon Down 进行完整的描述并发表，因此，又称唐氏综合征（Down syndrome）。

【病因】

其细胞遗传学特征是第21号染色体呈三体现象。是由于亲代之一的配子形成时或在受精卵卵裂时出现染色体不分裂，使一个配子含多余染色体，另一配子缺失该条染色体，受精后形成异常的三体型或单体型子细胞。由于单体型患儿多不能存活，故一般只能出生三体型后代。

【临床表现】

1. 特殊面容体征　表情呆滞；眼距宽，眼裂小，眼外侧上斜，有内眦赘皮；鼻根低平，外耳小，硬腭窄小，常张口伸舌，流涎多；头小而圆，前囟大且闭合延迟，颈短而宽（图 13-1）。

2. 智能低下　是本病最突出的表现。绝大多数患儿智能发育障碍，且随年龄增长而逐渐明显，智商多在 25～50。

3. 生长发育落后　动作发育和体格发育都延迟。身材矮小，骨龄落后于实际年龄，出牙延迟且常错位。四肢短，由于韧带松弛，关节可过度弯曲，手指粗短（图 13-2），小指中节骨发育不良使小指向内弯曲，指骨短，手掌三叉点向远端移位，常见通贯掌纹、atd 角增大（图 13-3），草鞋足，拇趾球部约半数患儿呈弓形皮纹。

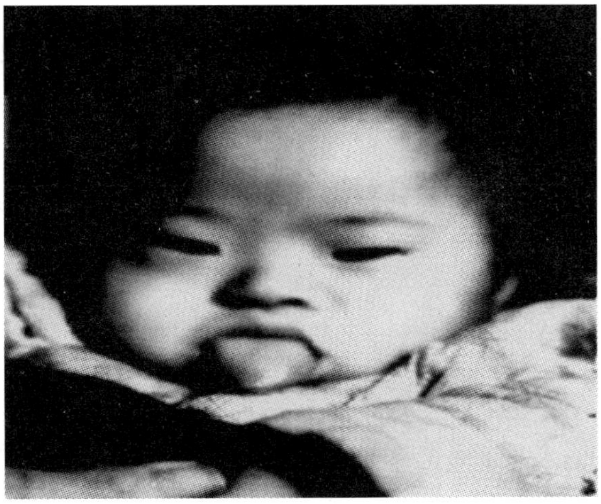

图 13-1　21- 三体综合征的特殊面容

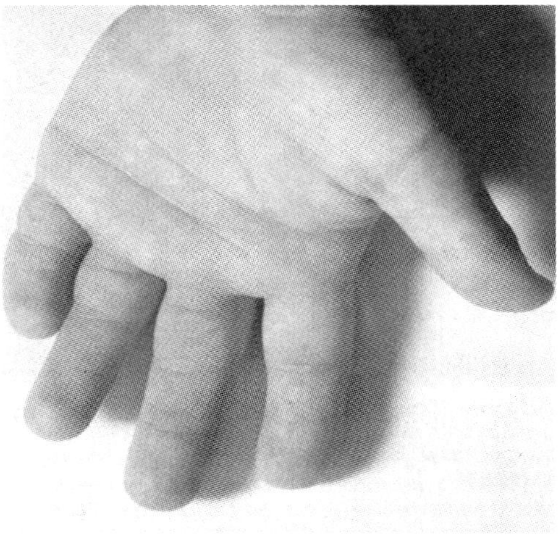

图 13-2　21- 三体综合征的异常体征：手指短而粗

4. 其他　患儿常伴有先天性心脏病（约 50%）、其次为听力障碍和视力障碍、消化道畸形、生殖器发育不全（如小阴茎、隐睾）、多指（趾）等畸形；因免疫功能低下，易患各种感染；男性患者成年后无生育能力，女性唐氏综合征患者长大后有月经，并且有可能生育。先天性甲状腺功能减低症和白血病的发生率明显高于一般人群。如存活至成人期，则常在 30 岁以后即出现老年性痴呆症状。

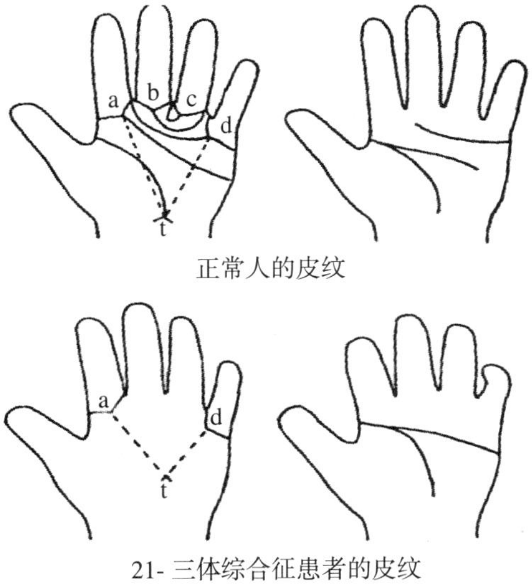

图 13-3　21- 三体综合征的异常体征：通贯手、atd 角增大

【实验室检查】

1. 细胞遗传学检查　根据核型分析可分为标准型、易位型和嵌合体型三种。

（1）标准型：占全部病例的 95%。核型为 47，XX（或 XY），+21。

（2）易位型：约占 3%～4%，核型有多种，其中较常见的为 D/G 易位。D 组中以 14 号染色体为主，核型为 46，XX（或 XY），-14，+t（14q21q）；也可见 13 或 15 号染色体。G/G 易位较少，为 21 号染色体与一条 G 组染色体发生易位，多数为两条 21 号染色体发生易位，核型为 46，XX（或 XY），-21，+t（21q21q）。少数为一个 21 号染色体易位到一个 22 号染色体上，核型为 46，XX（或 XY），-22，+t（22q21q）。

（3）嵌合体型：占 2%～4%。由于受精卵在早期分裂过程中发生 21 号染色体不分离所致，使体内存在正常细胞和 21- 三体细胞，形成嵌合体。核型为 46，XX（或 XY）/47，XX（或 XY），+21。此型患儿临床表现的严重程度与异常细胞所占比例有关。

2. 荧光原位杂交试验　可快速、准确做出诊断。用荧光素标记的 21 号染色体的相应片段序列为探针，与外周血中的淋巴细胞或羊水细胞进行杂交，患儿细胞中呈现 3 个 21 号染色体的荧光信号。

【诊断及鉴别诊断】

典型的 21- 三体综合征根据特殊的面容、智力低下、生长发育落后及皮纹等特点可以做出临床诊断，但确诊需要染色体核型分析。根据染色体检查的结果还可以与其他原因引起的智力低下及其他类型的染色体疾病相鉴别。

本病应与先天性甲状腺功能减低症鉴别，后者面容呈黏液水肿状，在出生后即可有嗜睡、哭声嘶哑、喂养困难、腹胀、便秘、皮肤粗糙等症状。血清 T_3、T_4 值降低，TSH 增高，而染色体核型正常。

【治疗】

目前尚无特殊治疗方法。采用综合措施，针对智力发育迟缓应加强训练、耐心教育，增强其社会生活能力；婴幼儿期应注意预防感染；如伴有先天性心脏病，消化道畸形或其他畸形，可考虑手术矫治。

【预防】

最好的预防手段是做好遗传咨询和产前诊断，一旦确诊可劝说孕妇及家属终止妊娠。

1. 遗传咨询　孕妇如有下列情况时应做产前咨询：① 35 岁以上高龄产妇；②已生育过 21- 三体综合征患儿或其他畸形患儿；③有 21- 三体综合征家族史并有本病皮纹特征的孕妇；④习惯性流产孕妇；⑤双亲之一为平衡易位携带者或母亲为嵌合体。

2. 产前诊断　对以上高危孕妇在孕期可做血清甲胎蛋白、游离雌三醇和绒毛膜促性腺激素筛查。若筛查结果阳性，应检查染色体核型以明确诊断。取样标本包括孕中期羊膜腔中的羊水细胞、胚胎绒毛细胞和脐带血淋巴细胞等。

第二节　苯丙酮尿症

苯丙酮尿症（phenylketonuria，PKU）是由于苯丙氨酸代谢途径中酶缺陷所导致的一种常见的常染色体隐性遗传病。因苯丙氨酸及其代谢产物在体内蓄积并从尿中排出而得名。其发病率因国家地区不同有所差异，在美国约为 1∶14000，日本约为 1∶60000，我国发病率约为 1∶11000。

【病因和发病机制】

本病按酶缺陷的不同分为典型 PKU 和非典型 PKU。

1. 典型 PKU　是由于肝细胞苯丙氨酸羟化酶（PAH）缺乏导致苯丙氨酸不能转变成酪氨酸，使血、脑脊液、各种组织液中苯丙氨酸浓度增高，积聚的苯丙氨酸在其转氨酶作用下通过旁路代谢生成过多的苯丙酮酸、苯乙酸、苯乳酸及对羟基苯乙酸从尿中排出，高浓度的苯丙氨酸及其代谢产物在脑组织中大量堆积导致脑损伤。

2. 非典型 PKU　与四氢生物蝶呤（BH4）缺乏有关。BH4 是苯丙氨酸、酪氨酸、色氨酸等芳香氨基酸在羟化过程中必需的辅酶，缺乏时不仅苯丙氨酸不能氧化成酪氨酸，还可导致 5- 羟色胺、多巴胺等神经递质减少，加重神经系统损害。因此虽然 BH4 缺乏型 PKU 仅为 PKU 的 1%～3%，但 BH4 缺乏型 PKU 的临床症状更重，治疗更难。

【临床表现】

患儿出生时一般正常。通常在3～6个月时开始出现症状，1岁左右症状明显。

1. 神经系统　以智能发育落后最为突出。疾病早期出现易兴奋、多动、癫痫、肌张力增高甚至僵硬、腱反射亢进，然后智力发育明显落后。BH4缺乏患儿的神经系统症状出现较早且较严重，常有肌张力减低、嗜睡、惊厥。不经治疗常在幼儿期死亡。

2. 皮肤　由于酪氨酸产生减少，使黑色素合成不足，患儿毛发变黄、皮肤白皙、虹膜色淡，常伴有湿疹。

3. 体味异常　苯丙氨酸代谢产物苯乙酸从汗液和尿中排出而有“鼠尿”样气味。

【辅助检查】

本病为少数可治性遗传性代谢病之一，应早期确诊和治疗，避免产生神经系统的不可逆性损伤。由于患儿在早期症状不典型，故诊断必须借助实验室检测。

1. 新生儿期筛查　我国目前基本普及了新生儿PKU筛查。即新生儿哺乳3天后，针刺足跟采集外周血，滴于滤纸片上，晾干后即可寄送至筛查实验室。如筛查结果阳性，需采静脉血做定量检测。

2. 尿三氯化铁及2，4-二硝基苯肼试验　特异性较差，一般适用于较大儿童的初筛。新生儿期因苯丙氨酸旁路代谢未健全，尿筛查多为阴性。

3. 血苯丙氨酸浓度测定　凡筛查阳性患儿都要经过此项检查加以确诊。正常血苯丙氨酸浓度为0.06～0.18mmol/L，经典PKU血苯丙氨酸持续在1.2mmol/L以上。

4. 尿蝶呤图谱分析　测定尿液中新蝶呤和生物蝶呤的含量，可以鉴别各型PKU。

5. DNA分析　用于对PAH的基因诊断、杂合子检出和产前诊断。

【诊断】

根据智能落后、头发由黑变黄、皮肤白皙、尿及汗液有鼠尿臭味，结合血苯丙氨酸增高，可做出诊断。

【治疗】

诊断一旦确定，应及早治疗。治疗越早，预后越好。

1. 低苯丙氨酸饮食　适应证是经典PKU以及血苯丙氨酸持续在1.2mmol/L以上者。

婴幼儿可给予低苯丙氨酸奶粉；幼儿添加辅食时应以含苯丙氨酸较低的食物为主，如淀粉类、蔬菜和水果等低蛋白质食物。由于苯丙氨酸是必需氨基酸，浓度过高或过低都会影响生长发育，一般在生后2个月以内约需50～70mg/（kg·d）；3～6个月约需4 0mg/（kg·d）；2岁约需25～30mg/（kg·d）；4岁以上约需10～30mg/（kg·d）；以控制血苯丙氨酸在理想浓度为宜（表13 -1）。在治疗过程中应定期检查血苯丙氨酸水平，注意生长发育情况，以调整饮食。饮食控制需持续至青春期以后。终生治疗对患者更有益。

表13-1　不同年龄血苯丙氨酸浓度理想控制范围（mmol/L）

年龄	血苯丙氨酸浓度	年龄	血苯丙氨酸浓度
0～3岁	0.12～0.24	12～16岁	0.18～0.60
3～9岁	0.18～0.36	>16岁	0.18～0.90
9～12岁	0.18～0.48		

2. 药物治疗　对非典型PKU，除饮食控制外，需补充BH4、5-羟色胺、左旋多巴等药物。

【预防】

对有本病家族史的夫妻应进行产前检查，检测羊水中的蝶呤或进行DNA分析。普及新生儿PKU筛查是最积极和有效的办法。

第三节　先天性甲状腺功能减低症

先天性甲状腺功能减低症（congenital hypothyroidism，CH），又称为先天性甲低和克汀病，是由于甲状腺激素合成不足或甲状腺受体缺陷所造成的一种疾病。是儿童最常见的先天性内分泌疾病。

根据病变部位分为：①原发性甲状腺功能减低症，是由甲状腺本身疾病所致；②继发性甲状腺功能减低症，其病变位于垂体及下丘脑，又称中枢性甲状腺功能减低症。

根据病因可分为两类：①散发性：系因先天性甲状腺发育不良、异位或甲状腺激素合成途径中酶缺陷所造成，临床较常见，发病率为 1/7000；②地方性：多见于甲状腺肿流行的山区，系由于该地区水、土壤和食物中碘缺乏所致。

【病因】

1. 散发性先天性甲低

（1）甲状腺不发育、发育不全或异位：亦称原发性甲低。约占先天性甲低的 90%，男女比例为 1∶2。其原因尚未阐明。约 1/3 病例甲状腺完全缺如，其余为宫内发育不全或在下移过程中停留在异常部位，形成部分或完全丧失其功能的异位甲状腺。

（2）甲状腺激素合成途径障碍　亦称家族性甲状腺激素生成障碍。是导致本病的第二位常见病因。大多为常染色体隐性遗传，常有家族史。由于合成障碍使甲状腺素水平低下。

（3）促甲状腺激素（TSH）缺乏　因垂体功能低下导致分泌 TSH 减少所致。

（4）甲状腺或靶器官反应低下　前者是甲状腺细胞质膜上的 Gsa 蛋白缺陷，使 cAMP 生成障碍，从而对 TSH 不敏感；后者是甲状腺激素靶器官对 T_4、T_3 不敏感所致。

（5）母亲因素　母亲服用抗甲状腺药物或母体存在抗 TSH 抗体，均可通过胎盘，影响胎儿，造成甲低，亦称暂时性甲低，通常可在 3 个月内消失。

2. 地方性先天性甲低流行地区水、土壤和食物中碘缺乏，孕母饮食中缺乏碘，致使胎儿在胚胎期因碘缺乏而导致甲状腺激素合成障碍。

【甲状腺素的合成与生理作用】

1. 甲状腺素合成与释放的调节　甲状腺主要功能是合成甲状腺素（T_4）和三碘甲状腺原氨酸（T_3）。甲状腺素的主要原料是碘和酪氨酸，碘被摄取进入甲状腺滤泡上皮细胞内，经过多种酶作用与酪氨酸结合，合成 T_3、T_4。甲状腺素的合成与释放受下丘脑分泌的促甲状腺激素（TRH）控制，TRH 兴奋脑垂体分泌 TSH，TSH 再刺激甲状腺分泌 T_3、T_4。血 T_3、T_4 又通过负反馈降低垂体对 TRH 的反应性，减少 TSH 的分泌，使血 T_3、T_4 维持在一定水平。

2. 甲状腺素的主要作用　①促进大脑发育；②促进生长发育和组织分化作用；③促进蛋白质合成，增加酶的活力，加速脂肪分解、氧化；④产热作用；⑤对维生素代谢的作用；⑥促进钙、磷在骨骼中的合成代谢和骨、软骨生长；⑦增强 β- 肾上腺素受体对儿茶酚胺的敏感性。

【临床表现】

甲状腺功能减低症的症状出现的早晚及轻重程度与残留甲状腺组织的多少及甲状腺激素分泌功能的损害程度有关。先天性无甲状腺或酶缺陷患儿在婴儿早期即可出现症状，甲状腺发育不良者常在出生后 3～6 个月症状逐渐明显。其主要临床特征是：生长发育迟缓、智力低下和生理功能低下。

1. 新生儿期　多为过期产儿、大于胎龄儿；前、后囟门大；胎便排出延迟，腹胀、便秘，易被误诊为先天性巨结肠；生理性黄疸时间延长。患儿常处于睡眠状态，对外界反应迟钝，肌张力低下，喂养困难，哭声低，声音嘶哑，患儿体温低，末梢循环差，皮肤粗糙。

2. 典型症状　多在出生半年后出现典型症状。

（1）特殊面容和体态：头大，颈短，面部黏液性水肿，眼睑水肿，眼距宽，鼻梁低平，唇厚，舌大而宽厚、常伸出口外；皮肤粗糙，面色苍黄，毛发稀疏、无光泽。身材矮小，躯干长而四肢短小，腹大，常有脐疝，骨发育明显延迟。

（2）神经系统功能障碍：智能发育低下，表情呆板、淡漠，神经反射迟钝；运动发育障碍，如翻身、坐、立、行延迟。

（3）生理功能低下：精神差，安静少动；食欲缺乏，体温低而怕冷；脉搏及呼吸均缓慢，心音低钝；肠蠕动减慢，腹胀，便秘。可伴有心包积液，心电图呈低电压、P-R 间期延长、T 波平坦等改变。

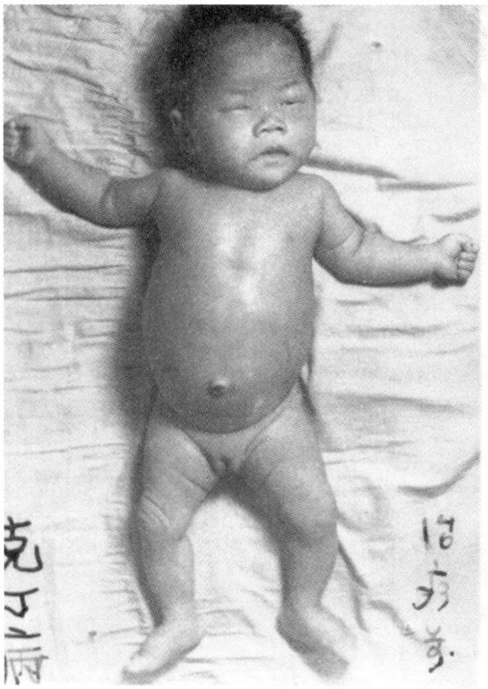

图 13-4　先天性甲状腺功能减低症的特殊面容

3. 地方性甲状腺功能减低症　因在胎儿期碘缺乏而不能合成足量甲状腺激素，影响中枢神经系统发育。临床表现可分为两大症候群，但可相互交叉重叠。

（1）“神经性”综合征：以共济失调、痉挛性瘫痪、聋哑和智能低下为特征，但身材正常，甲状腺功能正常或轻度降低。

（2）“黏液水肿性”综合征：以生长发育和性发育明显落后、黏液水肿、智力低下为特征。血清 T_4 降低、TSH 增高。约 25% 患儿有甲状腺肿大。

4. TSH 和 TRH 分泌不足　患儿常保留部分甲状腺激素分泌功能，因此临床症状较轻，但伴有其他垂体激素缺乏的症状，如小阴茎（Gn 缺乏）、低血糖（ACTH 缺乏）、尿崩症（AVP 缺乏）等。

【实验室检查】

1. 新生儿筛查　我国已将本病列入新生儿筛查的疾病之一，这是早期确诊、避免神经精神发育缺陷的重要防治措施。目前多采用出生后 3 天的新生儿干血滴纸片检测 TSH 浓度作为初筛，结果＞20mU/L 时，再检测血清 T_4 和 TSH 以确诊。

2. 血清 T_3、T_4、TSH 测定　如 T_4 降低、TSH 明显增高时即可确诊；T_3 可降低或正常。

3. TRH 激发试验　如 T_4、TSH 均低，则怀疑 TRH、TSH 分泌不足，应进一步做 TRH 刺激试验。静注 TRH7μg/kg，注射前及后 30、60、120min 取血测 TSH。正常者注射后 20～30min 出现 TSH 高峰，90min 回落至基础值。若未出现高峰，应考虑垂体病变；若 TSH 峰值出现时间延长，则提示下丘脑病变。

4. X 线检查　左手腕部 X 线摄片，患儿骨龄常明显落后。

5. 甲状腺放射性核素检查　可了解甲状腺大小、形状、位置等情况。

【诊断和鉴别诊断】

根据智能落后、生长发育迟缓、生理功能低下等表现，结合血清 T_3、T_4 下降及 TSH 增高可做出诊断。应与以下疾病鉴别。

1. 先天性巨结肠　患儿腹胀、便秘，常有脐疝，但其面容、智力、精神反应以及哭声等正常，甲状腺功能正常，钡剂灌肠可见结肠痉挛段与扩张段。

2. 21- 三体综合征　患儿智能发育和动作发育落后，有不同于甲低的特殊面容，如眼距宽、外眼角上斜、鼻梁低、无黏液水肿，常伴有其他先天畸形。染色体核型分析可鉴别。

3. 佝偻病　患儿可有动作发育迟缓，生长落后，但智能正常，有佝偻病体征，血 Ca、P、AKP 等生化指标和骨骼 X 线有佝偻病特异性改变。骨龄和甲状腺功能正常可鉴别。

4. 骨骼发育障碍性疾病　如软骨发育不全、黏多糖病等都有生长发育迟缓症状，骨骼 X 线和尿中代谢物检查可鉴别。

【治疗】

本病一经确诊应立即治疗，且用药愈早，预后愈好。需终身服用甲状腺制剂，以维持正常生理功能，治疗期间定期复查以调整用药剂量。

1. L- 甲状腺素钠（L-T_4，优甲乐）人工合成制剂，每片 50μg 或 100μg。L-$T_4$100μg 相当于干甲状腺素片 60mg。替代治疗参考剂量见表 13-2。

表 13-2　甲状腺素替代治疗参考剂量

年龄	甲状腺素剂量 μg/d	甲状腺素剂量 μg/（kg·d）
0～6 个月	25～50	8～10
6～12 个月	50～100	5～8
1～5 岁	75～100	5～6
6～12 岁	100～100	4～5
12 岁到成人	100～200	2～3

2. 干甲状腺片　从动物甲状腺组织中提取。若长期服用，可使 T_3 升高，该制剂临床已基本不用。

治疗必须个体化，药量过小，会影响智力及体格发育。用药量过大时可引起烦躁、多汗、消瘦等症状。用药量从小剂量开始，逐渐加量，须根据临床表现、生长发育情况和血 T_3、T_4、TSH 水平不断调整剂量，保证正常生长发育。治疗开始时，每 1～2 周增加 1 次剂量，直到临床症状改善，血清 TSH、T_4 正常后，即作为维持量长期使用。以后每 3 个月随访 1 次，服药 1～2 年后，每 6 个月随访一次。

【预防及预后】

新生儿筛查是预防该病的主要措施。可早期确诊患儿，确诊后立即开始替代治疗，预后良好；若生后 3 个月内开始治疗，智能绝大多数可达正常；若 6 个月后才开始治疗，生长状况可改善，但智能仍会受到严重损害。碘化食盐是预防地方性甲状腺功能低下的有效措施。

第四节　儿童时期的糖尿病

糖尿病（diabetes mellitus，DM）是由于胰岛素分泌绝对缺乏或相对不足所致的糖、脂肪、蛋白质代谢紊乱症。临床上以高血糖为主要特征，常伴脂肪、蛋白质、水及电解质紊乱，严重时引起酸碱平衡失调而危及生命。如果不予控制，可导致不可逆的微血管和大血管系统并发症，应予重视。

自 1999 年 WTO 采纳了 ADA 对糖尿病的分型后，儿童糖尿病的名称已被舍弃不用。

【分型】

1. 1 型糖尿病（胰岛素依赖型糖尿病，IDDM）　胰岛 β 细胞破坏，使胰岛素绝对缺乏。儿童时期的糖尿病 98% 是 1 型糖尿病。

2. 2 型糖尿病（非胰岛素依赖型糖尿病，NIDDM）　是胰岛素抵抗为主伴胰岛素分泌不足，或胰岛素分泌不足为主伴胰岛素抵抗，成人糖尿病患者中此类病人最多。

3. 其他特殊类型糖尿病　如 β 细胞功能缺陷症的遗传缺陷、胰岛素作用的遗传缺陷、内分

泌疾病引起和药物或化学因素诱导的糖尿病等

4. 妊娠糖尿病　指妊娠期间新诊断的糖尿病。

本节重点讲述1型糖尿病。

【病因和发病机制】

1型糖尿病是在遗传易感基因的基础上由环境因素激发的自身免疫性疾病。其发生与胰岛自身免疫、遗传易感性及环境因素密切相关，但确切发病机制尚未完全阐明。

1. 自身免疫因素　近年研究证实体液免疫、细胞免疫均与糖尿病的发病有关。约90%的胰岛素依赖型糖尿病患儿初次就诊时体内检测出胰岛细胞抗体、胰岛素受体自身抗体和胰岛β细胞膜抗体等多种抗体成分。T淋巴细胞、巨噬细胞等细胞及分泌产生的I型淋巴因子、炎症前因子也可直接或间接地对胰岛β细胞产生破坏作用。

2. 遗传因素　已证实本病为多基因遗传病，但遗传易感基因在不同种族间有一定的差别，说明与遗传多态性有关。

3. 环境因素　本病的发病与病毒感染及食物中的某些成分（如牛乳蛋白、酪蛋白等）有关。以上因素可能激发易感性基因者体内免疫功能的变化，激发自身免疫反应导致胰岛β细胞破坏，胰岛素分泌不足而发病。全球性流行病学研究发现，糖尿病发病率的地区差异和种族差异很大。

【病理生理】

主要病理变化为分泌胰岛素的胰岛β细胞数量明显减少，胰岛呈现纤维化和萎缩，且有大量淋巴细胞浸润。而分泌胰高血糖素的α细胞和其他细胞则呈相对增生现象。主要的病理生理变化是由于胰岛素绝对或相对不足而引起的糖、脂肪、蛋白质、水和电解质的代谢紊乱。

1. 糖和水、电解质代谢紊乱　由于胰岛素分泌减少，使葡萄糖利用减少，糖原合成障碍；同时反调节激素（如胰高血糖素、生长激素、皮质醇等）作用增强，致肝糖原分解和糖原异生增加，导致血糖升高。当血糖浓度超过肾糖阈时葡萄糖从尿中排出，导致渗透性利尿，临床出现多尿症状；同时伴有钠和钾大量丢失，造成严重的电解质失衡和慢性脱水，患儿口渴、饮水多；由于组织不能利用葡萄糖，能量合成减少而出现饥饿感，引起多食。

2. 脂肪代谢紊乱　在胰岛素不足和反调节激素作用下，脂肪合成减少，分解增加，大量脂肪酸进入肝，生成乙酰辅酶A，后者不能进入三羧酸循环，致使酮体（乙酰乙酸、丙酮、β-羟丁酸）在体液中累积，则发生酮血症和酮尿，严重时导致酮症酸中毒和昏迷。

3. 蛋白质代谢紊乱　胰岛素不足和反调节激素增高，使蛋白质合成减少，分解增加，导致负氮平衡，出现消瘦、乏力、生长发育迟缓、免疫力低下、易继发感染等。

【临床表现】

1型糖尿病可见于各年龄阶段，患病率无性别差异，年龄越小起病越急。

1. 典型表现　大多起病较急，常因感染、饮食不当或情绪激动而诱发，表现为多尿、多饮、多食和体重下降（“三多一少”）。学龄儿童每天饮水量和尿量可达3～4升或更多，胃纳增加而体重下降。婴幼儿多饮、多尿不易被发觉，儿童常以遗尿、消瘦引起家长注意。

2. 酮症酸中毒　约40%患儿以此为首发症状。表现为突然恶心、呕吐、厌食或腹痛、关节肌肉痛、口唇樱红、不规则深长呼吸、呼气中散发酮体味，严重时出现血压下降、嗜睡、昏迷。

3. 其他表现　糖尿病控制不良且病程较长时可有生长发育落后、肝大、智能落后称为糖尿病侏儒（Mauriac综合征）。晚期可有白内障、视力障碍和视网膜病变以及糖尿病肾病。

【实验室检查】

（一）血液检查

1. 血糖　餐后任意时刻血糖水平≥11.1mmol/L；空腹血糖（FPG）≥7.00mmol/L。

2. 糖化血红蛋白（HBA1c）　可反映近2个月血糖平均浓度，是判断一段时间内血糖控制情况的可靠、稳定、客观的指标，与糖尿病微血管及神经并发症有一定的相关性。

3. 血脂　血清胆固醇、三酰甘油均明显升高，治疗后可下降。

4. 血电解质和酮体：发生酮症酸中毒时有血电解质紊乱，血酮体增高。

5. 血气分析：酮症酸中毒时，血 pH＜7.30，HCO_3^-＜15mmol/L。

（二）尿液检查

尿糖定性一般呈阳性；有酮症酸中毒时尿酮体呈阳性；检测尿微量白蛋白排泄率可以及时发现肾受累情况。

（三）葡萄糖耐量试验（OGTT）

一般不需要做，用于可疑患儿的确诊。

【诊断和鉴别诊断】

（一）诊断

凡符合上述任何一条即可诊断为糖尿病：①空腹血糖≥7.0mmol/L；②有糖尿病症状并且餐后随机血糖≥11.1mmol/L；③口服葡萄糖糖耐量试验 2h 血糖≥11.1mmol/L。

（二）鉴别诊断

1. 婴儿暂时性糖尿　病因不明。多见于生后 6 周之内发病，表现为发热、呕吐、体重不增、脱水等症状；血糖增高，尿糖和酮体阳性。经补液和小剂量胰岛素治疗有效。对这类患儿应进行葡萄糖耐量试验和长期随访。

2. 肾性糖尿　先天性肾小管转运葡萄糖异常或肾阈降低，如 Fanconi 综合征、肾小管酸中毒或肾小管继发性损伤等。患儿尿糖阳性，而血糖、葡萄糖耐量试验正常。

3. 其他还原糖尿症　尿液中果糖和戊糖等其他还原糖在班氏法检测时呈色，用葡萄糖氧化酶法可以鉴别。

4. 其他发生酸中毒、昏迷的疾病　如尿毒症、感染中毒性休克、低血糖症、颅内感染、重度脱水等，可根据病史、血糖、尿糖以及其他实验室指标来鉴别。

【治疗】

治疗是综合性的，包括胰岛素治疗、饮食控制、运动、糖尿病知识教育以及血糖监测。目的是消除症状，稳定血糖；维持儿童正常生长和性发育；防止中晚期并发症出现。

（一）胰岛素治疗

1 型糖尿病诊断后必须立即开始用胰岛素治疗，胰岛素的合理应用是治疗能否成功的关键，胰岛素的种类、剂量、注射方法都与疗效有关。

1. 胰岛素制剂　目前胰岛素制剂有正规胰岛素（RI）、中效珠蛋白胰岛素（NPH）、长效的鱼精蛋白锌胰岛素（PZI）（表 13-3）。

2. 胰岛素治疗方案　新诊断的轻症患儿胰岛素用量为每日 0.5～1.0U/kg（婴儿量偏小，年长儿量偏大），出现明显症状及酮症酸中毒恢复期开始治疗时胰岛素需要量常大于 1.0U/kg。临床常用方案有：每日 2 次、3 次、基础 - 餐时胰岛素治疗，以及胰岛素泵持续皮下输注治疗。皮下注射时尽量采用同一型号注射器，应选择大腿、上臂和腹壁等位置按顺序轮番注射，两针间距为 2.0cm 左右，1 个月内不要在同一部位注射 2 次。

3. 胰岛素用量的调整　一般进食量、运动量等的因素恒定时，血糖是调节胰岛素的根据。用

表 13-3　胰岛素的种类和作用时间

胰岛素种类	开始作用时间（h）	峰时（h）	维持最长时间（h）
短效 RI	0.5	3～4	6～8
中效 NPH	1.5～2	4～12	18～24
长效 PZI	3～4	14～20	24～26
混合（短效＋中效）	0.5	2～8	18～24

短效胰岛素（RI）时应根据每餐后及下一餐前的血糖调节次日该餐的胰岛素剂量；一天当中调节一个时段的胰岛素，每次增减 1～2U，尽量避免大幅度变动。

4. 胰岛素应用中的注意事项

（1）低血糖反应：胰岛素用量过大、用胰岛素后未按时进食或剧烈活动后均易发生低血糖，久病者肾上腺素分泌反应延迟，也是易发生低血糖的因素。严重和反复发生者可至永久性脑损伤。低血糖时心悸、出汗、饥饿感、头晕、震颤等，严重者可惊厥、昏迷。发生低血糖时应及时加餐或饮用含糖饮料，严重者静脉注射葡萄糖或皮下注射胰高血糖素。

（2）胰岛素过量：可致低血糖—高血糖反应（Somogyi reaction），尤其是晚餐前中效胰岛素过多，在午夜至凌晨时发生低血糖，在反调节激素作用下使血糖升高，清晨出现高血糖。即出现低高血糖反应。如未及时诊断，因日间血糖增高而盲目增加胰岛素用量，可造成恶性循环。故对于尿量增加，同时有低血糖出现或一日内血糖波动较大，胰岛素用量大于每日 1.5U/kg 时，应怀疑 Somogyi 现象，可测午夜后 1～3 点时血糖，以及时诊断，此时需减少胰岛素用量。

（3）胰岛素不足：可发生黎明现象（dawn phenomenon），是一种在早晨 5～9 点空腹血糖升高，而无夜间低血糖发生的情况，为晚间胰岛素用量不足所致。可加大晚间胰岛素剂量或将 NPH 注射时间稍往后移即可。慢性胰岛素用量不足致使患儿长期处于高血糖状态，出现生长迟缓，肝脾肿大，高血糖，高血脂，易发生酮症酸中毒。此时需增加胰岛素的用量。

（4）胰岛素耐药：患儿在无酮症酸中毒情况下，每日胰岛素用量大于 2U/kg，仍不能控制病情时，在排除 Somogyi 现象后应该考虑胰岛素耐药，可换用更纯的基因重组胰岛素制剂。

（二）饮食治疗

合理的饮食是治疗糖尿病的重要环节之一，在制订饮食计划时，既要使血糖控制在正常范围，又要满足小儿生长发育的需要。根据患儿的年龄和平时的饮食习惯制订，且必须与胰岛素治疗同步进行。

（1）每日的总热量：应满足儿童不同年龄段、生长发育和日常生活所需。每日所需热量（kcal）为 1000+[年龄 ×（70～100）]，对年幼稍偏高。儿童糖尿病的饮食安排应根据每个儿童的需要，而不是严格地控制。运动量大的患儿总热量可以适当增加。

（2）食物成分：食物热卡的来源应为蛋白质占 15%～20%，糖占 50%～55%，脂肪占 30%，脂肪应以不饱和脂肪酸为主，蛋白质宜选用动物蛋白，糖最好以米饭为主。

（3）三餐热量的分配：分别占 1/5、2/5、2/5，并由每餐中留少量食物作为餐间点心。每餐食物中糖类是胰岛素需要量和血糖控制的决定因素。

（三）运动治疗

运动对糖尿病的治疗有重要作用。运动可提高肌肉对胰岛素的敏感性，使葡萄糖利用增加，有利于控制血糖；还可减肥、促进心血管功能和生长发育。应根据年龄和身体状况安排运动的项目和强度，每天可参加 1h 以上的运动。运动时须做好胰岛素用量和饮食调节，如运动前减少胰岛素用量、运动前后适当加餐，以防发生低血糖。

（四）酮症酸中毒治疗

酮症酸中毒是糖尿病的危急重症之一。必须针对高血糖、脱水、酸中毒、电解质紊乱和可能的并发症制定治疗方案。密切观察病情变化、血气分析、血糖、尿糖和尿酮体的变化，随时采取相应措施，避免医源性损害。

1. 液体疗法　纠正脱水、电解质紊乱及酸碱平衡失调。按中度脱水计算累计损失量（80～100ml/kg），再加继续损失量后为 24h 的补液量，开始第一小时先给生理盐水 20ml/kg，纠正血容量，改善微循环；第 2～3 小时按 10ml/kg 静滴 0.45% 氯化钠溶液。以后根据血钠决定给 1/2 或 1/3 张不含糖的液体。前 8 小时输入总液量的 1/2，余量在后 16 小时输入。见尿后即补钾，氯化钾按每日 2～3mmol/kg 补给。酮症酸中毒主要是酮体和乳酸堆积，补充水分和胰岛素可以纠正酸中毒。只有当 pH 值<7.2 时才用碳酸氢钠纠正酸中毒，碳酸氢钠（mmol/L）的补充量=［12– 所测 HCO_3^-（mmol/L）］× 体重（kg）×0.6，通常先给计算量的一半。当血 pH 值>7.2 时即停用，– 以免高钠血症加重脑水肿。

2. 胰岛素的应用　多采用小剂量胰岛素静脉滴注治疗。胰岛素按每小时 0.1U/kg 加入生理盐水中用静脉输液泵输入。输入过程中要每 1 ~ 2 小时监测血糖以随时调整胰岛素用量。当血糖下降至 12 ~ 15mmol/L 时，应将液体换成含 0.2% 氯化钠的 5% 葡萄糖液，并停止静脉使用胰岛素，改为皮下注射胰岛素，每次 0.25 ~ 0.5U/kg，每 4 ~ 6 小时一次，直至患儿开始进食、血糖稳定为止。

（五）控制感染和预防并发症

酮症酸中毒常并发感染，应使用抗生素治疗；积极预防肾功能不全、视网膜病变、心血管病变等。

（六）宣教和管理

糖尿病是终身的内分泌代谢性疾病，治疗是综合性的，并需要终身饮食控制和注射胰岛素，因此对本病的管理非常重要。

1. 糖尿病教育　包括：①糖尿病的性质与危害；②糖尿病治疗的目的和原则；③胰岛素注射技术；④如何调整胰岛素剂量；⑤饮食治疗的重要性和如何制订食谱；⑥运动疗法的选择及注意事项；⑦如何监测血糖、尿糖、尿酮体和记录要求；⑧低血糖症的识别、预防和治疗；⑨足、皮肤、口腔的保健和护理；⑩糖尿病患儿和家庭成员的心理治疗。

2. 糖尿病监控　①血糖测定：由于血糖是调节胰岛素用量的根据，故每天应常规测量四次血糖（三餐前及临睡前），每周测一次凌晨 2 ~ 3 时血糖。血糖应控制在餐前 4.4 ~ 6.7mmol/L、餐后血糖在 8.3 ~ 10mmol/L 为宜，每日平均血糖应小于 8.3mmol/L 为理想。微血管并发症的发生可以明显减少。②糖化血红蛋白（HBA1c）测定：应每 3 ~ 4 个月检测一次。要求青少年 HBA1c≤8%，婴幼儿在 9% ~ 9.5%。③尿微量白蛋白排泄率测定：一般每年检测 1 ~ 2 次，以监测早期糖尿病肾病的发生。同时观察血压，若发生高血压即时予以治疗。

本章小结

1. 21- 三体综合征是属常染色体畸变所致；临床表现为智力低下、特殊面容、生长发育迟缓，并可伴有多种畸形；核型以 47，XX（或 XY），+21 标准型为主。目前尚无有效治疗方法。最好手段是在生产前终止妊娠。

2. 苯丙酮尿症是由于苯丙氨酸代谢途径中酶缺陷所导致的常染色体隐性遗传病。临床特征为智力发育障碍，肌张力改变，惊厥发作等神经系统症状；皮肤、毛发、巩膜色泽变浅；有“鼠尿”样体味。本病是可治性遗传性代谢病，早期诊断和治疗是关键，主要治疗措施是饮食疗法，越早治疗其预后越好。

3. 先天性甲状腺功能减低症是由于甲状腺激素合成不足所造成；新生儿期常为过期产，腹胀，便秘，生理性黄疸时间延长，反应迟钝，肌张力低下，哭声低，体温低，皮肤粗糙；典型症状有特殊面容和体态，智能及运动发育障碍，生理功能低下；血清 T_4 降低，TSH 明显增高，T_3 可能降低或正常；治疗主要是甲状腺素替代治疗。预后主要取决于治疗早晚。

4. 儿童时期的糖尿病以 1 型糖尿病为主；其典型症状为多饮、多食、多尿和体重下降“三多一少”表现；约 40% 患儿以酮症酸中毒为首发症状，表现为恶心呕吐，腹痛，呼吸深长，呼气中有烂苹果味，昏迷等症状。有典型糖尿病症状并且餐后任意血糖水平≥11.1mmol/L；空腹血糖≥7.0mmol/L；2h 口服葡萄糖耐量试验血糖水平≥11.1mmol/L 即可诊断糖尿病。治疗以胰岛素替代和饮食疗法为主，配合运动治疗、宣教和管理、预防并发症以及对酮症酸中毒的治疗。

思考题

1. 识记题

（1）简述 21- 三体综合征的临床表现。

（2）简述先天性甲状腺功能减低症的临床特点及治疗措施。

2. 应用题　2 岁女孩，因吃奶、腹胀、便秘近两年来诊，此患儿出生不久即表现喂养困难、吃奶差、少哭、少动、腹胀、便秘，近 2 个月出现面部、眼睑水肿。至今不会说话、不会走路。查体：T 35.8℃，R 22 次 / 分，P 65 次 / 分，皮肤粗糙，毛发干枯，表情呆滞，眼距宽，鼻梁低平，舌伸出口外，面部眼睑水肿，双肺（－），心音低钝，腹胀，有脐疝，四肢肌张力弱。

请思考：①该患儿最可能的诊断是什么？②应做何检查以确诊？需与哪些疾病相鉴别？③主要治疗措施有哪些？

（杨正鲁）

第十四章　风湿性疾病

学习目标

通过本章内容的学习，学生应能：

识记：

复述风湿热的临床表现、诊断标准、治疗原则及预防措施；列举幼年特发性关节炎、过敏性紫癜、皮肤黏膜淋巴结综合征的主要临床表现及治疗原则。

理解：

分析风湿热、幼年特发性关节炎、过敏性紫癜、皮肤黏膜淋巴结综合征的病因；解释风湿热的病理改变及发病机制。

应用：

运用本章知识，能对风湿热、幼年特发性关节炎、过敏性紫癜、皮肤黏膜淋巴结综合征做出正确的诊断并拟定初步的诊疗计划。

风湿性疾病（rheumatic diseases，RD）是一组病因不明的自身免疫性疾病，主要累及骨、软骨、关节及其周围软组织、肌肉、滑囊、肌腱和筋膜等，曾称为结缔组织疾病。现在的风湿性疾病概念除了以往经典的风湿性疾病外，许多以往病因不明的血管炎性综合征（如过敏性紫癜、川崎病等），已明确为自身免疫性疾病，并纳入风湿性疾病的范畴。

发生在儿童时期的风湿性疾病有：风湿热、幼年特发性关节炎、过敏性紫癜、川崎病、系统性红斑狼疮、硬皮病、皮肌炎、多发性大动脉炎、多发性结节性动脉周围炎、干燥综合征等。本章重点讲述风湿热、幼年特发性关节炎、过敏性紫癜、皮肤黏膜淋巴结综合征。

第一节　风　湿　热

风湿热（rheumatic fever）是一种与A组乙型溶血性链球菌感染有关的自身免疫性疾病。其病变是全身结缔组织的非化脓性炎症，主要累及心脏和关节。主要表现为心脏炎、游走性关节炎、舞蹈病、环形红斑和皮下结节，常反复发作。学龄期儿童多见，3岁以下少见，无性别差异，一年四季均可发病，以冬春季多见。潮湿、寒冷地区、居住条件拥挤、社会经济状况差者发病率较高。

【病因】

未完全阐明。目前认为是A组乙型溶血性链球菌感染咽峡炎后发生的晚期并发症，而皮肤和其他部位感染该菌不会发生风湿热。影响本病发生的因素有：①链球菌在咽峡部存在时间越长，发病机会越大；②特殊的致病菌株，如M血清型（甲组1～48型）和黏液样菌株；③遗传方面的因素，一些人群具有明显的易感性。

【发病机制】

目前研究认为风湿热的发病机制可能与A组乙型溶血性链球菌感染后引起的自身免疫反应有关。

1. 链球菌的各种抗原分子结构与人体组织器官抗原存在同源性，如链球菌细胞壁外层蛋白质中M蛋白和M相关蛋白、中层多糖中N-乙酰葡糖胺和鼠李糖均与人体心肌和心瓣膜有共同抗原；细胞膜的脂蛋白与人心肌肌膜和丘脑下核、尾状核之间有共同抗原；荚膜由透明质酸组成，与人体关节、滑膜有共同抗原。

2. 自身免疫反应　A组乙型链球菌感染时，与链球菌抗原模拟的自身抗原与抗链球菌抗体形成循环免疫复合物沉积于人体关节滑膜、心肌、心瓣膜，激活补体成分产生炎性病变。细胞免疫反应异常等。

3. 遗传背景　有人发现HLA-B35、HLA-DR2、HLA-DR4和淋巴细胞表面标记D8/17^{+}等与发病有关，可能为多基因遗传病。

【病理】

病变累及全身结缔组织，各器官均可受累，以心脏、血管及浆膜等处改变最明显，基本病理改变为“风湿小体”，即Aschoff小体。病理过程分为渗出、增生和硬化3期。

1. 急性渗出期　早期出现，受累部位如心脏、关节和皮肤等结缔组织基质水肿、淋巴细胞和浆细胞浸润；心包纤维素渗出和关节腔内浆液性渗出。本期持续约1个月。

2. 增生期　病变主要局限于心肌和心内膜，形成本病特征性的风湿小体。此外，风湿小体还可分布于肌肉及结缔组织，好发部位为关节处皮下组织和腱鞘，形成皮下小节。本期持续约3～4个月。

3. 硬化期　风湿小体变性及坏死，出现纤维组织增生和瘢痕形成，使瓣膜增厚变形。二尖瓣最常受累，其次为主动脉瓣。此期约持续2～3个月。

上述各期改变常同时存在。此外，大脑皮质、小脑、基底核可见散在非特异性细胞变性和小血管透明变性。

【临床表现】

多数患儿在发病前1～5周可有链球菌咽峡炎病史。临床表现差异较大，多数为急性起病，部分呈隐匿性进程。主要表现为心脏炎、关节炎、舞蹈病、皮下结节和环形红斑。发热和关节炎是最常见的主诉。

1. 一般症状　病初患儿精神不振、疲倦、食欲缺乏、面色苍白、多汗，急性起病者发热在38～40℃，热型不规则，1～2周后转为低热。隐匿起病者可为低热或无热。个别有肺炎和胸膜炎。

2. 心脏炎　约40%～50%的风湿热患者累及心脏，是风湿热唯一的持续性器官损害。年龄越小，心脏受累越多，以心肌炎及心内膜炎多见，亦可发生全心炎。

（1）心肌炎：几乎所有患儿的心肌均有不同程度病变，可出现下列表现：①心脏不同程度扩大；心率加快（与体温升高不成比例），心律不齐，心音低钝，可有奔马律；心尖部可闻及轻度收缩期吹风样杂音（心肌炎时左心室扩大致二尖瓣相对关闭不全或狭窄）；②心电图P-R间期延长及S-T段下移，T波低平、双向或倒置；可有不同程度的心律失常；③X线检查心脏扩大，搏动减弱。

（2）心内膜炎：心肌受累者几乎都存在心内膜炎。以二尖瓣最常受累，主动脉瓣次之。心尖部听到Ⅱ/Ⅵ级吹风样全收缩期杂音，提示二尖瓣关闭不全。病程早期在二尖瓣区听到杂音应以心肌炎来解释，因为导致二尖瓣器质性关闭不全或狭窄分别需要半年或2年时间。多次复发可造成心瓣膜永久性瘢痕形成，导致风湿性心瓣膜病。但在主动脉瓣听诊区听到舒张期杂音有重要病理意义，说明主动脉瓣已发生器质性关闭不全。

（3）心包炎：重症患儿可出现心包炎，多与心肌炎及心内膜炎同时存在。积液量少时，可仅有心前区疼痛，在心底部或胸骨左缘可闻及心包摩擦音。大量积液时可表现为：①明显呼吸困难或端坐呼吸；心浊音界扩大、心音遥远、肝大、颈静脉怒张等心包填塞症状。②心电图示低电压，早期 ST 段上升，以后 T 波倒置，ST 段下降。③超声心动图可确诊心包积液。④ X 线检查心影搏动减弱或消失，心影向两侧扩大，呈“烧瓶形”。

3. 关节炎　占风湿热患儿的 50%～60%。特点为游走性及多发性关节炎，以膝、踝、腕、肘等大关节为主，小关节偶可受累；局部出现红、肿、热、痛及功能障碍。每个受累关节持续数日自行缓解，功能恢复，不留畸形。但关节炎此起彼伏，可延续 3～4 周。

4. 舞蹈病占风湿热患儿的 3%～10%。女性多于男性，好发于 8～12 岁。起病缓慢，其特征为面部和四肢肌肉不自主、不协调和无目的地快速运动。如伸舌歪嘴、挤眉弄眼、耸肩缩颈、语言和书写障碍、细微动作不协调等，在兴奋或注意力集中时加剧，入睡后消失。可单独出现或与其他症状同时并存，但多在其他症状出现后数周或数月出现。病程呈自限性，一般持续 1～3 个月，个别病例在 1～2 年内反复发作。

5. 皮下结节　见于 2%～16% 的风湿热患儿，常与心脏炎并存，为风湿活动的标志之一。皮下结节为直径为 0.1～2.0cm 的圆形小结，隆起于皮肤，与皮肤无粘连，可活动，无压痛。常见于肘、腕、膝、踝等关节伸侧或枕部、前额、脊椎突起、肌腱附着处。起病数周后出现，经 2～4 周自然消失。

6. 环形红斑见于 6%～25% 的风湿热患儿。多见于躯干部及四肢屈侧，呈环形或半环形，边缘稍隆起，色淡红或暗红，无痛感及痒感，环内皮肤颜色正常。红斑出现迅速，多于数小时或 1～2 天内消失，不遗留脱屑及色素沉着，可反复出现。

【辅助检查】

1. 链球菌感染的证据　① 抗链球菌抗体：链球菌感染后 2 周左右，抗链球菌溶血素 O（ASO）滴度逐渐增高，4～6 周达高峰，8～10 周逐渐恢复正常。② 其他抗链球菌抗体：如血清抗链激酶（ASK）、抗 DNA-B 和抗透明质酸酶（AH）等滴度增加也说明近期有链球菌感染。③ 咽拭子培养：可发现溶血性链球菌。

2. 急性期反应物增高指标　血沉增快、C 反应蛋白阳性、α_2 球蛋白和黏蛋白增高等。

3. 免疫异常指标　① 非特异性免疫：IgG、IgM、CIC、补体 C_3 增高；② 特异性免疫：抗心肌抗体（AHRA）、抗 A 组链球菌壁多糖抗体（ASP），阳性提示风湿性心肌炎存在。

【诊断】

一般按照 1992 年修订的 Jones 风湿热诊断标准（表 14-1），结合病史、症状和实验室检查结果进行综合分析和诊断。

1. 确定是否为风湿热

（1）诊断标准中任何两项主要表现或一项主要表现加两项次要表现，并有近期链球菌感染依据者，可诊断本病。

（2）在有链球菌感染证据的前提下，存在以下 3 项之一者亦应考虑风湿热：①排除其他原因的舞蹈病；②无其他原因可解释的隐匿性心肌炎；③以往已确诊为风湿热，存在一项主要表现，

表 14-1　风湿热诊断标准

主要表现	次要表现	链球菌感染的证据
心脏炎	发热	抗链球菌抗体滴度升高或咽拭子培养 A 组乙型溶血性链球菌阳性或快速链球菌抗原试验阳性
多发性关节炎	关节痛	
舞蹈病	血沉增快	
环形红斑	CRP 阳性	
皮下结节	P-R 间期延长	

注：主要表现为关节炎者，关节痛不再作为次要表现；主要表现为心肌炎者，P-R 间期延长不再作为次要表现。

或有发热和关节痛，或急性期反应物质增高，提示风湿热复发。

2. 明确发病类型，应特别了解是否存在心脏损害，以往有风湿热病史者是否有风湿热复发。

【鉴别诊断】

1. 与风湿性关节炎的鉴别

（1）幼年特发性关节炎：关节炎为非游走性，大小关节（如掌指关节等）均可受累，以小关节为主。伴发心脏损害较少。后期有关节畸形，X 线显示关节面破坏，关节间隙变窄。部分患儿类风湿因子阳性。

（2）急性化脓性关节炎：大多为脓毒血症的局部表现，全身中毒症状重，好累及大关节，血培养阳性，常为金黄色葡萄球菌。

（3）急性白血病：除发热、骨关节疼痛外，有贫血、出血倾向、肝、脾及淋巴结肿大，周围血片可见幼稚细胞，骨髓检查可予鉴别。

2. 与风湿性心脏炎的鉴别

（1）感染性心内膜炎：多见于原有心脏瓣膜病、先心病的患儿，表现为进行性贫血，脾大，皮肤黏膜瘀点，杵状指或栓塞现象，血培养阳性。超声心动图可见瓣膜或心内膜有赘生物。

（2）病毒性心肌炎：较少发生心内膜炎，杂音不明显，较多出现期前收缩等心律失常，实验室检查可发现病毒感染证据。

【治疗】

1. 一般治疗　急性期应卧床休息，如无心脏受累者，卧床休息 2 周，之后逐渐恢复活动，2 周后达正常活动水平；心肌炎无心力衰竭者，绝对卧床休息 4 周，之后 4 周内逐渐恢复活动；心肌炎伴心力衰竭者，严格卧床休息至少 8 周，之后 2～3 个月内逐渐增加活动。饮食宜少量多餐，富于营养和易于消化。

2. 消除链球菌感染　肌注青霉素 60 万 ～80 万单位，每日 2 次，持续 2～3 周。对青霉素过敏者改用红霉素。

3. 抗风湿药物　无心脏炎者可用阿司匹林，心脏炎时宜早用糖皮质激素。

（1）阿司匹林：80～100mg/（kg·d），最大量≤3g/d，分 3～4 次饭后口服，热退、症状消失、血沉正常后减至半量维持，疗程为 4～8 周。

（2）糖皮质激素：心脏炎伴心力衰竭必须首选激素治疗。常用泼尼松 2mg/（kg·d），最大量≤60mg/d，分次口服，症状控制后逐渐减量，至 8～12 周停药。停药前 1～2 周加用阿司匹林以防反跳现象。

4. 舞蹈病的治疗　主要采取对症及支持疗法。可用苯巴比妥、地西泮等镇静剂。

5. 心力衰竭的治疗　出现心力衰竭时应考虑心脏炎复发，及时给予糖皮质激素静脉滴注冲击治疗，如甲泼尼松 10～30mg/（kg·d），共 1～3 次。一般在用药后 2～3 天可控制心力衰竭，症状好转后改泼尼松口服。因心肌炎易发生洋地黄药物中毒，应慎用或不用洋地黄制剂，必要时给予利尿剂和扩血管药物等治疗。

【预后】

预后主要取决于心脏炎的程度、首次发作是否得到早期诊断、正确的抗风湿治疗和正规的抗链球菌治疗。既往有心脏炎者易于复发，预后较差。

【预防】

预防复发可采取下列措施：①用苄星青霉素（长效青霉素）120 万 U，每 3～4 周肌注 1 次，对青霉素过敏者改用红霉素治疗，每月口服 6～7 天。单纯关节炎者疗程为 5～8 年；风湿性心脏病患儿宜终身药物预防。②出现链球菌感染（猩红热、扁桃体炎）时应及早使用青霉素治疗，疗程为 2 周。③风湿热或风湿性心脏病患儿进行拔牙或其他手术时，术前术后应用抗生素预防感染性心内膜炎。

第二节 幼年特发性关节炎

幼年特发性关节炎（juvenile idiopathic arthritis，JIA）是儿童时期常见的风湿免疫性疾病。2001年，国际风湿病学会联盟儿科委员会讨论，将16岁以下儿童不明原因持续6周以上的关节肿胀定名为幼年特发性关节炎。该病共分为七种类型，以慢性关节滑膜炎为主要特征，可有全身多系统和器官损害，如长期不规则发热、皮疹、肝、脾、淋巴结肿大，还可伴有虹膜睫状体炎、胸膜炎和心包炎等内脏损害；是造成小儿致残和失明的重要原因；年幼儿全身症状显著，关节症状较轻；年长儿则多局限于关节症状。

【病因和发病机制】

病因至今不明。可能与免疫遗传的易感性和外源性因素影响有关。

1. 遗传因素 一些特殊人类白细胞抗原（HLA）的亚型在不同程度上与本病易感性有关，如有HLA-DR4、DR5、DR6及DR8者发病率明显增高。

2. 感染 如病毒（微小病毒、风疹病毒及EB病毒等）、支原体、链球菌或其他病原体感染与本病有关，但不能证实与本病有直接关系。

3. 免疫因素 有证据显示本病为自身免疫性疾病：部分患儿血清和关节滑膜液中存在类风湿因子和抗核抗体等自身抗体；关节滑膜液中有IgG包涵体和类风湿因子吞噬细胞；多数患儿血清IgG、IgM和IgA上升；外周血$CD4^+$T细胞克隆扩增；血清炎症性细胞因子增高。

4. 其他因素 如寒冷、潮湿、外伤、精神因素等均可能诱发。

【病理】

关节病变以慢性非化脓性滑膜炎为特征。受累滑膜充血、水肿，淋巴细胞和浆细胞浸润；关节腔内液体逐渐增多而形成关节积液；随着滑膜增厚形成绒毛突出于关节腔中，增生的滑膜绒毛与关节软骨粘连，形成血管翳；软骨吸收，软骨下骨质被侵蚀，随之关节腔狭窄，关节面相互粘连，引起关节强直、畸形或脱位。这些损害多见于类风湿因子阳性的关节炎或全身型患者。

【临床表现】

（一）全身型关节炎

1. 定义 每日发热至少持续2周以上，伴有关节炎，同时伴随以下一项或更多症状：①短暂的、非固定的红斑样皮疹；②淋巴结肿大；③肝脾大；④浆膜炎：如心包炎、胸膜炎等。

2. 应排除下列情况 ①银屑病；②8岁以上HLA-B27阳性的男性关节炎患儿；③家族中一级亲属有HLA-B27相关的疾病（强直性脊柱炎、与附着点炎症相关的关节炎、骶髂关节炎或急性前葡萄膜炎）；④间隔3个月以上两次类风湿因子阳性。

本型可发生于任何年龄，5岁以前多见，多呈弛张高热；皮疹特点随体温升降而出现或消退；关节症状为关节痛或关节炎，常在发热时加重，热退减轻。约10%的患儿可伴肝损害、出血及神经系统症状。

（二）多关节炎型（类风湿因子阴性）

1. 定义 发热最初6个月有≥5个关节受累，类风湿因子阴性。

2. 应排除下列情况 ①银屑病；②8岁以上HLA-B27阳性的男性关节炎患者；③家族中一级亲属有HLA-B27相关的疾病（强直性脊柱炎、与附着点炎症相关的关节炎、骶髂关节炎或急性前葡萄膜炎）；④间隔3个月以上两次类风湿因子阳性；⑤全身型JIA。

本型可发生于任何年龄，1～3岁和8～10岁为起病的两个高峰，女孩多见，受累关节多为对称性，部分患儿出现严重关节炎。

（三）多关节炎型（类风湿因子阳性）

1. 定义 发热最初 6 个月有≥5 个关节受累，类风湿因子阳性。

2. 应排除下列情况 ①银屑病；② 8 岁以上 HLA-B27 阳性的男性关节炎患者；③家族中一级亲属有 HLA-B27 相关的疾病（强直性脊柱炎、与附着点炎症相关的关节炎、骶髂关节炎或急性前葡萄膜炎）；④全身型 JIA。

本型多见于女孩，与成人 RA 相同。关节症状严重，半数以上发生关节强直变形。

（四）少关节炎

1. 定义 发病最初 6 个月有 1 ~ 4 个关节受累。分两个亚型：①持续性少关节型 JIA：整个疾病过程中关节受累在 4 个以下；②扩展型少关节型 JIA：约 20% 患儿发病 6 个月后关节受累≥5 个。

2. 应排除下列情况 ①银屑病；② 8 岁以上 HLA-B27 阳性的男性关节炎患者；③家族中一级亲属有 HLA-B27 相关的疾病（强直性脊柱炎、与附着点炎症相关的关节炎、骶髂关节炎或急性前葡萄膜炎）；④间隔 3 个月以上两次类风湿因子阳性；⑤全身型 JIA。

本型多见于女孩，多在 5 岁前起病，多为大关节受累，常为非对称性，很少致残。约有 20% ~ 30% 伴慢性虹膜睫状体炎而致视力下降。

（五）与附着点炎症相关的关节炎

1. 定义 关节炎合并附着点炎症，伴以下情况至少 2 项：①骶髂关节压痛或炎症性腰骶部及脊柱疼痛；② HLA-B27 阳性；③ 8 岁以上的男性患儿；④家族中一级亲属有强直性脊柱炎、与附着点炎症相关的关节炎、急性前葡萄膜炎或骶髂关节炎。

2. 应排除以下情况 ①银屑病；②间隔 3 个月以上两次类风湿因子阳性；③全身型 JIA。

本型多有家族史；8 岁以上起病居多，常以四肢关节炎为首发症状。可有反复发作的急性虹膜睫状体炎，以及跟腱及跟骨附着处炎症所致的足跟疼痛。

（六）银屑病性关节炎

1. 定义 一个或更多的关节炎合并银屑病，或关节炎合并以下情况中 2 项：①指（趾）炎；②指甲凹陷或指甲脱离；③家族中一级亲属有银屑病。

2. 应排除下列情况 ① 8 岁以上 HLA-B27 阳性的男性关节炎患者；②家族中一级亲属有 HLA-B27 相关的疾病（强直性脊柱炎、与附着点炎症相关的关节炎、骶髂关节炎或急性前葡萄膜炎）；③间隔 3 个月以上两次类风湿因子阳性；④全身型 JIA。

本型儿童期罕见，女孩居多，表现为一个或几个关节受累，多为不对称性，部分患儿有指甲凹陷，常有银屑病家族史。

（七）未定类的幼年特发性关节炎

不符合上述任何 1 项或符合上述 2 项以上类型的关节炎者。

【辅助检查】

辅助检查对本病缺乏特异性，但有助于了解疾病的活动性及用于鉴别诊断。

1. 炎性反应物 活动期血小板增高，血沉明显增快，C- 反应蛋白多增高。

2. 免疫检测 血清免疫球蛋白（IgG、IgA、IgM）增高，严重病例可见明显高丙种球蛋白血症，随着病情改善而降至正常。类风湿因子阳性率低，仅见于年龄较大，起病较晚，多关节受累，并有骨质破坏的患儿。本病抗核抗体阳性率为 40% ~ 85%，常见于少关节型伴慢性虹膜睫状体炎和多关节型患儿。罕见于全身型。与关节病变程度亦无相关性。

3. 血常规 白细胞计数常增多，特别是全身型，可高达（30 ~ 50）$\times 10^9/L$，并有核左移。

4. 关节 X 线检查 早期表现为关节附近软组织肿胀、晚期可出现骨质稀疏、关节面破坏和软骨间隙变窄，骨囊性变，骨膜反应和关节半脱位。

5. 关节滑膜液分析和滑膜组织学检查 可鉴别化脓性关节炎、结核性关节炎、类肉瘤病及滑膜肿瘤等。

6. 其他检查　骨放射性核素扫描、超声波、MRI 均有助于发现骨关节损害。

【诊断】

本病的诊断主要依据临床表现，采取排除诊断法。即定义为：16 岁以下儿童不明原因关节肿胀，持续 6 周以上，能排除其他疾病者，应考虑幼年特发性关节炎。然后根据临床表现进行分型。

【鉴别诊断】

本病需要与下列疾病鉴别：

1. 全身型 JRA 应注意与以下疾病鉴别

（1）感染性疾病：败血症、结核、病毒感染等。

（2）恶性肿瘤类疾病：白血病、淋巴瘤及其他恶性肿瘤。

2. 以关节症状为主要表现者应与以下疾病鉴别　化脓性关节炎、结核性关节炎、创伤性关节炎、骨肿瘤等疾病。

3. 还应与合并关节炎的其他风湿性疾病鉴别　系统性红斑狼疮、过敏性紫癜、川崎病、混合性结缔组织病（MCTD）等疾病。

【治疗】

治疗目的在于控制临床症状，抑制关节炎症，维持关节功能和预防关节畸形。

（一）一般治疗

急性发热时卧床休息，不主张过多的卧床休息。体育疗法和物理疗法在整个治疗过程中都很重要。须加强锻炼防止肌肉萎缩和关节挛缩，但活动锻炼应循序渐进，先被动活动，然后主动活动。定期检查及早发现虹膜睫状体炎。

心理治疗甚为重要。应帮助患儿克服因慢性疾病或残废造成的自卑心理。鼓励他们参加正常活动和上学，以增强他们的自信心，使其身心得以健康成长。

（二）药物治疗

1. 非甾体类抗炎药物

（1）萘普生：解热镇痛作用优于阿司匹林，不良反应较轻，长期服用，耐受性较好。剂量为 10～15mg/（kg·d），分 2 次使用。

（2）布洛芬：剂量为 20mg/（kg·d），分 2～3 次口服。全身型需加大剂量，每日 30～50mg/kg 才能控制发热。胃肠道反应较轻，易为小儿耐受。

（3）阿司匹林：由于胃肠道等副作用明显，现已少用。剂量为 60～90mg/（kg·d），每日总量不超过 3.6g。病情缓解后减量为 10～30mg/（kg·d），以最低有效量长期维持。

（4）双氯芬酸钠：剂量为 0.5～3mg/（kg·d），分 3～4 次口服。

2. 缓解病情抗风湿药物　本类药物作用缓慢，常需数周至数月方能见效。过去认为副作用较大，仅宜用于长期病情未能控制，已有关节骨质破坏者。近年认为及早使用可控制骨病变的加重。

（1）羟氯喹：剂量为 5～6mg/（kg·d），最大剂量不超过 200mg/d，一次顿服或分 2 次口服。长期服药应定期监测视网膜有无病变；定期检查血象，注意有无白细胞减少。

（2）柳氮磺胺吡啶：剂量为 50mg/（kg·d），为避免过敏反应，宜从 10mg/（kg·d）起始，1～2 周内加至足量。副作用包括头痛、皮疹、恶心、呕吐、溶血及骨髓抑制等，故用药过程中应定期查血常规。

3. 免疫抑制剂　甲氨蝶呤每周 10～15mg/m^2，口服或皮下注射，对多关节型安全有效，病情缓解后需要维持数月至数年；其他免疫抑制剂可选用硫唑嘌呤、环磷酰胺、环孢素 A 等。应用上述药物应定期查血常规和肝功能。

4. 肾上腺皮质激素　仅适用于严重全身型发热和关节炎未能为非甾体类抗炎药所控制；合并心肺受累；或少关节型并发虹膜睫状体炎者。可用泼尼松 1mg/（kg·d），症状减轻后 1～2 周逐渐减至 0.5mg/（kg·d），3～4 周后逐渐减至最小有效量，隔日顿服。由于激素可有骨质疏松、软骨破坏和股骨头无菌性坏死、严重者生长发育障碍，甚至骨折等副作用，故应避免长期使用。单纯关节炎不是全身应用激素的指征。对单个关节（如膝关节）大量积液者，于关节腔内注入醋酸氢化可的松或地塞米松，可防止再渗液，并有利于恢复关节功能。

5. 中药　可用尪痹冲剂和青藤碱制剂，如正清风痛宁。

（三）康复治疗

应尽早开始，有利于防止关节残疾的发生。

【预后】

本病呈慢性经过，大多数预后较好，治疗妥当约 75% 的患儿不会严重致残。并发症主要是关节功能丧失和虹膜睫状体炎所致的视力障碍。部分患儿预后差，合并 MAS 者死亡率高。

第三节　过敏性紫癜

案例 14-1

患儿，男，6 岁。因双下肢皮疹 4 天，伴腹痛、关节痛 2 天就诊。查体：生命体征正常。一般情况较好，心肺无异常，腹平软，脐周部有轻压痛，无反跳痛及肌紧张。双下肢可见大小不等的暗紫色斑丘疹，高出皮肤，压之不退色。呈对称性分布，以膝关节以下为著，双侧大腿见散在少许分布。双侧膝关节肿胀、触痛，活动稍受限。辅助检查：PLT180 × 10^9/L，ESR40mm/h，ASO＞1 ∶ 500。

问题与思考：

（1）患儿的临床诊断及鉴别诊断。（2）为该患儿制订治疗方案。

过敏性紫癜（anaphylactoid purpura）又称亨 - 舒综合征（Henoch Schonlein purpura，HSP），是一种主要侵犯皮肤及其他器官细小动脉和毛细血管的系统性血管炎。临床特点为血小板不减少性紫癜，常伴关节肿痛、腹痛、便血、血尿及蛋白尿等。本病多发生于 2 ~ 8 岁的儿童，男孩多于女孩；一年四季均有发病，以春秋季多见。

【病因】

病因尚不完全清楚。一般认为食物（鱼、虾、蛋类、乳类等）、药物（水杨酸类、抗生素、磺胺类等）、微生物（细菌、病毒、寄生虫等）、花粉、蚊虫叮咬及疫苗接种等都可作为致敏因素，引起过敏性紫癜。但多数查不到明确的过敏原。

近年研究发现，部分患儿血清 ASO 滴度增高，提示该病发病前有 A 组溶血性链球菌感染；30% 的紫癜性肾炎患儿肾小球系膜有 A 组溶血性链球菌抗原沉积，表明 A 组溶血性链球菌可能是诱发过敏性紫癜的重要原因。

本病家族及同胞中可同时发病，或先后发病，表明该病有一定遗传倾向。

【发病机制】

尚未明确。目前的研究认为，过敏性紫癜的发病机制可能为：上述各种致敏因子，包括感染原和变应原作用于具有敏感素质的机体，引起机体异常的免疫应答，激发了 B 细胞克隆扩增，导致 IgA 介导的系统性血管炎。

【病理】

主要病理变化为广泛的白细胞碎裂性小血管炎。以毛细血管为主，亦可累及小动脉和小静脉。血管壁可见胶原纤维肿胀和坏死，中性粒细胞浸润，周围散在核碎片；间质水肿，有浆液性及红细胞渗出。内皮细胞肿胀，可有血栓形成。病变主要累及皮肤、肾、关节及胃肠道。少数可累及肺、心、颅内血管。肾病变轻者为轻度系膜增生、微小病变、局灶性肾炎，病变严重时呈弥漫性肾小球肾炎伴新月体形成。荧光显微镜下可见部分患儿肾 IgA 为主的免疫复合物沉积。

【临床表现】

发病多急骤，常以皮肤紫癜为首发症状，部分病例以急性腹痛、关节疼痛或尿常规检查异常为首发症状。多数患儿发病前 1～3 周有上呼吸道感染史，可有不规则发热、乏力、食欲缺乏等非特异性表现。

1. 皮肤紫癜　皮疹具特征性：初为紫红色斑丘疹，高出皮肤，压之不退色。呈对称分布，分批出现，以四肢伸侧和臀部、下肢远端和踝关节周围较多，面部和躯干部少见。紫癜大小不等，可融合成片，数日后转为暗紫色，最后变为棕褐色而消退。皮损还可形成出血性水疱，甚至坏死、溃疡。有时伴有荨麻疹、多形性红斑、血管神经性水肿。可反复发作，迁延数周或数月。

2. 消化道症状　约 2/3 的患儿出现阵发性脐周或下腹部剧烈腹痛，也可波及腹部其他部位，压痛明显，但无明显反跳痛。常伴呕吐，部分患儿出现血便，甚至呕血；极少数患儿可并发肠套叠、肠梗阻、肠穿孔。部分患儿腹痛发生在皮肤紫癜之前，易误诊为外科急腹症。

3. 肾症状　约 1/3 患儿有肾损害。一般于紫癜后 2～4 周发生，也可见于皮疹消退后或疾病静止期，少数以肾炎为首发症状。病情轻重不等，多数患儿出现血尿、蛋白尿或管型尿，伴血压增高及水肿，称为紫癜性肾炎；少数为肾病综合征表现。虽然大多数患儿可痊愈，但少数患儿的血尿、蛋白尿及高血压可持续很久，极少数甚至发展为慢性肾炎、肾衰竭。

4. 关节症状　约 1/3 的患儿出现。大关节如膝、踝关节最常受累，也可累及腕、肘和手指等关节。表现为关节及关节周围肿胀、疼痛及触痛，伴活动受限。关节病变常为一过性，多在数日内消失而不留畸形。

5. 其他症状　偶可发生颅内出血，导致昏迷、惊厥、失语、瘫痪。此外，还可出现结膜下出血、鼻出血、牙龈出血、睾丸出血、肺出血等。

【辅助检查】

无特异性实验室检查方法。

1. 血液检查　①白细胞总数正常或轻度升高，可伴嗜酸性粒细胞增高。血小板计数正常甚至升高；②出血时间、凝血时间及血块退缩试验等均正常。③血沉正常或增高；④约半数患儿在急性期血清 IgA、IgM 升高。

2. 尿常规　肾受累时尿检查有红细胞、蛋白、管型。

3. 粪便潜血试验　部分患儿粪便潜血阳性。

4. 腹部 B 超检查　有利于早期诊断肠套叠。

5. 皮肤活检　有助于疑难病例的鉴别诊断。

【诊断和鉴别诊断】

皮肤症状典型者，如紫癜在大腿伸侧和臀部分批出现，对称分布，大小不等，诊断并不困难。非典型病例，尤其在皮疹出现前出现其他系统症状时，容易误诊为其他疾病。需要与下列疾病相鉴别。

1. 特发性血小板减少性紫癜　皮疹多为针尖大小的皮内或皮下出血点、瘀斑和紫癜，分布不均，以四肢和易于碰撞的部位多见；无血管神经性水肿；血小板计数明显减少。

2. 肾疾病　以肾症状为主时需要与链球菌感染后肾炎、IgA 肾病鉴别。

3. 外科急腹症　在皮疹出现前表现为急性腹痛者，应与急性阑尾炎、肠套迭等外科急腹症及肠系膜淋巴结炎鉴别。

4. 其他　皮疹不典型时要与败血症、亚急性细菌性心内膜炎等疾病鉴别。

【治疗】

目前尚无特效疗法，主要采取支持和对症治疗。

1. 一般疗法　急性期卧床休息，注意寻找和避免接触过敏原。注意补液量、营养及电解质平衡。消化道出血者若仅粪便潜血试验阳性，腹痛不重，可进流食；出血明显者应禁食。若有明显感染，应予有效抗生素。

2. 对症治疗　有荨麻疹或血管神经性水肿时，应用抗组胺药物和钙剂；可用 H_2 受体阻滞剂，如西咪替丁 20～40mg/（kg·d），分 2 次加入葡萄糖溶液中静脉滴注，1～2 周后改口服，15～20mg/（kg·d），分 3 次服用，继续应用 1～2 周。腹痛时加用解痉挛药物。

3. 抗凝治疗　本病可有纤维蛋白原沉积、血小板聚集及血管内凝血的表现，可给予阿司匹林 3～5mg/（kg·d），每日一次口服；或双嘧达莫 3～5mg/（kg·d），分次服用。紫癜性肾炎者必要时可给予肝素每次 0.5～1mg/kg，首日 3 次，次日 2 次，以后每日 1 次，连续 7 天。

4. 肾上腺糖皮质激素　出现下列情况时可考虑使用：①严重皮疹及关节、腹部症状较重者：泼尼松 1～2mg/（kg·d），分次口服，或地塞米松、甲泼尼松龙静脉滴注，症状缓解后停用，连续 7～10 天；②表现为肾病综合征者，可用泼尼松 1～2mg/（kg·d），疗程不短于 8 周；③急进性肾炎，可用甲泼尼松龙冲击治疗，剂量每次 20～30mg/kg，静脉滴注，每日一次，连续 3 次为一个疗程。激素治疗无效者，可使用免疫抑制剂，如环磷酰胺治疗。

5. 肾衰竭　可采用血浆置换及透析治疗。

6. 其他　可酌情考虑钙通道拮抗剂如硝苯地平、中药等治疗。

【预后】

一般预后良好，部分可复发，复发间隔时间数周至数月不等。肾受损程度是决定预后的关键。轻度肾损害多能逐渐恢复，约 1% 的患儿发展为持续性肾疾病，0.1% 的患儿发展为肾衰竭。极个别患儿死于肠出血、肠套叠、肠坏死和颅内出血。

第四节　皮肤黏膜淋巴结综合征

皮肤黏膜淋巴结综合征（mucocutaneous lymphnode syndrome，MCLS）又称川崎病（Kawasaki disease，KD），是一种不明病因的以全身血管炎性病变为主的结缔组织疾病。临床特点为发热、皮肤黏膜损害和淋巴结肿大。最严重的危险是冠状动脉损伤所致的冠状动脉扩张和冠状动脉瘤形成，致死的主要原因为冠状动脉瘤破裂。目前该病已成为我国小儿后天性心脏病的主要病因之一。本病一年四季均可发病，以婴幼儿多见，男：女为 1.5：1。

【病因和发病机制】

病因尚未明确，本病呈一定流行性及地方性。因临床有发热、皮疹等表现，故推测可能与感染有关。对此进行过多种病原包括支原体、立克次体、EB 病毒、逆转录病毒、链球菌、短棒状杆菌、葡萄球菌等研究，但无一致性结果。

发病机制尚不清楚。推测感染原的某些成分，如超抗原（热休克蛋白 65 等）可不经过单核 / 巨噬细胞，直接通过与 T 细胞抗原受体 Vβ 片段结合，激活 $CD30^+$T 细胞和 CD40 配体表达。在 T 细胞的诱导下，B 细胞多克隆活化、增殖和分化为浆细胞，导致血清 IgM、IgA、IgG、IgE

升高。一方面活化 T 细胞分泌高浓度的白细胞介素（IL-1，4，5，6）、γ- 干扰素（IFN-γ）、肿瘤坏死因子（TNF），这些淋巴因子、活性介素均可诱导内皮细胞表达和产生新抗原；另一方面又促进 B 细胞分泌自身抗体，如抗内皮细胞抗体、抗中性粒细胞胞质抗体及抗心磷脂抗体等，从而导致内皮细胞溶解的细胞毒性作用，内皮细胞损伤发生血管炎。IL-1、IL-6、TNF 增高尚可诱导肝细胞合成急性反应性蛋白质，如 C 反应蛋白、α_1 抗胰蛋白酶、结合珠蛋白等，引起本病急性发热反应。

【病理】

基本病理变化为全身血管炎性病变。累及主动脉及其分支，尤以冠状动脉病变最严重。本病血管炎性病变可分为四期：

Ⅰ期：约 1～2 周，大、中、小和微血管炎及其周围发炎；淋巴细胞和其他白细胞浸润及局部水肿。

Ⅱ期：约 2～4 周，小血管炎症减轻，以中等动脉炎变为主，多见冠状动脉全血管炎，可形成动脉瘤及血栓；单核细胞浸润或坏死性变化较著。

Ⅲ期：约 4～7 周，小血管及微血管炎症消退，血栓和肉芽形成，纤维组织增生，内膜增厚，冠状动脉部分或完全阻塞。

Ⅳ期：数月 ～ 数年，血管的急性炎症逐渐消失，心肌瘢痕形成，阻塞的动脉可再通。

【临床表现】

（一）主要症状和体征

1. 发热　最早出现。常持续 7～14 天或更久。体温多达 39℃以上，抗生素治疗无效。

2. 皮肤黏膜表现　发热数日后可出现：①双侧球结膜充血，无脓性分泌物；②唇充血、皲裂或出血，口腔黏膜弥漫性充血，舌乳头突起、充血，呈草莓舌；③急性期手足硬性水肿，手掌和足底红斑，10 天后出现特征性指（趾）端大片状脱皮，多发生在甲床皮肤交界处。④全身皮肤出现弥漫性充血性斑丘疹或多形红斑样或猩红热样皮疹，多见于躯干，约 1 周消退。肛周皮肤发红、脱皮。

3. 颈部淋巴结肿大　单侧或双侧，坚硬有压痛，非化脓性，热退数日后自愈。

（二）心血管症状与体征

可出现心肌炎、心包炎和心内膜炎的症状，亦可发生瓣膜关闭不全及心力衰竭。患儿脉搏加速，听诊心动过速，可有奔马律、心音低钝。冠状动脉瘤通常在疾病第 2～3 周发生，也可发生于疾病恢复期。心肌梗死和冠状动脉瘤破裂可致心源性休克甚至猝死。

（三）其他表现

可有间质性肺炎、腹泻、腹痛、黄疸、胆囊积液、无菌性脑膜炎、肾损害、关节疼痛或肿胀等。

病程视病情轻重长短不一。第一期为急性发热期，一般为 1～11 天，主要症状于发热后即陆续出现，可发生严重心肌炎。第二期为亚急性期，一般在病程的 11～21 天，多数体温下降，症状缓解，指（趾）端膜状脱皮及血小板增多。重症病例仍可持续发热。若发生冠状动脉瘤，可导致心肌梗死、动脉瘤破裂。第三期为恢复期，一般在病程的 21～60 天，临床症状消退，若无明显冠状动脉病变即逐渐康复；有冠状动脉瘤则病变仍可持续发展，乃至发生心肌梗死或缺血性心脏病。少数严重冠状动脉瘤患儿进入慢性期，可迁延数年，遗留冠状动脉瘤、狭窄或阻塞，而致心绞痛、心功能不全、缺血性心脏病，可因心肌梗死危及生命。

【辅助检查】

1. 实验室检查　急性期白细胞总数及粒细胞百分数增高，核左移；可见轻度贫血；血小板在第 2 周开始增多，血液呈高凝状态。血沉明显增快。血清蛋白电泳示球蛋白升高，尤以 α_2 球蛋白增多显著，白蛋白减少。IgG、IgA、IgM、IgE 增高。C 反应蛋白明显增高。血清补体正常或稍高。部分病例可见血清胆红素或谷丙转氨酶稍高。

2. 心电图　可见多种改变，以 ST 段和 T 波异常多见，也可显示 P-R、Q-T 间期延长，异常 Q 波及心律失常。

3. 超声心动图　诊断冠状动脉病变有意义。可发现各种心血管病变，如心包积液、左室扩大、二尖瓣关闭不全及冠状动脉扩张或形成动脉瘤。如冠状动脉扩张：直径＞3mm，≤4mm 为轻度；4～7mm 为中度；≥8mm 为冠状动脉瘤。

4. 胸部平片　肺纹理增多、模糊或有片状阴影，心影可扩大。

5. 冠状动脉造影　超声波检查有多发性冠状动脉瘤或心电图有心肌缺血表现者，可行冠状动脉造影。

【诊断和鉴别诊断】

发热 5 天以上，伴下列 5 项临床表现中 4 项者，排除其他疾病后，可诊断为川崎病。① 眼结合膜充血，非化脓性，热退后消散；② 口腔及咽部黏膜弥漫充血，唇发红及干裂，呈草莓舌；③ 急性期手足硬性水肿和掌跖红斑，恢复期指趾端膜状脱皮；④ 多形性红斑；⑤ 颈部淋巴结非化脓性肿大。如 5 项临床表现中不足 4 项，但超声心动图有冠状动脉损害，也可确诊为川崎病。

本病需与渗出性多形性红斑、幼年特发性关节炎、败血症、猩红热、药物过敏综合征等疾病相鉴别。

【治疗】

（一）急性期治疗

1. 静脉滴注丙种球蛋白（IVIG）　首选，必须强调应在发病 10 天内用药。单剂静脉滴注丙种球蛋白 1～2g/kg，10～12h 静脉缓慢输入。用药后，发热和其他炎症反应可在 1～2 天内迅速好转，并可预防冠状动脉病变发生。应同时合用阿司匹林（剂量和疗程见下）。若 IVIG 治疗后效果欠佳，应尽早再追加 IVIG 1～2g/kg 一次，并同时给予泼尼松治疗。应用过 IVIG 的患儿在 9 个月内不宜进行麻疹、风疹、腮腺炎等疫苗接种。

2. 阿司匹林　剂量为 30～50mg/（kg·d），分 3～4 次口服，热退后 3 天逐渐减量，2 周左右减至 3～5mg/（kg·d），维持 6～8 周。如有冠状动脉病变时，延长用药时间，直至冠状动脉恢复正常。

3. 糖皮质激素　对 IVIG 治疗无效的患儿可考虑加用。因可加重血液高凝状态，故不宜单独应用。泼尼松 1～2mg/（kg·d），热退后逐渐减量，至 2～4 周停用。病情严重者可静脉滴注泼尼松冲击治疗 3 天，再改为泼尼松口服。

4. 抗血小板聚集　可加用双嘧达莫 3～5mg/（kg·d），分 2～3 次口服。

5. 其他治疗　给予补充液体、护肝、纠正心律失常等对症支持治疗；发生心源性休克、心力衰竭及心律失常应予相应治疗。对心肌梗死及血栓形成的患儿，应及时进行溶栓治疗，严重冠状动脉病变可进行冠状动脉旁路移植。

【预后】

绝大多数患儿病程呈自限性经过，预后良好。1%～2% 的患儿可再发。以往该病病死率为 1%～2%，现已下降至 0.5% 左右。无冠状动脉病变者，出院后 1、2、6 个月及 1～2 年进行一次全面检查。未经治疗的患儿 15%～30% 发生冠状动脉瘤，现在仍有 15% 的患儿发生冠状动脉病变。一般的冠状动脉瘤多于病后 2 年消失，但可致管腔增厚和弹性减弱，应长期随访。大的动脉瘤多不能恢复，预后不良。致死的主要原因为心肌梗死和冠状动脉瘤破裂。

本章小结

本章的重点是风湿热。风湿热初发与再发多与A组乙型溶血性链球菌感染密切相关。主要表现为心脏炎、游走性关节炎、舞蹈病、环形红斑和皮下结节，心脏炎是最严重的表现，且直接影响预后。临床上按照修订的Jones风湿热诊断标准结合病史、症状和实验室检查结果进行分析和诊断，治疗重点是正确使用抗风湿药物和正规地进行抗链球菌感染治疗。风湿热可反复发作，要重视预防复发的措施。幼年特发性关节炎、过敏性紫癜、皮肤黏膜淋巴结综合征也是儿童风湿性疾病的常见病，需要对这些疾病的病因、发病机制、临床表现、诊断、鉴别诊断及治疗方案加以了解。

思考题

1. 识记题

（1）简述小儿风湿热的临床特点、诊断标准和治疗措施。

（2）简述幼年类风湿性关节炎、过敏性紫癜、皮肤黏膜淋巴结综合征的主要临床表现及治疗原则。

2. 应用题　患儿，男，2岁。因高热7天间发皮疹3天来院。查体：体温39℃。发育营养好，皮肤可见红色斑丘疹，左颈部淋巴结1.5cm × 2.0cm，质地较硬、有压痛。双侧球结膜充血、口唇发红、有皲裂，草莓舌。肺呼吸音清，心尖区可闻Ⅱ / Ⅵ级收缩期杂音，腹软，肝脾不大，四肢末端红肿。实验室检查：Hb100g/L，WBC 12×10^9/L，N 0.8，L 0.2，PLT 255×10^9/L，ESR 70mm/h，CRP（+）。请思考：①列出初步诊断及诊断依据；②列举需要鉴别的疾病；③拟定初步治疗方案。

（陈涤民）

第十五章　免疫性疾病

学习目标

通过本章内容的学习，学生应能：

识记：

列举小儿细胞免疫、体液免疫及非特异性免疫的特点；叙述常见原发性免疫缺陷病及继发性免疫缺陷病的临床表现及诊治措施。

理解：

解释原发性免疫缺陷病及继发性免疫缺陷病的病因及发病机制；总结原发性免疫缺陷病的共同临床特征；区分原发性免疫缺陷病及继发性免疫缺陷病的不同点。

应用：

运用本章所学知识对常见的原发性免疫缺陷病进行鉴别和处理。

第一节　小儿免疫系统发育特点

免疫（immunity）是机体的生理性保护机制，其本质为识别自身，排除异己，以维持机体的内在恒定。其功能包括防御感染，清除衰老、损伤或死亡的细胞，识别和清除突变细胞。免疫功能失调可致异常免疫反应，即变态反应、自身免疫反应、免疫缺陷及发生恶性肿瘤。

小儿的免疫生理与免疫病理与成人不尽相同，免疫性疾病的临床表现也有别于成人，使小儿免疫学具有其特殊性。

一、特异性细胞免疫（T 细胞免疫）

1. 胸腺　是中枢性免疫器官，是 T 细胞发育成熟的场所，自胚胎第 6 周开始发育，出生时胸腺重约 10～15g，可在 X 线胸片前上纵隔部位显影，3～4 岁时胸腺 X 线影消失，青春期后开始萎缩。

2. T 细胞　介导特异性细胞免疫，来自骨髓的淋巴样干细胞进入胸腺，在胸腺内的成熟过程中识别自身的主要组织相容（MHC）抗原，并形成对自身组织的耐受性。成熟 T 细胞表面除了具有 T 细胞受体（TCR）外，还有 CD_3 分子，按表面分子可把 T 细胞分为 $CD4^+$ 和 $CD8^+$ 两个亚群。成熟 T 细胞是主要的外周血淋巴细胞（80%），因此外周血淋巴细胞计数可反映 T 细胞数量。

3. 细胞因子　由免疫及相关细胞产生，发挥极为重要的生理或病理作用，通过结合到细胞表面相应受体来传递复杂的分子信号，从而控制免疫细胞的活化、增殖、分化效应等。包括白细胞介素、集落刺激因子、干扰素、肿瘤坏死因子、趋化因子、生长因子等。随抗原反复刺激，各种细胞因子水平逐渐升高。如 IFN-γ 于生后 175 天即达到成人水平。

二、特异性体液免疫（B细胞免疫）

1. 骨髓和淋巴结　骨髓是造血器官，也是中枢性免疫器官，是B淋巴细胞发育成熟的场所。脾和淋巴结是周围免疫器官，它们是成熟T和B淋巴细胞定居及发生免疫应答的场所。

2. B细胞　胎儿B细胞对抗原刺激可产生相应的IgM类抗体，而有效的IgG类抗体应答需在出生3个月后才出现。B细胞不足时，抗感染的特异性抗体生成不足，易发生暂时性低丙种球蛋白血症。分泌IgG的B细胞于2岁时、分泌IgA的B细胞于5岁时达到成人水平。

3. 抗体　由抗原刺激B淋巴细胞分化成浆细胞，具有特异性结合抗原和介导免疫应答的功能。主要存在于血液、体液和黏膜分泌物中，分为IgG、IgA、IgM、IgD和IgE五类。

（1）IgG：是唯一能通过胎盘的抗体，其转运过程为主动性，是生后6个月内婴儿抗感染的重要因素。IgG有IgG1、IgG2、IgG3、IgG4四个亚类，它们的生物学作用有差异。婴儿出生后3个月开始合成IgG，6～7岁接近成人水平。

（2）IgM：因其分子较大，母体的IgM不能通过胎盘供给胎儿，故新生儿血液中含量较低，易患革兰阴性细菌感染。脐血IgM水平增高，提示宫内感染。

（3）IgA：有血清型和分泌型两种。IgA合成较晚，至青春后期达成人水平；分泌型IgA是黏膜抗感染的主要抗体，新生儿期不能测出，2～4岁时IgA达成人水平。

（4）IgE：介导Ⅰ型超敏反应，寄生虫感染时IgE水平升高。为亲细胞型抗体，血清含量最低，新生儿合成较晚，7岁左右达成人水平。

（5）IgD：生理作用尚不清楚。

三、非特异性免疫

1. 吞噬作用　中性粒细胞和单核细胞是血液中具有吞噬功能的细胞。新生儿的各种吞噬细胞功能可呈暂时低下，除了分娩过程缺氧原因外，与新生儿时期缺乏血清补体调理素、趋化因子等有关。

2. 补体系统　母体的补体不转输给胎儿，新生儿补体经典途径成分（CH_{50}、C_3、C_4和C_5）活性是其母亲的50%～60%，生后3～6个月达到成人水平。旁路途径的各种成分发育更为落后，B因子和备解素仅分别为成人的35%～60%和35%～70%。未成熟儿补体经典和旁路途径均低于成熟儿。

第二节　原发性免疫缺陷病

免疫缺陷病（immunodeficiency，ID）是指因免疫细胞（淋巴细胞、吞噬细胞和中性粒细胞）和免疫分子（可溶性因子白细胞介素、补体和免疫球蛋白和细胞膜表面分子）发生缺陷引起的机体抗感染免疫功能低下的一组临床综合征。免疫缺陷病可为遗传性，即相关基因突变或缺失所致，称为原发性免疫缺陷病（primary immunodeficiency，PID）；也可为出生后环境影响免疫系统，如感染、营养紊乱和某些疾病状态所致，称为继发性免疫缺陷病（secondary immunodeficiency, SID）；因其程度较轻，又称为免疫功能低下，由人类免疫缺陷病毒（human immunodeficiency virus, HIV）感染所致者，称为获得性免疫缺陷综合征（acquired immunodeficiency syndrome, AIDS）。

PID较SID的发病率为高，约为1∶10000。自1952年发现首例X-连锁无丙种球蛋白血症（X-linked agammaglobulinemia, XLA）以来，每年都有新的病种发现，至今已明确的PID超过200种。

一、病因和发病机制

原发性免疫缺陷病的病因目前尚不清楚，根据这类疾病的临床表现多种多样，很可能是多种因素所致。遗传因素或宫内感染因素在众多原发性免疫缺陷中起重要作用。PID 多为单基因病，目前许多 PID 均已找到缺陷基因，由于缺陷基因的相应蛋白产物结构和功能尚不清楚，因而明确 PID 发病机制尚需时日。

二、临床表现

由于原发性免疫缺陷病的种类繁多，病因不同，临床表型复杂多变，但其共同的表现却非常一致，即反复感染、易患肿瘤和自身免疫性疾病。多数 PID 有明显家族史。

1. 反复和慢性感染　免疫缺陷最常见的表现是感染。以呼吸道最常见，其次为胃肠道、皮肤感染，也可为全身性感染；感染原多为平时少见的和致病力低的细菌；抗体缺陷易发生化脓性感染，细胞免疫缺陷则易发生病毒、结核分枝杆菌和沙门菌等细胞内病原体感染。感染常反复发作，迁延不愈，治疗效果差。

2. 发病年龄　发病年龄 1 岁以内 40%，1～5 岁为 40%，6～16 岁为 15%，仅 5% 发病于成人。

3. 肿瘤和自身免疫性疾病　未因严重感染而致死亡者，随年龄增长易发生自身免疫性疾病和肿瘤，尤其是淋巴系统肿瘤 。其发生率较正常人群高数 10 倍乃至 100 倍以上。常见的自身免疫性疾病包括溶血性贫血、血小板减少性紫癜、系统性红斑狼疮、皮肌炎、免疫复合物性肾炎、甲状腺功能减退症、1 型糖尿病和关节炎等。

三、几种常见的原发性免疫缺陷病

1.　X- 连锁无丙种球蛋白血症（XLA）　曾称为 Bruton 病。多于生后 4～8 个月起病。表现为各种化脓性感染，如肺炎、中耳炎、败血症、脑膜炎、皮肤感染等。XLA 患儿易发生过敏性、风湿样疾病和自身免疫性疾病。血清 IgG、IgA、IgM 及 IgE 水平全面降低，IgG 水平常低于 1g/L。外周血 B 淋巴细胞计数明显降低或缺如。缺乏血型抗体，疫苗接种无法诱导产生抗体。

2. 婴儿暂时性低丙种球蛋白血症　是指一种或多种免疫球蛋白浓度暂时降低的自限性疾病。患儿自身合成 Ig 推迟到 9～18 个月，至 2～4 岁才达正常水平。由于前期血清多种 Ig 水平下降，易罹患感染，以细菌感染常见。血清 IgG 水平＜2.5g/L，但外周血中 B 淋巴细胞数量正常，血型抗体可检测到。本病发病机制不明。

3. 选择性 IgA 缺陷　是常见幼儿的原发性免疫缺陷病。轻者可无任何症状，可存活至成年；重者则可发生严重感染和肿瘤。常反复发生呼吸道感染和反复腹泻，可能与黏膜局部分泌性 IgA 缺乏有关。自身免疫性疾病（如系统性红斑狼疮、类风湿病等）和变态反应性疾病（如哮喘症、过敏性鼻炎等）发病率高于正常人群。血清 IgA 及分泌性 IgA 均缺乏。

4. 严重联合免疫缺陷病（severe combined immunodeficiency, SCID）　是因干细胞分化缺陷而表现 T、B 细胞减少，体液和细胞免疫均缺陷。SCID 有性联隐性和常染色体隐性两种遗传方式。多于生后 3 个月内开始感染病毒、真菌、原虫和细菌，而反复发生肺炎、慢性腹泻、口腔与皮肤念珠菌感染及中耳炎等，病儿生长发育障碍，体检一般不见浅表淋巴结和扁桃体，胸部放射线检查不见婴儿胸腺阴影。

四、诊断

1. 病史和体检

（1）过去史：详细询问以往疾病史，是否经常感染及感染的持续时间、严重程度；持续脐炎、脐带脱落延迟、反复软组织感染提示白细胞黏附分子缺陷。是否出现严重麻疹或水痘病以及接种减毒活疫苗发生异常反应，此类患儿提示细胞免疫缺陷。

（2）家庭史：注意家族中有无因严重感染和不明原因夭折的患者，有无过敏性疾病、自身免疫性疾病和肿瘤病患者，父母是否近亲结婚。

（3）体格检查　患儿可有体重下降、发育滞后、营养不良、轻 - 中度贫血和肝脾肿大。扁桃体和淋巴结变小或缺如。可有皮肤疖肿、口腔炎、牙周炎和鹅口疮等。

2. 实验室检查　反复不明原因的感染和阳性家庭史提示原发性免疫缺陷病的可能性，确诊该病必须有相应的实验室检查依据，明确免疫缺陷的性质。

（1）筛查试验；外周血全血细胞计数和分类、中性粒细胞数量和功能、血清免疫球蛋白定量、T 细胞亚群、B 细胞和自然杀伤细胞、迟发皮肤过敏试验、补体活性检测、HIV 抗体等。

（2）确诊试验：应根据临床表现的类别决定（略）。

五、治疗

1. 一般治疗　应有适当的隔离措施，注重营养，加强宣教以增强父母和患儿对抗疾病的信心等。一旦发现感染灶应及时治疗，T 细胞缺陷患儿不宜输血或新鲜血制品，若必须输血或新鲜血制品时，应先将血液进行放射照射。最好不做扁桃体和淋巴结切除术，脾切除术视为禁忌。严重免疫缺陷患儿禁用活疫苗。

2. 替代治疗　①静脉注射丙种球蛋白：仅限于低 IgG 血症。剂量为每月 1 次静脉注射 100～600mg/kg，持续终身。②高效价免疫血清球蛋白（SIG）；包括水痘 - 带状疱疹、狂犬病、破伤风和乙肝 SIG，用于高危患儿的预防。③血浆：除有 IgG 外，尚含有 IgM、IgA、补体和其他免疫活性成分。④细胞因子治疗：胸腺素类、转移因子、IFN-γ、IL-2 等。

3. 免疫重建　采用正常细胞或基因片段植入患者体内，纠正免疫缺陷状况。如胸腺组织移植、干细胞移植（骨髓移植、脐血干细胞移植）等。

4. 基因治疗　将正常的目的基因片段整合到患者干细胞基因组内（基因转化），使其能在患者体内复制而持续存在。虽然已尝试多年，但仍尚处于探索和临床验证阶段。

第三节　继发性免疫缺陷病

一、病因

继发性免疫缺陷病（SID）是出生后因不利的环境因素导致免疫系统暂时性功能障碍，引起免疫功能低下的状态，一旦不利因素被纠正，免疫功能即可恢复正常。引起 SID 的常见因素见表 15-1。

表 15-1　引起继发性免疫缺陷病的原因

1. 营养紊乱	蛋白质-能量营养不良，铁缺乏症，维生素 A 缺乏症，锌缺乏症
2. 免疫抑制剂	放射线，抗惊厥药物，糖皮质激素，环孢素，细胞毒性药物
3. 遗传性疾病	染色体异常，酶缺陷，血红蛋白病，先天性无脾症，张力性肌萎缩症，骨骼发育不良
4. 肿瘤和血液病	组织细胞增生症，类肉瘤病，淋巴系统肿瘤，淋巴组织增生性疾病，霍奇金病，白血病，再生障碍性贫血
5. 新生儿及早产儿	
6. 感染	细菌感染，病毒感染，真菌感染，寄生虫感染
7. 其他	糖尿病，肾病综合征，尿毒症，外科手术和外伤

注：新生儿及早产儿属生理性免疫功能低下。

二、临床表现与治疗

营养紊乱是导致小儿 SID 最常见的原因（包括蛋白质 - 能量营养不良、亚临床微量元素锌和铁缺乏，亚临床维生素 A、维生素 B 族和维生素 D 缺乏、脂肪和糖过多等）。而 SID 最常见的临床表现为反复呼吸道感染，亦有胃肠道感染者。反复感染尤其是胃肠道感染可加重营养不良；感染本身也可直接引起免疫功能的进一步恶化。如此形成"营养不良 - 免疫功能下降——感染——加重营养不良"的恶性循环，构成儿童时期重要的疾病谱。SID 的治疗原则是治疗原发性疾病，去除诱发因素。

获得性免疫缺陷综合征（艾滋病）

获得性免疫缺陷综合征（acquired immune deficiency syndrome，AIDS）即艾滋病，是由人类免疫缺陷病毒（HIV）感染所致的一种传播迅速、病死率极高的慢性重症传染病。HIV 能攻击人体免疫系统，把人体免疫系统中最重要的 T 淋巴细胞作为主要攻击目标，大量破坏该细胞，使人体丧失免疫功能。临床表现为全身衰弱和免疫功能低下，多伴发各种难以控制的机会性感染和癌肿，对人类健康造成巨大威胁。为有效防控艾滋病，1988 年联合国卫生组织将每年的 12 月 1 日定为"世界艾滋病日"。

【病因】

HIV 属 RNA 逆转录病毒，直径约为 100nm，外膜有针状突起，其主要的外膜蛋白为 gp120 和 gp41；核心呈锥状，含 RNA、逆转录酶和核壳蛋白 P24 等。该病毒对 0.1% 次氯酸钠、0.02% 戊二醛、70% 乙醇及 100℃加热和干燥均较敏感而被灭活。

【流行病学】

AIDS 的传染源主要是患者和无症状病毒携带者。据 WHO 统计，2003 年全球有 63 万儿童感染了 HIV，其中发展中国家儿童占 90% 以上。1995 年我国首次发现经母婴途径传播的 HIV 感染者。感染 HIV 的新生儿约 1/4 在 1 岁前死亡，绝大多数在 5 岁前死亡。

儿童 HIV 感染的传播途径：①母婴传播：是小儿 HIV 感染的主要途径。感染 HIV 的母亲通过胎盘、分娩及母乳传播给婴儿；②血液传播：经输血、注射、器官移植等传染；③性传播：与感染 HIV 的人发生性关系，主要发生在成人。

【发病机制】

近年研究发现感染 HIV 后，HIV 侵入 CD_4^+T 淋巴细胞，借助融合素（fusin），可使 CD_4^+T 淋巴细胞融合在一起，使 CD_4^+T 淋巴细胞大量破坏，丧失辅助 B 淋巴细胞分化的能力，使体液免疫功能也出现异常，表现为高免疫球蛋白血症，出现自身抗体和对新抗原反应性降低。机体免疫功能严重受损，使患儿容易患机会感染和癌肿。

【临床表现】

儿童（特别是婴幼儿）艾滋病与成人不同，潜伏期相对短，病情进展快；垂直传播的 HIV 感染主要表现为生长停滞、淋巴结肿大、慢性咳嗽和发热，反复肺部感染和腹泻。其临床表现差别较大，有的无明显症状，有的出现严重的临床表现，很大程度上取决于其所发生机会性感染的部位和种类。根据临床表现可分为四期。

1. 急性感染期　一般无症状；有的可出现发热、盗汗、乏力、淋巴结肿大、皮疹、恶心、呕吐、腹泻、头痛、神经症状和脑膜刺激征等类似传染性单核细胞增多症或急性脑膜炎的表现。一般持续 1 ~ 3 周后进入无症状潜伏期。

2. 持续性全身淋巴结病综合征期　特征是在排除其他原因引起淋巴结肿大的情况下，全身至少有 2 个淋巴结肿大（直径＞1cm），持续 3 个月以上，可伴发热、消瘦、腹泻等症状。

3. AIDS 相关综合征期　至少具有下列两项症状、体征和 2 项实验室检测异常而无其他原因可解释的。

（1）症状和体征 ①发热：间断或持续 3 个月以上；②体重下降（>10%）；③淋巴结肿大，除腹股沟外至少有 2 个淋巴结肿大，>3 个月；④腹泻：间断或持续 3 个月以上；⑤盗汗：间断或持续超过 3 个月以上；⑥乏力。

（2）实验室异常 ① CD_4^+T 细胞数下降；② $CD_4^+/CD_8^+<1$；③白细胞和淋巴细胞下降、淋巴细胞增殖反应下降、HIV 抗体或病毒阳性，3 项中至少有一项异常。

4. AIDS 病 临床呈现下列情况：超过 1 个月的持续不规则低热伴原因不明的全身淋巴结持续肿大（直径>1cm），慢性腹泻和体重下降（3 个月内下降 10%）；免疫功能进行性缺损，$CD4^+$T 细胞降到 25% 以下；常合并各种机会性感染，如口腔念珠菌感染，肺孢子菌病，巨细胞病毒（CMV）感染，弓形虫病，隐球菌脑膜炎等。也可患活动性肺结核，皮肤黏膜的 Kaposi 肉瘤，或淋巴瘤等；也可合并肾病综合征或心肌病。抗 HIV 的抗体确诊试验结果阳性，P24 抗体阳性。

【辅助检查】

1. 病原学诊断

（1）病毒抗体检测：检测 HIV 抗体可用酶联免疫吸附试验（ELLSA）进行初筛，再经电泳印迹检测法确认。感染 HIV 后，一般经过 2～3 个月可出现抗 HIV 的抗体。但该方法对 18 个月以内小儿的诊断存在局限性。

（2）抗原检测：主要检测病毒核心抗原 P24 。

（3）病毒核酸检测：采用 PCR 或连接酶链反应技术。

（4）病毒分离：目前仅用于实验研究。

2. 血淋巴细胞亚群分析：CD_4^+T 细胞降为<15%～25%；$CD_4^+/CD_8^+<1$；皮肤迟发型超敏试验阴性。是机体免疫缺陷的检测方法。

【诊断】

2002 年中华医学会儿科学分会感染学组与免疫学组共同制订了小儿 HIV 感染和 AIDS 的诊断标准。

（一）小儿无症状 HIV 感染

1. 流行病史 ① HIV 感染母亲所生的婴儿；②有输入未经 HIV 抗体检测的血液或血液制品病史。

2. 临床表现 无任何症状及体征。

3. 实验室检查 ≥18 个月儿童，HIV 抗体阳性，经确认试验证实者；患儿血浆中 HIV RNA 阳性。

4. 确诊标准 ①≥18 个月小儿，具有相关流行病学史，实验室检查中任何一项阳性可确诊；②<18 个月小儿，具备相关流行病学史，2 次不同时间的血浆样本 HIV RNA 阳性可确诊。

（二）小儿 AIDS

1. 流行病学史同无症状 HIV 感染。

2. 临床表现 ①不明原因的持续性全身淋巴结肿大（直径>1cm）、肝脾大、腮腺炎；②不明原因的持续发热超过 1 个月；③慢性反复发作性腹泻；④生长发育迟缓；⑤体重下降明显（3 个月下降基线>10%）；⑥迁延难愈的间质性肺炎和口腔真菌感染；⑦常发生各种机会感染等。

3. 实验室检查 HIV 抗体阳性并经确认试验证实，患儿血浆中 HIV RNA 阳性；外周血 CD_4^+ T 淋巴细胞总数减少，CD_4^+ T 细胞占淋巴细胞数百分比减少。

4. 确诊标准 患儿具有一项或多项临床表现，≥18 个月患儿 HIV 抗体阳性（经确认实验证实）或 HIV RNA 阳性者；<18 个月患儿 2 次不同时间的样本 HIV RNA 阳性者均可确诊。有条件者可做 CD_4^+ T 细胞计数和百分比以评估免疫状况（表 15-2）。

表 15-2　AIDS 患儿 CD_4^+ T 细胞计数和 CD_4^+ T 细胞百分率与免疫状况分类

免疫学分类	小于 1 岁	1～5 岁	6～12 岁
无抑制	≥ 1500/mm^3（25%）	≥ 1000/mm^3（25%）	≥ 500/mm^3（25%）
中度抑制	750～1499/mm^3（15%～24%）	500～999/mm^3（15%～24%）	200～499/mm^3（15%～24%）
重度抑制	＜750/mm^3（＜15%）	＜500/mm^3（＜15%）	＜200/mm^3（＜15%）

【治疗】

1. 抗病毒治疗　主张采用 1 种高活性蛋白酶抑制剂及 2 种核苷类逆转录酶抑制剂治疗。

（1）蛋白酶抑制剂：如茚地那韦（IDV）、沙奎那韦（saquinavir）、利托那韦（RTV）等。

（2）HIV 逆转录酶抑制剂，如齐多夫定（AZT）、双脱氧肌苷（DDI）、拉米夫定（3TC）和斯塔夫定（d4T）等。

（3）非核苷类逆转录酶抑制剂：如奈韦拉平（NVP）。

2. 免疫治疗　免疫刺激剂白细胞介素 2（IL-2）、干扰素、胸腺刺激素等。

3. 其他治疗　包括输血及营养支持疗法，抗感染和抗肿瘤治疗等。

【预防】

1. 普及 AIDS 知识，尤其对育龄妇女，应注意自我保护，做好卫生消毒工作。
2. 不轻易接受输血和血制品，在供血员中必须除外 HIV 阳性者。
3. HIV 感染者避免妊娠。
4. HIV 抗体阳性母亲及其新生儿应服用 AZT，以降低母婴传播。
5. 疫苗预防 HIV 感染的研究，正在进行中。

本章小结

本章的重点是原发性免疫缺陷病（PID）及继发性免疫缺陷病（SID）。PID 是指免疫细胞和免疫分子发生先天缺陷，引起机体抗感染免疫功能低下的一组临床综合征。为遗传性，是相关基因突变或缺失所致。以反复感染为突出特点，亦可伴有自身免疫病、恶性肿瘤及炎症反应性疾病。SID 是指某些疾病、营养紊乱及物理、化学因子引起免疫系统暂时或持续的损害，导致免疫功能减退或异常，经解除外部因素后免疫功能可恢复正常。早期诊断和合理治疗对疾病预后具有重要意义。其中艾滋病为重点疾病，此病为传播迅速、病死率极高的慢性严重传染病，可因感染人类免疫缺陷病毒引起，传染源为患者和无症状病毒携带者；小儿艾滋病的主要传播途径是母婴传播，也可经性传播和血液传播；临床主要表现为全身衰弱和免疫功能低下；进行 HIV 相关检测可辅助确诊；治疗以抗病毒及免疫治疗为主；预防重于治疗，普及艾滋病知识、HIV 感染者避免妊娠、严格控制血液和血制品质量、不轻易接受输血和血制品是预防儿童艾滋病的重要措施。

思考题

1. 识记题　简述AIDS的诊断、治疗及预防。

2. 应用题　男孩，6岁，自幼反复患呼吸道及胃肠道细菌性感染，近年来常有哮喘发作。体检：咽充血，心脏正常，两肺可闻明显哮鸣音，肝、脾未及，神经系统正常，测IgG 8g/L（800mg/dl），IgA 40mg/L（4mg/dl），IgM 1200mg/L（120mg/dl），IgD 6mg/L（0.6mg/dl），IgE 0.2mg/L（0.02mg/dl）。请思考：①分析做出初步诊断。②写出诊断依据。③此患儿的治疗原则。

（刘　杰）

第十六章　感染性疾病

学习目标

通过本章内容的学习，学生应能：

识记：

陈述麻疹、风疹、幼儿急疹、水痘、手足口病、猩红热、蛔虫症、蛲虫病、钩虫病、原发性肺结核、结核性脑膜炎等疾病的临床特点及诊治措施；列举结核菌素试验的结果判断及临床意义。

理解：

区分麻疹、风疹、幼儿急疹、水痘、猩红热、手足口病等出疹性疾病的皮疹的不同点；分析上述疾病的鉴别诊断。

应用：

运用本章知识，能对麻疹、水痘、原发性肺结核及结核性脑膜炎等常见传染病做出初步诊断并拟定治疗计划。

第一节　麻　　疹

案例 16-1

患儿，女，15个月。2周前全身皮肤出疹，2～3天疹出齐伴发热。热性不详，咳嗽，无吐泻，曾在当地用过青霉素。查体：体温正常，两肺呼吸音粗，未闻及啰音，躯干、四肢可见棕色色素沉着。

问题与思考：

（1）该患儿最可能的临床诊断是什么？需要和哪些疾病鉴别？（2）该病常见有哪些并发症？（3）密切接触该患儿的其他易感儿，应如何预防？

麻疹（measles）是由麻疹病毒引起的一种急性呼吸道传染性疾病，具有高度传染性，临床特点为发热、上呼吸道炎症、皮疹及疹退后遗留色素沉着伴糠麸样脱屑，可并发肺炎、喉炎等并发症。自广泛应用麻疹减毒活疫苗以来，麻疹的流行已得到控制，发病率和死亡率显著下降。只有一些散发病例及小范围的流行。

【病原学】

麻疹病毒系 RNA 病毒，属副黏病毒科麻疹病毒属。麻疹病毒仅有一种血清型，抗原性稳定；在外界生存力弱，耐低温，不耐热，对紫外线和消毒剂均敏感，在室内可存活 32h，但在流通的空气或阳光下半小时即失去活力。但耐寒冷及干燥，于 0℃可存活 1 个月。

【流行病学】

麻疹全年可见，以冬春季节发病为多，6 个月 ~5 岁小儿最多见。麻疹患者是唯一的传染源，潜伏期末至出疹后 5 天（有并发症至出疹后 10 天）内均具有传染性，病人的结膜和呼吸道分泌物、尿、血液中均有此病毒，主要通过呼吸道分泌物飞沫传播，亦可经直接接触传播。人群普遍易感，麻疹的传染性极强，易感者（未患过麻疹又未接种麻疹疫苗者）接触后 90% 以上均发病。自广泛应用麻疹减毒活疫苗以来，麻疹周期性流行已得到控制，发病率和死亡率显著下降，只有一些散发病例及小范围的流行。

【发病机制】

麻疹病毒通过鼻咽部侵入人体，在呼吸道黏膜上皮细胞内及局部的淋巴组织内繁殖，同时少量的病毒侵入血流，引起病毒血症，到达全身淋巴组织、肝、脾、肺、脑及骨髓等组织器官，并在这些部位大量复制，引起广泛损伤出现一系列临床表现，此时病毒可出现在患儿全身组织如呼吸道上皮细胞和淋巴组织及鼻咽分泌物、血、尿和体液中，故传染性极强。由于此时全身及局部免疫反应受到抑制，故部分病人常并发喉炎、支气管肺炎或使原有的结核病恶化，营养不良或免疫功能缺陷的患儿，可发生重型麻疹或并发严重肺炎、脑炎等而导致死亡。

【病理】

感染部位形成多核巨细胞是麻疹的病理特征。患儿皮肤、鼻咽部、支气管和肠道黏膜及结膜，病变部位毛细血管周围有严重渗出，广泛的单核细胞浸润、增生和形成多核巨细胞。真皮下毛细血管内皮细胞充血、水肿、增生形成皮疹；表皮细胞发生退行性变而形成脱屑；皮疹处红细胞裂解，使退疹后留有棕褐色色素沉着；颊黏膜下层的微小分泌腺炎症致浆液性渗出及内皮细胞增生而形成麻疹黏膜斑（Koplik 斑）。呼吸道病变最明显，可表现为鼻炎、咽喉炎、支气管炎及肺炎。肠道黏膜可有受累，严重时可并发脑炎。

【临床表现】

（一）典型麻疹

1. 潜伏期　一般为 6 ~ 18 天，平均 10 天左右。

2. 前驱期　指从发热至出疹，为 3 ~ 4 天。有类似上呼吸道感染的症状，如发热、流涕、咳嗽，有流泪、畏光、眼睑水肿、结合膜充血等结膜炎的表现。发热 2 ~ 3 天后，在口腔内下磨牙相对的颊黏膜上，可见多个直径约 1mm 的灰白色小点，周围有红晕，可累及整个颊黏膜，称麻疹黏膜斑（Koplik 斑），为本病特征性表现，于出疹后逐渐消失。部分病人可有头痛、呕吐、腹泻等消化道症状。

3. 出疹期　多在发热后 3 ~ 4 天开始出现皮疹。皮疹从耳后、颈部、发际渐及面部，然后在 2 ~ 3 天内自上而下蔓延至躯干、四肢，最后到达手掌和足底。初为红色斑丘疹，疹间皮肤正常，继之转为暗红色，以后可融合成片。此期患儿全身中毒症状加重，体温可高达 40 ~ 40.5℃，肺部可有湿性啰音，X 线检查可见肺纹理增多。

4. 恢复期　出疹 3 ~ 4 天后，皮疹开始依出疹的先后顺序消退。体温开始下降，全身症状逐渐好转。疹退后皮肤留有棕褐色色素沉着并伴有糠麸样脱屑，7 ~ 10 天后消失。

（二）非典型麻疹

1. 轻型麻疹　多见于接种过麻疹疫苗或接受过免疫球蛋白注射者，或体内尚有母亲抗体的 6 个月以内婴儿。发热低，全身症状较轻，麻疹黏膜斑不明显，皮疹稀疏，病程短，1 周左右，无并发症。

2. 重型麻疹　也称出血性或黑麻疹，多见于体质较差、免疫功能低下者。发热达 40℃以上，全身中毒症状重，伴惊厥、昏迷。皮疹常融合成片，可有出血性皮疹甚至瘀斑，可伴发鼻出血、消化道出血、血尿、血小板减少、DIC等，常并发肺炎、喉炎、中耳炎、心肌炎或脑炎，死亡率高。

3. 异型麻疹　见于注射过麻疹减毒活疫苗者，病程中皮疹不典型或无皮疹，呼吸道症状可有可无、可轻可重，易漏诊，主要依据流行病学及实验室检查协助诊断。

【并发症】

1. 肺炎　是麻疹最常见的并发症，也是麻疹引起死亡的常见原因。多见于5岁以下小儿。麻疹病毒本身引起的间质性肺炎多不严重，主要是继发其他病原体感染，特别是继发金黄色葡萄球菌、流感嗜血杆菌、肺炎链球菌等细菌感染，易并发脓胸和脓气胸，临床症状重，若不及时治疗，预后差。

2. 喉炎　多见于2～3岁以下小儿，麻疹患儿常有轻度喉炎表现，随体温下降、皮疹消退症状好转。如继发细菌感染，喉部组织明显水肿，可有声音嘶哑、犬吠样咳嗽，严重者出现吸气性呼吸困难及三凹征等喉梗阻表现，处理不及时可因窒息而死亡。

3. 心肌炎　多见于2岁以下并发肺炎的患儿。轻者仅有心音低钝、心率增快和一过性心电图改变，重者可出现心力衰竭，甚至心源性休克。

4. 结核病恶化　由于麻疹患儿免疫力受到暂时抑制，可使体内原有潜伏结核病灶活动并恶化，甚至引起粟粒性肺结核或结核性脑膜炎；也可使结核菌素试验呈现阴性反应。

5. 营养不良和维生素A缺乏症　由于病程中高热、食欲缺乏、护理不当可造成营养不良和维生素缺乏。常见维生素A缺乏，可引起干眼症、角膜混浊、软化，甚至穿孔致失明。

6. 脑炎　多发生于出疹后的2～6天，其临床表现及脑脊液改变与其他病毒性脑炎相似。多数可恢复，重者可留有不同程度的智力低下、癫痫等神经系统后遗症。

7. 亚急性硬化性全脑炎　是麻疹远期并发症，罕见，多发生于麻疹后2～17年。表现为大脑功能的渐进性衰退，逐渐出现智力障碍、性格改变、运动不协调，最后因昏迷、强直性瘫痪而死亡。

【实验室检查】

1. 血常规　白细胞总数减少、淋巴细胞相对增多。若白细胞总数增高，尤其中性粒细胞增加，提示继发细菌感染；如淋巴细胞严重减少，常提示预后不良。

2. 血清学检查　测定血清特异性IgM和IgG，敏感性和特异性较好；IgM于病后5～20天最高；IgG恢复期较早期增高4倍以上有意义。

3. 病毒抗原检测　取患儿鼻咽部分泌物、血液及尿沉渣细胞，应用免疫荧光或免疫酶法检测麻疹病毒抗原，可做出早期诊断。

4. 病毒核酸检测　采用聚合酶链反应（PCR）检测麻疹病毒RNA，敏感性和特异性较好。

【诊断和鉴别诊断】

典型病例不难诊断。根据当地有麻疹流行、患儿有接触史，前驱上呼吸道卡他症状、口腔麻疹黏膜斑、发热和皮疹的关系、皮疹的形态、出疹顺序、退疹后的皮肤脱屑及色素沉着等特点即可诊断。非典型麻疹需实验室检查支持。

鉴别诊断包括小儿时期多种出疹性疾病，包括风疹、幼儿急疹、猩红热、水痘、手足口病等，鉴别要点见表16-1。

【治疗】

无特异性治疗，主要为对症、支持治疗，加强护理，防止并发症。

1. 一般治疗　给予易消化的富有营养的食物，补充充足水分；保持皮肤、黏膜清洁。卧床休息，室内保持适当的温、湿度，有畏光症状时室内光线要柔和。适当补充维生素A。

2. 对症治疗　高热可用小量退热剂，出疹期避免急骤退热而使皮疹隐退；烦躁者镇静；剧咳时镇咳祛痰或超声雾化；体弱病重患儿可给予丙种球蛋白；维持水电解质和酸碱平衡。

3. 抗病毒治疗　利巴韦林10～15mg/（kg·d），静滴、肌注或口服，视病情而定。

表 16-1　小儿出疹性疾病的鉴别诊断

疾病	病原	全身症状及其他特征	皮疹特点	发热与皮疹关系
麻疹	麻疹病毒	呼吸道卡他性炎症，结膜炎，发热第 2 ~ 3 天口腔黏膜斑	红色斑丘疹，自头面部、颈、躯干、四肢，退疹后有色素沉着及细小脱屑	发热 3 ~ 4 天，出疹期热更高
风疹	风疹病毒	全身症状轻，耳后、枕部淋巴结肿大并触痛	面部、躯干、四肢，斑丘疹，疹间有正常皮肤，退疹后无色素沉着及脱屑	发热后半天至 1 天出疹
幼儿急疹	人疱疹病毒 6 型	一般情况好，高热时可有惊厥，后枕部淋巴结亦可肿大	红色斑丘疹，颈及躯干部多见，一天出齐，次日消退	高热 3 ~ 5 天，热退疹出
猩红热	乙型溶血性链球菌	高热，中毒症状重，咽峡炎，杨梅舌，环口苍白圈，扁桃体炎	皮肤弥漫充血，上有密集针尖大小丘疹，持续 3 ~ 5 天退疹，1 周后全身大片脱皮	发热 1 ~ 2 天出疹，出疹时高热
水痘	水痘 - 带状疱疹病毒	发热，不适，食欲缺乏，头痛，偶有轻度腹痛	首先出现于头皮、面部或躯干。最初为红色斑疹，继为充满透明液体的水疱疹，继疱内液体变浑浊，疱疹出现脐凹现象，最后结痂，皮疹有向心性分布和多种皮疹共存现象	轻中度发热，持续 2 ~ 4 天
手足口病	柯萨奇病毒 A16 型和肠道病毒 71 型	发热，咽痛，流涕流涎，食欲缺乏或拒食，腹泻	红色丘疹，疱疹，斑丘疹，结痂，溃疡。首先出现口腔疱疹，继而形成小溃疡；1 ~ 2 日后出现手足斑丘疹，很快变为疱疹，2 ~ 3 日后结痂，脱落后不留斑痕，无色素沉着；手掌及足底不结痂	手足皮疹和发热持续 2 ~ 3 日即消退；口腔病变常持续 1 周以上
药物疹		原发病症状	皮疹痒，皮疹与用药有关，可有斑丘疹、疱疹、荨麻疹、猩红热样皮疹等	出疹与用药有关，停药后皮疹消失。

4. 并发症的治疗　①继发细菌感染可给抗生素。②并发喉炎时，可给予抗生素、肾上腺皮质激素，依病情给予雾化吸入、吸氧、镇静，重度喉梗阻致呼吸困难者，及时做气管切开，以免窒息死亡。③并发肺炎者，根据致病菌选用抗生素，控制感染。④对结核病恶化者，应尽早明确诊断，积极抗结核治疗。

【预防】

1. 控制传染源　隔离患者至出疹后 5 天，并发肺炎者延长至出疹后 10 天，接触麻疹的易感者应检疫观察 3 周。

2. 切断传播途径　病人房间通风，住所、衣物按规定消毒。易感儿在流行季节尽量少去公共场所。

3. 保护易感人群

（1）主动免疫　预防接种是最有效的措施。出生后 8 个月为麻疹疫苗的初种年龄，7 岁应复种，易感者若在接触病人 2 天内接种疫苗，仍有可能预防麻疹发生或减轻病情。

（2）被动免疫　在接触麻疹后 5 天内给予免疫球蛋白 0.25ml/kg 可预防发病。如果使用量不足或接触麻疹 5 天以后使用，仅可以减轻症状。被动免疫能维持 3 ~ 8 周，以后应采取主动免疫。

第二节　水　痘

水痘（chickenpox，varicella）是一种传染性极强的儿童期出疹性疾病，与带状疱疹为同一病毒所引起的两种不同表现的临床病症。水痘为原发感染，经过飞沫和接触传播，感染后可获得持久的免疫力。其临床特点为全身皮肤黏膜分批出疹，斑疹、丘疹、疱疹和结痂可同时存在，皮疹呈向心性分布，全身症状轻微。

【病原学】

病原体为水痘 - 带状疱疹病毒（VZV），属于疱疹病毒科 α 亚型，系 DNA 病毒，具有潜伏—活化特性，在体外生活能力很弱，人是唯一宿主。不能在痂皮中存活，对热、酸敏感，易被乙醚等有机溶剂灭活。

【流行病学】

传染源主要为水痘患儿，少数为带状疱疹患者。主要通过空气飞沫经呼吸道传播，接触患者疱疹浆液亦可传播。人群普遍易感，以 2 ~ 6 岁小儿多见，水痘多发生在冬末初春季节。出疹前 1 ~ 2 天至疱疹结痂约 7 ~ 8 天均具有传染性。

【发病机制】

病毒经口、鼻侵入人体，首先在呼吸道黏膜细胞内增殖，2 ~ 3 天后进入血流，产生第一次病毒血症，引起皮肤黏膜损害而发病，如机体免疫能力不能清除病毒，病毒进入单核 - 巨噬细胞系统内再次增殖后入血引起第二次病毒血症，并全身扩散，累及肺、肝、脑、胃肠、肾等器官。

【病理】

皮肤真皮毛细血管内皮细胞肿胀。皮肤棘细胞层肿胀变性、裂解、并有组织液渗出而形成水疱疹，内含有大量病毒。病情严重者，病变可波及全身多脏器，受累器官有充血、水肿、局灶性坏死、出血等。并发脑炎者，可有脑水肿、血管周围的神经脱髓鞘改变。

【临床表现】

潜伏期 10 ~ 21 天，一般两周左右。

1. 典型水痘　出疹前 1 ~ 2 天可有低热、头痛、全身不适、食欲缺乏等前驱症状。皮疹首先出现于头面部、躯干部，并逐渐增多，最后达四肢；皮疹以头面部、躯干多，四肢较少，呈向心性分布，可持续 3 ~ 5 天。开始为红色斑疹或斑丘疹，迅速发展为清亮小水疱，周围有红晕，伴痒感，24h 后水疱变浑浊，并中间凹陷，2 ~ 3 天结痂。疾病高峰期丘疹、新旧水疱和结痂各期皮疹同时存在为水痘的重要特征。黏膜皮疹可出现在口腔、结膜、生殖器等处，易破溃形成溃疡。

2. 非典型水痘

（1）重症水痘（出血性、进行性和播散性水痘）：多发生在免疫功能低下的患儿，如免疫缺陷者、肿瘤患者、肾上腺皮质激素及免疫抑制剂使用者。全身中毒症状重，持续高热，易并发心肌炎、脑炎，肺炎等，死亡率高。出血性水痘可见瘀斑、瘀点、疱疹内有血性渗出；进行性水痘病程长达 2 周以上；播散性水痘皮疹密集，遍及全身。

（2）新生儿水痘：孕妇在产前 4 天以内患水痘，其新生儿出生后 5 ~ 10 天发病，易形成播散性水痘，病死率为 25% ~ 30%。

【并发症】

1. 细菌感染　最常见，如脓疱疮、蜂窝组织炎等。

2. 神经系统　可见水痘脑炎、横贯性脊髓炎、周围神经炎、Reye 综合征。

3. 其他　心肌炎、肺炎、肝炎、肾炎、关节炎等。

【辅助检查】

1. 血常规　白细胞计数正常或偏低，分类以淋巴细胞为主。

2. 新鲜水疱基底组织或疱液　瑞氏染色找到多核巨细胞和核内包涵体可快速诊断。

3. 血清学检验　血清水痘—带状疱疹病毒 IgM 阳性，有助于诊断；急性期、恢复期双份血清抗体 IgG 滴度增高 4 倍以上可回顾性诊断。

4. 病毒分离　水痘疱液接种人胎羊膜组织培养可分离出病毒，但阳性率不高，对诊断帮助不大。

【诊断和鉴别诊断】

根据流行病学资料、水痘接触史、典型皮疹的特点，易诊断。对非典型病例可依靠实验室检查。需与引起疱疹的其他疾病相鉴别：

1. 丘疹性荨麻疹　为梭形水肿性红色丘疹，中心有针尖样丘疱疹或水疱，甚痒，无结痂。分布于四肢或躯干，不累及头面部、黏膜。

2. 脓疱疮　初为疱疹，其后为脓疱，再结痂，黏膜处无皮疹。

3. 手足口病　皮疹分布于手足，为斑丘疹和疱疹，无结痂，口腔中见疱疹和溃疡。

【治疗】

水痘系自限性疾病，以对症治疗为主。禁用肾上皮质激素。

1. 对症治疗　患儿应加强护理，保持皮肤和手指清洁，避免抓破疱疹继发细菌感染。皮肤瘙痒者可给予炉甘石洗剂。

2. 抗病毒治疗　首选阿昔洛韦，尽早使用，每次口服 20mg/kg，每日 4 次；对严重病例或内脏播散性水痘需静脉给药，每次 10 ~ 20mg/kg，每 8 小时一次。也可用干扰素、更昔洛韦、阿糖胞苷。外用阿昔洛韦乳膏搽皮疹处。

3. 并发症的治疗　继发肺炎、皮肤感染者可给予抗生素，并发脑炎应给予相应的处理。重症水痘及严重并发症可给予静脉用丙种球蛋白。

【预防】

控制传染源，隔离病人至皮疹全部结痂为止。对密切接触者应检疫 3 周。水痘减毒活疫苗可有效地预防易感者发生水痘。对大剂量使用激素、免疫受损、恶性病患者、易感孕妇以及患水痘母亲的新生儿，可在接触水痘 72h 内，肌注水痘 - 带状疱疹免疫球蛋白（VZIG），125 ~ 625U/kg，可有效预防。

第三节　流行性腮腺炎

流行性腮腺炎（epidemic parotitis）是腮腺炎病毒引起的急性呼吸道传染病。常见于学龄儿童和青少年。临床主要特征为腮腺的非化脓性肿痛，可伴有脑膜脑炎、胰腺炎、睾丸炎等。

【病原学】

腮腺炎病毒属副黏液病毒，为 RNA 病毒，只有一个血清型。对物理和化学因素敏感，来苏、甲醛可在数分钟内将其灭活。紫外线照射可将其杀灭，加热至 55 ~ 60℃，20min 即失去活力。人是该病毒的唯一宿主，该病毒对腺体和神经系统有高度亲合力，可侵犯各种腺体和神经系统。

【流行病学】

腮腺炎患者及健康带病毒者是主要传染源。一般腮腺肿大前 6 天至发病后 5 天或更长时间内均可排出病毒。主要经呼吸道传播，亦可经直接接触被唾液污染的玩具、食具而感染。人群普遍易感，常见于学龄儿童和青少年。全年均可发病，以冬春季节多见。

【发病机制和病理】

病毒经口、鼻侵入机体后，在呼吸道黏膜上皮细胞内繁殖，引起局部的炎症和免疫反应。病毒进入血循环，到达腮腺和其他器官，进一步繁殖，再次入血，随血流播散至其他腺体和中枢神经系统。

特征性的病理改变是受累腺体的非化脓性炎症。腮腺间质水肿、点状出血、淋巴细胞浸润、腺细胞肿胀、坏死等，腺管上皮细胞肿胀，管腔内充满坏死组织和炎性渗出物，堵塞管腔，使腺体分泌物排出受阻，唾液淀粉酶经淋巴系统进入血液，致使血和尿中的淀粉酶增高。

【临床表现】

潜伏期 2～3 周。

前驱期可有轻、中度发热、头痛、肌痛、乏力、食欲缺乏等轻微症状。腮腺肿大是本病最常见的首发症状。常一侧先肿大，2～3 天另一侧相继肿大，也可仅有单侧肿大。腮腺肿大特征是以耳垂为中心向周围弥漫性肿大，边界不清，表面发热但不红，局部触痛，张口或咀嚼酸硬食物时疼痛加剧，可同时伴有颌下腺肿大，或仅有颌下腺肿大而无腮腺肿大。常有腮腺导管口红肿，同侧咽及软腭肿胀，致扁桃体向中线移位。7～10 天内腮腺肿胀可消退。病程中可有不同程度的发热，随腮腺肿胀消退体温渐降至正常，亦可以没有发热。

【并发症】

1. 脑膜脑炎　较为常见，多发生在腮腺肿大的同时，亦可在腮腺肿大前或后发生。主要表现为发热、头痛、呕吐、脑膜刺激征阳性，脑脊液改变与其他病毒性脑炎类似，一般预后良好，在 1～2 周内恢复。侵犯脑实质可引起嗜睡、昏迷等，重者留有神经系统后遗症，甚至死亡。

2. 睾丸炎　多见于青春期男性，常出现在腮腺肿大 4～8 天，多侵犯一侧，偶有双侧受累。表现为睾丸的明显肿胀、疼痛，邻近皮肤及阴囊发红，伴有严重的全身反应，高热、寒战、头痛、恶心等。亦可累及附睾。约 30% 的患儿发生睾丸萎缩，双侧萎缩可导致不育。

3. 卵巢炎　5%～7% 的青春期女性患者可发生卵巢炎，有发热、呕吐、下腹痛及压痛。很少引起不孕。

4. 胰腺炎　多见于年长儿，常发生于腮腺肿后 3～7 天。有发热、恶心、呕吐、上腹疼痛及压痛。因单纯腮腺炎亦可引起血、尿淀粉酶增高，故需做血脂肪酶检查有助于诊断，B 超提示胰腺肿大。

5. 其他　少数亦可并发甲状腺炎、乳腺炎、心肌炎、肾炎、肝炎等疾病。

【辅助检查】

1. 血、尿淀粉酶　轻、中度增高，一般 2 周左右恢复正常。

2. 血清脂肪酶　升高有助于胰腺炎的诊断。

3. 血清学检验　检测血清中腮腺炎病毒特异性抗体 IgM，可做早期快速诊断。

4. 病毒核酸检测　RT-PCR 技术检测腮腺炎病毒 RNA 的敏感性很高。

5. 病毒分离　患儿的唾液、尿液、脑脊液或血液中可分离出病毒。

【诊断】

根据流行病学资料、腮腺肿痛等可做出临床诊断。对可疑病例依靠血清学检查、RT-PCR 和病毒分离确诊。

【鉴别诊断】

流行性腮腺炎需与出现腮腺肿大的其他疾病鉴别，如化脓性腮腺炎；流感病毒、副流感病毒、巨细胞病毒等引起的腮腺炎；症状性腮腺肿大（白血病、淋巴瘤、干燥综合征）；腮腺导管结石等相鉴别；还需要与局部淋巴结炎相鉴别。

【治疗】

本病系自限性疾病，无特异性治疗。

1. 对症治疗　患儿应加强护理，注意口腔清洁，清淡饮食，避免酸性食物，补充水分和营养。高热者给予物理降温或退热剂。

2. 并发症的治疗　可给予利巴韦林 10～15mg/（kg·d），静滴，5～7 天。并发睾丸炎者，可将睾丸托起并冷敷，疼痛明显者可给予解热镇痛药，对重症者可短期应用肾上腺皮质激素。并发胰腺炎、脑膜脑炎者按相应疾病处理。

【预防】

控制传染源，隔离病人至腮腺肿胀完全消退。对密切接触者应检疫 3 周。疫苗接种是保护易感者最主要预防措施，可使用腮腺炎减毒活疫苗或麻疹 - 腮腺炎 - 风疹（MMR 三联疫苗）。对易感者可给予腮腺炎高效价免疫球蛋白进行被动免疫。

第四节　手足口病

手足口病又称手足口综合征，由肠道病毒（主要为柯萨奇病毒 A16 型和肠道病毒 71 型）感染引起的一种儿童传染性疾病。临床特征为手、足、口腔等部位出现疱疹，可有发热，少数患儿引起心肌炎、肺水肿、脑膜脑炎等并发症。

【流行病学】

本病全年可发病，多见于夏季，5 岁以内小儿易罹患，以 2 岁以内多见。传染源主要是患者及隐性感染者。主要通过粪 - 口途径传播，亦可经呼吸道飞沫途径、直接接触和间接接触而感染。人群普遍易感，感染后可获得免疫力。由于成人大多通过隐性感染获得相应抗体，故临床上以儿童患者为主。传染性强，尤其容易在托幼机构的儿童之间流行。

【病原及发病机制】

引起本病的肠道病毒有 20 多种，我国以柯萨奇病毒 A16 型（CoxA16）和肠道病毒 71 型（EV71）多见。肠道病毒属 RNA 病毒科，病毒颗粒极小。适合在湿热的环境中生存，耐酸、耐低温，对氧化剂、对热、干燥和紫外线都较敏感，高锰酸钾、漂白粉、甲醛、碘酒等能使其灭活。

病毒可侵犯人体不同器官，引起复杂多样的临床病症，病情轻重悬殊，但以轻型、隐性感染为多，极少数可引起肺水肿、心肌炎、脑膜炎等严重病情。

【临床表现】

潜伏期 2 ~ 10 天不等，平均 3 ~ 5 天。按临床病情轻重程度，分为普通病例和重症病例。

1. 普通病例　急性起病，发热，口腔黏膜出现散在疱疹，手、足和臀部出现斑丘疹、疱疹，疱疹周围可有炎性红晕，疱内液体较少，不痛、不痒、不结痂。可伴有咳嗽、流涕、食欲缺乏、头痛和呕吐等症状。部分病例无发热，或皮疹表现不典型，如：单一部位皮疹或仅表现为斑丘疹。多在一周内痊愈，预后良好。

2. 重症病例　少数病例（尤其是小于 3 岁者）病情进展迅速，在发病 1 ～ 5 天出现脑膜炎、脑炎（以脑干脑炎最为凶险）、脑脊髓炎、神经源性肺水肿、肺出血、循环障碍等严重病情。可致死亡，存活病例可留有后遗症。

（1）神经系统表现：患儿持续高热，出现精神萎靡、嗜睡、易惊、头痛、呕吐、谵妄甚至昏迷；肢体抖动、肌阵挛、共济失调、眼球震颤、眼球运动障碍等；肌无力或急性迟缓性瘫痪、惊厥等。颈强直，腱反射减弱或消失，巴氏征等病理征阳性。

（2）呼吸系统表现：呼吸浅快、节律不整、呼吸困难，发绀，咳嗽加重，咳白色、粉红色或血性泡沫痰，肺部可闻及湿啰音或痰鸣音。

（3）循环系统表现：面色灰白，皮肤花纹，四肢发凉，出冷汗，指（趾）端发绀，毛细血管充盈时间延长；心率增快或减慢，脉搏浅速或减弱甚至消失；血压升高或下降。

【辅助检查】

1. 血常规　白细胞总数正常或偏低，病情危重者白细胞计数可明显升高。

2. 血生化检查　部分病例可有轻度谷丙转氨酶（ALT）、谷草转氨酶（AST）、肌酸激酶同工酶（CK-MB）升高，病情危重者可有肌钙蛋白（cTnI）、血糖升高。C 反应蛋白（CRP）一般不升高。乳酸水平升高。

3. 病原学检查　咽拭子、疱液或粪便标本中肠道病毒特异核酸阳性或分离出可引起手足口病的肠道病毒。

4. 血清学检查　急性期与恢复期血清 CoxA16、EV71 等肠道病毒中和抗体升高>4 倍。

5. 影像学检查　①胸部 X 线片：双肺纹理增多、网格状、斑片状阴影，部分病例以单侧为著；②磁共振检查：神经系统受累时可见以脑干、脊髓灰质损害为主的异常改变。

6. 脑脊液检查　神经系统受累时外观清亮，压力增高，细胞计数增多（以单核细胞为主），蛋白正常或轻度增高，糖和氯化物正常。

【诊断】

临床诊断、分类和分型参照《手足口病诊疗指南（2013）》。

1. 临床诊断病例

（1）在流行季节发病，常见于学龄前儿童，婴幼儿多见。

（2）发热伴手、足、口、臀部皮疹，部分病例可无发热。

极少数重症病例皮疹不典型，临床诊断困难，需结合病原学或血清学检查做出诊断。无皮疹病例，临床不宜诊断为手足口病。

2. 确诊病例　临床诊断病例具有下列之一者即可确诊。

（1）肠道病毒（CoxA16 、EV71 等）特异性核酸检测阳性。

（2）分离出肠道病毒，并鉴定为 CoxA16、EV71 或其他可引起手足口病的肠道病毒。

（3）急性期与恢复期血清 CoxA16、EV716 或其他可引起手足口病的肠道病毒中和抗体有 4 倍以上的升高。

3. 临床分类

（1）普通病例：手、足、口、臀部皮疹，伴或不伴发热。

（2）重症病例

1）重型：出现神经系统受累表现。如精神差、嗜睡、易惊、谵妄；头痛、呕吐；肢体抖动、肌阵挛、眼球震颤、共济失调、眼球运动障碍；无力或急性迟缓性麻痹；惊厥。体征可见脑膜刺激征，腱反射减弱或消失。

2）危重型：出现下列情况之一者：①频繁抽搐、昏迷、脑疝；②呼吸困难、发绀、血性泡沫痰、肺部啰音等；③休克等循环功能不全表现。

4. 重症病例早期识别　具有以下特征，尤其 3 岁以下的患儿，有可能在短期内发展为危重病例。①持续高热不退；②精神差、呕吐、易惊、肢体抖动、无力；③呼吸、心率增快；④末梢循环不良、四肢湿冷；⑤高血压；⑥外周白细胞计数明显增高；⑦高血糖。

【鉴别诊断】

需与以下疾病鉴别：

1. 其他引起儿童出疹性的疾病　如麻疹、风疹、猩红热等（见本章第一节）。

2. 其他病毒引起的脑膜炎或脑炎　根据流行病学资料，尽快留取标本进行肠道病毒病原学检查，结合病原学和血清学检查做出诊断。

3. 肺炎　重症手足口病可发生肺水肿，应与肺炎相鉴别。肺炎主要表现为发热、咳嗽、呼吸急促等呼吸道症状，一般无皮疹。

4. 暴发性心肌炎　有循环障碍的重症手足口病需与暴发性心肌炎鉴别。暴发性心肌炎多有严重心律失常、心源性休克、阿斯综合征等表现，一般无皮疹。可依据病原学和血清学检查进行鉴别。

5. 脊髓灰质炎　重症手足口病合并急性弛缓性瘫痪（AFP）时需与脊髓灰质炎鉴别。后者主要表现为双峰热，病程第 2 周退热前或退热过程中出现弛缓性瘫痪，病情多在热退后到达顶点，无皮疹。

【治疗】

治疗原则为支持对症治疗。严密观察，及早发现重症病例，以便尽早抢救。

1. 一般治疗　注意隔离，适当休息，清淡饮食，做好口腔及皮肤护理。高热期应多饮水；食物宜富营养、易消化；适当补充维生素 B 族、维生素 C 等。

2. 对症治疗　发热以物理降温为主，适当应用少量布洛芬、对乙酰氨基酚等退热药；针对呕吐、腹泻、咳嗽等进行相应治疗。

3. 抗病毒治疗　可用利巴韦林、阿昔洛韦等抗病毒药物；亦可用干扰素。

4. 重症病例：脑膜炎、脑炎、脑脊髓炎、神经源性肺水肿、肺出血、循环衰竭等采用相应抢救治疗措施：①如止惊、镇静、控制颅内高压、治疗呼吸及循环衰竭。②酌情使用糖皮质激素，病情稳定后尽早减量或停用；③酌情应用静脉注射免疫球蛋白，总量 2g/kg，分 2～5 天给予。

【预防】

目前尚无安全有效的疫苗以预防柯萨奇病毒 A16 型、肠道病毒 71 型等肠道病毒感染。加强监测，做好疫情报告，早发现、早隔离、早诊断、早治疗，控制传染源。流行期间，尽量少到拥挤的公共场所；在有严重病例的流行地区，对有密切接触的体弱婴幼儿可注射丙种球蛋白。

第五节　中毒性细菌性痢疾

中毒性细菌性痢疾（toxic bacillary dysentery）简称中毒性菌痢，是急性细菌性痢疾的危重型。起病急骤，突然高热、反复惊厥、嗜睡、迅速发生休克、昏迷。多见于 2～7 岁儿童，病死率高，必须积极抢救。

【病原和发病机制】

痢疾志贺菌属于肠杆菌的志贺菌属，是细菌性痢疾的病原。分 A、B、C、D 四群（志贺菌、福氏菌、鲍氏菌、宋内菌），我国以福氏志贺菌多见。

中毒性菌痢发病机制仍不十分清楚，可能与宿主特异体质对细菌毒素发生异常强烈的应激反应有关。痢疾志贺菌进入消化道到结肠，粘附于结肠上皮细胞，侵入细胞内繁殖，并释放内毒素和外毒素。外毒素具有神经毒性、选择性细胞毒性和肠毒素活性。内毒素可使肠道通透性增高，促进毒素吸收入血，引起发热、毒血症及急性微循环障碍。

【病理】

中毒性细菌性痢疾肠道病变轻微，多见充血、水肿，但全身病变重，多脏器的微血管痉挛及通透性增加，突出的病理变化为大脑及脑干水肿，神经细胞变性及点状出血，肾小管上皮细胞变性坏死，部分病例肾上腺充血、皮质出血和萎缩。

【临床表现】

潜伏期为数小时 ～ 2 天。起病急，发展快，高热可＞40℃，迅速发生呼吸衰竭，休克或昏迷，此时肠道症状多不明显，有的腹泻出现较晚，容易误诊。临床上根据其主要表现可分为 4 型。

1. 休克型（皮肤内脏微循环障碍型）　主要表现为感染性休克，参见感染性休克章节。

2. 脑型（脑微循环障碍型）　在 24h 内出现反复惊厥，意识障碍加重，很快进入昏迷、频繁或持续惊厥，重者可发生脑疝合并呼吸衰竭。

3. 肺型（肺微循环障碍型）　又称呼吸窘迫综合征，以肺微循环障碍为主，常在脑型或休克型基础上发展而来。病情危重，病死率高。

4. 混合型　少见，兼有上述两型或三型表现，最为凶险，病死率很高。

【实验室检查】

1. 粪便常规 病初可正常，然后出现脓血黏液便，镜检有成堆脓细胞、红细胞和吞噬细胞。

2. 粪便培养 可有痢疾志贺菌生长。

3. 外周血象 白细胞总数增高可至（10～20）$\times 10^9$/L 以上，中性粒细胞为主，当 DIC 时血小板明显减少。

4. 免疫学检测 应用荧光物质标记的痢疾志贺菌特异性多价抗体检测粪便中的致病菌。

5. 特异性核酸检测 核酸杂交或 PCR 技术直接检查粪便中的痢疾志贺菌核酸，具有灵敏度高、特异强、快速简便等优点。

【诊断与鉴别诊断】

1. 诊断 根据学龄前健壮儿童，夏秋季节，不洁饮食史，突起高热，伴反复惊厥、休克或脑病表现者，应考虑中毒性菌痢，可用肛拭子或灌肠取粪便镜检，有大量脓细胞或红细胞可初步确诊。

2. 鉴别诊断 本病应注意与下列热性惊厥、流行性乙型脑炎等疾病相鉴别。

（1）热性惊厥：多见于 6 个月 ～5 岁小儿，常在体温升高时出现惊厥，抽搐时间短，止惊后一般情况良好，一次病程仅发生 1～2 次惊厥，粪便检查正常。

（2）流行性乙型脑炎（简称乙脑）：均可有高热、惊厥、意识障碍等症状，但乙脑有明显的季节性（7、8、9 月份），粪便检查正常，脑脊液检查多有改变。

（3）肠炎、结肠炎：由其他细菌（如大肠埃希菌、葡萄球菌等）感染所致，亦可有发热、呕吐、腹泻及脓血便，严重时亦发生休克；细菌培养结果为主要鉴别依据。

【治疗】

病情凶险，必须及时抢救。

1. 降温止惊 可综合使用物理、药物降温或亚冬眠疗法。惊厥不止者，可用地西泮 0.1～0.3mg/kg 静脉注射，（每次最大剂量≤10mg）；或用水合氯醛 40～60mg/kg 保留灌肠；或肌内注射苯巴比妥钠 5～10mg/kg。

2. 感染性休克的治疗 参照感染性休克章节。

3. 防治脑水肿和呼吸衰竭 保持呼吸道通畅，给氧。20% 甘露醇降颅压，每次 0.5～1g/kg 静脉注射，每 6～8 小时一次，可与利尿剂交替应用；可短期应用地塞米松。呼吸衰竭时及早使用呼吸机。

4. 抗菌治疗 为迅速控制感染，应给予两种强力广谱抗生素静脉滴注。通常根据局部地区流行菌株药敏情况选用敏感的抗生素。因近年来对氨苄西林、庆大霉素等耐药的痢疾志贺菌菌株日益增多，故可选用阿米卡星、第三代头孢菌素、含有酶抑制剂的第三代头孢菌素及碳青霉烯类抗菌素。

第六节 结核病

一、概述

结核病（tuberculosis）是由结核分枝杆菌引起的慢性感染性疾病。全身各个脏器均可受累，儿童以原发性肺结核最常见，亦可发生结核性脑膜炎、粟粒性肺结核等重症病例。

自从卡介苗普遍接种和抗结核药问世以来，其发病率明显降低，但由于耐药菌的产生、传染源管理不善和人类免疫缺陷病的流行，其发病率又有所回升。

【病原学】

结核分枝杆菌属于分枝杆菌属，具抗酸性，为需氧菌，革兰染色阳性，抗酸染色呈红色。

分裂繁殖缓慢，在固体培养基上需 4～6 周才出现菌落。结核分枝杆菌可分为 4 型：人型、牛型、鸟型和鼠型。人型和牛型对人致病，而人型是人类结核病的主要病原体。此菌对外界抵抗力强，在干燥的痰中可存活 6～8 个月，但对紫外线和湿热敏感，日光照射数小时、湿热 65℃ 15min 或煮沸即可杀灭结核分枝杆菌。

【流行病学】

1. 传染源　排菌的结核病患者。

2. 传播途径　主要通过飞沫及尘埃经呼吸道传播，也可经饮用被牛型结核分枝杆菌污染的牛奶或被人型结核分枝杆菌污染的食物经消化道感染；还可经皮肤或胎盘而感染。

3. 易感者　人类对结核分枝杆菌普遍易感。但感染后不一定发病，是否发病与结核分枝杆菌的毒力及数量、机体对结核分枝杆菌的免疫力有关。婴幼儿由于细胞免疫系统不完善，是结核病的高危人群，患麻疹、百日咳及白血病等免疫功能受抑制或接受免疫抑制剂治疗者更易感染和发病。接种卡介苗可产生特异性免疫力而获得一定的保护力。

【发病机制和病理】

机体感染结核分枝杆菌后，在致敏 T 淋巴细胞的介导下产生免疫力，同时也产生变态反应，是同一细胞免疫过程的两种不同表现。

1. 细胞介导的免疫反应　巨噬细胞吞噬和消化结核分枝杆菌，将特异性抗原传递给辅助 T 淋巴细胞（$CD4^+$ 细胞）、巨噬细胞分泌 IL-12，诱导 $CD4^+$ 细胞向 Th1 细胞分化，分泌和释放 IFN-γ，IFN-γ 增强细胞毒性 T 淋巴细胞和自然杀伤细胞的活性，溶解已吞噬结核分枝杆菌和受抗原作用的巨噬细胞。该免疫反应可杀灭结核分枝杆菌，但也可导致宿主细胞和组织破坏。当免疫反应不足以杀灭结核分枝杆菌时，结核分枝杆菌可通过巨噬细胞经淋巴管扩散到淋巴结。

2. 迟发型变态反应　是机体对结核分枝杆菌及产物的超常免疫反应，也是由 T 细胞介导的免疫反应，巨噬细胞为效应细胞。由于迟发型变态反应的作用，引起细胞坏死及干酪样改变，甚至形成空洞。

机体感染结核分枝杆菌后可获得免疫力，90% 终身不发病，5% 因免疫力低下很快发病，为原发型肺结核；另 5% 在以后机体免疫力降低时才发病，为继发型肺结核，是成人肺结核的主要类型。

此外，初次感染的结核分枝杆菌还可随初次菌血症到其他脏器，并长期潜伏，成为肺外结核发病的来源。

结核病的病理改变可有渗出、变性、坏死、增生等改变，也可有结核结节的形成、干酪样坏死、钙化等多种改变。

【诊断】

结核病的诊断需结合病史、接触史、临床症状和体征、结核菌素试验、实验室检查、X 线检查等方面综合考虑，诊断包括：①明确结核感染；②发现病灶；③确定其活动性，为治疗和预防提供依据。

（一）病史

1. 结核中毒症状　长期低热、轻咳、盗汗、乏力、食欲缺乏、消瘦等。

2. 结核病接触史　特别是密切接触的家庭成员中有开放性肺结核病人，对诊断有重要意义。

3. 卡介苗接种史　了解接种时间、次数及是否成功，仔细检查患儿上臂有无卡介苗接种后瘢痕。

4. 有无急性传染病史　特别是麻疹、百日咳等可使机体免疫功能暂时降低，易感染结核病或体内潜伏的结核病灶恶化。

5. 结核过敏表现　如结节性红斑、疱疹性结膜炎等。

（二）结核菌素试验

感染结核分枝杆菌后 4～8 周后可呈阳性反应，是判断结核感染的早期特异性诊断方法。

试验方法 常用结核菌素纯蛋白衍化物（PPD），一般用1：200稀释液0.1ml（含5个单位结核菌素），于左前臂掌侧中下1/3交界处皮下注射，使之形成直径为6～10mm的皮丘，48～72h观测结果，测量局部硬结的纵、横径，根据其平均直径来判断反应强度。

注意：若患儿结核变态反应强烈如患疱疹性结膜炎、结节性红斑或一过性多发性结核过敏性关节炎等，宜用1 ：1000稀释液0.1ml（含1个单位结核菌素）做PPD试验，以防局部的过度反应及可能的病灶反应。

2. 结果判断 48～72h后观测注射部位反应。以硬结大小作为判断反应的标准，红晕多为非特异性反应，不作为判断标准。记录时，取硬结纵、横两者平均直径，单位为mm（表16-1）。

表16-1 结核菌素试验结果判断

硬结平均直径	结果判断
≤5mm	（－）阴性
5～9mm	（+）阳性
10～19mm	（++）中度阳性
≥20mm	（+++）强阳性
除硬结外，还有水疱、破溃、淋巴管炎及双圈反应等	（++++）极强阳性反应

3. 临床意义

（1）阳性反应：①接种卡介苗4～8周后。②年长儿无明显临床症状仅呈一般阳性反应，表示曾感染过结核分枝杆菌，但不一定有活动病灶。③婴幼儿尤其是未接种卡介苗者，阳性反应多表示体内有新的结核病灶。年龄愈小，活动性结核病可能性愈大。④强阳性反应者，表示体内有活动性结核病。⑤由阴性反应转为阳性反应，或反应强度由原来小于10mm增至大于10mm，且增幅超过6mm时，表示新近有感染。

接种卡介苗后结核菌素试验呈现阳性，与自然感染阳性反应的区别见表16-2。

表16-2 接种卡介苗与自然感染阳性反应的主要区别

	接种卡介苗后	自然感染
硬结直径	多为5 ～9mm	多为10～15mm
硬结颜色	浅红	深红
硬结质地	较软，边缘不整	较硬，边缘清楚
阳性持续时间	较短， 2 ～ 3天即消失	较长，可过7 ～ 1 0天以上
阳性反应变化	有较明显的逐年减弱倾向，一般于3～5年内逐渐消失	短时间内反应无减弱倾向，可持续若干年，甚至终身

（2）阴性反应：①未感染过结核。②结核迟发性变态反应前期（初次感染4～8周内）。③假阴性反应，由于机体免疫功能低下或受抑制所致，可见于：部分严重结核病，如粟粒性肺结核、干酪性肺炎、结核性脑膜炎等；部分急性传染病恢复期，如麻疹、水痘、猩红热及肝炎等；体质极度衰弱者，如重度营养不良，重度脱水，重度水肿等；应用肾上腺皮质激素或免疫抑制剂治疗时；原发或继发免疫缺陷病者等。④技术误差或所用试剂失效。

（三）实验室检查

1. 结核分枝杆菌检查 从痰、胃液、脑脊液、浆膜腔液中找到结核分枝杆菌是确诊的重要依据。

2. 免疫学诊断及分子生物诊断 酶联免疫吸附试验（ELISA）、酶联免疫电泳技术（ELIEP）、

DNA 探针、聚合酶链式反应（PCR）、DNA 探针杂交试验等方法检测特异性抗原抗体，为结核病的快速诊断提供了一定的方法。

3. 血沉 多增快，结合临床表现及 X 线检查可判断结核病的活动性。

（四）结核病影像学诊断

胸部 X 线片检查是诊断肺结核必需的方法，可早期发现结核病灶，还可对结核病灶的范围、性质、类型、活动或扩展情况、治疗效果进行判断。CT 检查有利于发现隐蔽区病灶。磁共振影像（MRI）目前主要用作鉴别诊断。

（五）其他辅助检查

1. 纤维支气管镜检查 有助于支气管内膜结核及支气管淋巴结结核的诊断。

2. 周围淋巴结穿刺液涂片检查 可发现特异性结核病变，如结核结节或干酪性坏死。

3. 肺穿刺活检或胸腔镜取肺活检 病理和病原学检查对特殊疑难病例的确诊有帮助。

【治疗】

（一）一般治疗

注意营养，选用富含蛋白质和维生素的食物。有结核中毒症状应注意休息。居住环境应阳光充足，空气流通。避免感染其他传染病如麻疹、百日咳等疾病。

（二）抗结核治疗

治疗原则：①早期治疗；②联合用药；③适宜剂量；④规律用药；⑤坚持全程；⑥分段治疗。

1. 目前常用的抗结核药物可分为杀菌剂和抑菌剂两类（表 16-3）。

（1）杀菌药物：①全杀菌药：如异烟肼（INH）和利福平（RFP）；②半杀菌药：如链霉素（SM）和吡嗪酰胺（PZA）。

（2）抑菌药物：常用者有乙胺丁醇（EMB）及乙硫异烟胺（ETH）。

表 16-3 小儿抗结核药物

药 物	药物剂量	给药途径	主要副作用
异烟肼（INH 或 H）	10mg/kg（≤300mg/d）	口服（可肌注、静滴）	肝毒性、末梢神经炎、过敏、皮疹和发热
利福平（RFP 或 R）	10mg（≤450mg/d）	口服	肝毒性、恶心、呕吐和流感样症状
链霉素（SM 或 S）	20～30mg/kg（≤0.75g/d）	肌注	第Ⅷ对颅神经损害、肾毒性、过敏、皮疹和发热
吡嗪酰胺（PZA 或 Z）	20～30mg/kg（≤0.75g/d）	口服	肝毒性、高尿酸血症、关节痛、过敏和发热
乙胺丁醇（EMB 或 E）	15～25mg/kg	口服	皮疹、视神经炎
乙硫异烟胺（ETH）	10～15mg/kg	口服	胃肠道反应、肝毒性、末梢神经炎、过敏、皮疹、发热

2. 化疗方案

（1）标准疗法：一般用于无明显自觉症状的原发型肺结核。每日服用 INH、RFP 和（或）EMB，疗程为 9～12 个月。

（2）两阶段疗法：用于活动性原发型肺结核、急性粟粒性结核病及结核性脑膜炎。①强化治疗阶段：为关键阶段，联合应用 3～4 种杀菌药物，迅速杀灭敏感菌，防止或减少耐药菌株的产生；长疗程疗法时，一般 3～4 个月；短疗程疗法时，一般 2 个月。②巩固治疗阶段：2 种抗结核药联合应用，杀灭持续存在的细菌以巩固疗效，防止复发。在长程疗法时，此阶段可长达

12～18 个月；短程疗法时，一般为 4 个月。

（3）直接督导下短程化疗（DOTS）：是 WHO 治愈结核病人的重要策略，为结核病现代疗法的重大进展。方案为：① 2HRZ/4HR（数字为月数，以下同）；② 2SHRZ/4HR；③ 2EHRZ/4HR 等。

【预防】

1. 控制传染源　早发现、早隔离、早治疗结核分枝杆菌涂片阳性患者，是预防小儿结核病的根本措施。

2. 普及卡介苗接种　卡介苗接种是预防小儿结核病的有效措施。是我国的计划免疫之一，要求在全国城乡普及新生儿卡介苗接种，并在 7 岁、12 岁时复种一次。

3. 预防性化疗　适应证：①密切接触家庭内开放性肺结核者；② 3 岁以下婴幼儿未接种卡介苗而结核菌素试验阳性者；③结核菌素试验新近由阴性转为阳性者；④结核菌素试验阳性伴结核中毒症状者；⑤结核菌素试验阳性，新患麻疹或百日咳小儿；⑥结核菌素试验阳性小儿需较长期使用糖皮质激素或其他免疫抑制剂者。方法为 INH 每日 10mg/kg（≤300mg/d），疗程为 6～9 个月。或 INH 每日 10mg/kg（≤300mg/d）联合 RFP 每日 10mg/kg（≤300mg/d），疗程 3 个月。

二、原发型肺结核

原发型肺结核（primary pulmonary tuberculosis）是小儿肺结核的主要类型，为结核初次侵入肺部后发生的原发感染，包括原发综合征和支气管淋巴结结核。

【病理】

结核分枝杆菌第一次经呼吸道侵入小儿体内，常在右肺上叶底部、下叶上部及靠近胸膜处形成原发灶。多为单个，有时也为 2 个或 2 个以上。病灶呈渗出性为主的局限性肺部炎症，继而出现增殖性结核结节，随后出现干酪性坏死，并逐渐形成纤维包膜，易波及胸膜。在原发灶的形成过程中，细菌经淋巴管到达肺门或纵隔淋巴结，引起淋巴管炎或淋巴结炎（图 16-1）。

支气管淋巴结结核（亦称肺门淋巴结结核）是原发综合征之肺内原发病灶极小或已经吸收后，遗留的局部肿大的肺门淋结或纵隔淋巴结（图 16-1），实际上是同一疾病发展过程的两种表现。原发病灶吸收较快，预后一般较好，但其残留的淋巴结内病灶多为以后严重肺结核的根源，在婴儿期可能进展恶化。

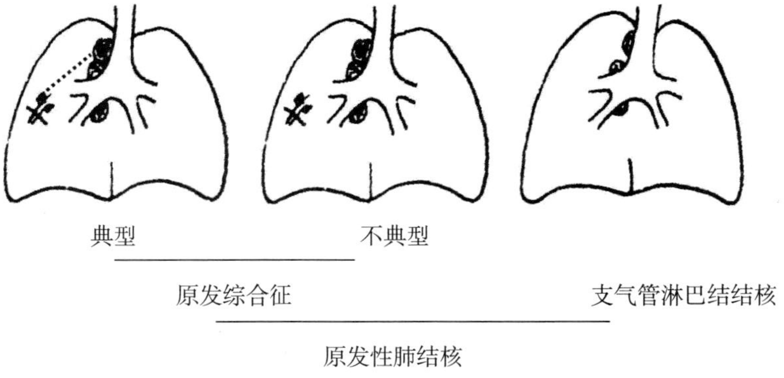

图 16-1　原发性肺结核

【临床表现】

一般起病缓慢，症状轻重不一。轻者可无症状，或仅有低热、轻咳、食欲缺乏等。稍重者可有长期不规则低热、纳差、消瘦、疲乏、盗汗等结核中毒症状，多见于年长儿。重者，多见于婴幼儿，可急性起病，突起高热可达 39～40℃，但一般情况尚好，与发热不相称，持续 2～3 周后转为低热，并伴结核中毒症状，干咳和轻度呼吸困难是最常见的症状。当支气管淋巴结明显肿大时，可产生一系列压迫症状，压迫气管分叉处可出现类似百日咳样痉挛性咳嗽；压迫支气管使其部分阻塞时可引起喘鸣；压迫喉返神经可致声嘶；压迫静脉可致胸部一侧或双侧静脉怒张。

肺部体征可不明显，与症状及肺内病变不一致，此为肺结核病须引起警惕的特点。如原发病灶较大，叩诊呈浊音，听诊呼吸音减低或有少许干湿啰音。颈部淋巴结可有不同程度肿大，婴儿可伴肝脾大。部分高度过敏状态小儿可出现眼疱疹性结膜炎、皮肤结节性红斑和多发性一过性关节炎。

【诊断与鉴别诊断】

结合结核中毒症状、卡介苗接种史、结核接触史、结核菌素试验及胸部X线片，可明确诊断。临床上应注意与支气管炎、肺炎、百日咳及恶性肿瘤鉴别。

【治疗】

一般治疗及治疗原则见总论。抗结核药物的应用如下：

1. 无明显症状的原发型肺结核　选用标准疗法，每日服用 INH、RFP 和（或）EMB，疗程为 9 ~ 12 个月。

2. 活动性原发型肺结核　宜采用直接督导下短程化疗（DOTS），见本章概述。

【转归】

原发型肺结核的转归见图 16-2。

1. 吸收好转　原发性肺结核预后大多良好。病灶一般在治疗 3 ~ 6 个月后开始吸收，10 ~ 12 个月开始钙化，2 年内吸收痊愈或遗留钙化灶。

2. 形成潜伏灶　如未经合理治疗，病灶内的结核分枝杆菌可能长期生存，成为继发性结核病的潜伏灶。

3. 进展恶化　并发胸膜炎、阻塞性肺气肿或肺不张、淋巴结支气管瘘、原发型空洞、干酪性肺炎和急性粟粒性肺结核。

三、结核性脑膜炎

结核性脑膜炎（tuberculous meningitis）简称结脑，是小儿结核病中最严重的类型。常在结核原发感染 1 年以内发生，尤其在初染结核 3 ~ 6 个月最易发生结脑。多见于 3 岁以内婴幼儿，约占 60%。若诊断不及时和治疗不当，病死率高，后遗症多，故早期诊断和合理治疗是改善本病预后的关键。

【发病机制】

结核性脑膜炎常为全身性粟粒性结核病的一部分。由于婴幼儿中枢神经系统发育不成熟，血脑屏障功能不完善，结核分枝杆菌易通过血行播散而来，婴幼儿多为此途径。亦可由脑实质或脑膜的结核病灶破溃，结核分枝杆菌进入蛛网膜下腔及脑脊液中所致。偶见邻近器官（脊椎、颅骨或中耳与乳突）的结核灶直接蔓延侵犯脑膜。

【病理】

主要为结核渗出病变，脑膜弥漫充血、水肿、炎性渗出，形成许多结核结节。大量渗出物积聚在脑底，包围挤压而致脑神经损害，常见第Ⅶ、Ⅲ、Ⅳ、Ⅵ、Ⅱ对脑神经障碍的症状。脑部血管在早期主要为急性动脉炎，病程较长者，可见栓塞性动脉内膜炎，严重者可引起脑组织梗死、缺血、软化而致偏瘫。炎症可蔓延至脑实质，或脑实质原已有结核病变，可致结核性脑膜脑炎。脑底部渗出物机化、粘连、堵塞使脑脊液循环受阻可导致脑积水。病变甚至侵犯脊髓和神经根，引起相应病变。

【临床表现】

典型结脑起病多较缓慢。根据临床特征和病程大致可分为 3 期。

1. 早期（前驱期）1 ~ 2 周，主要症状为患儿性格改变，如少言、懒动、易倦、烦躁、易怒

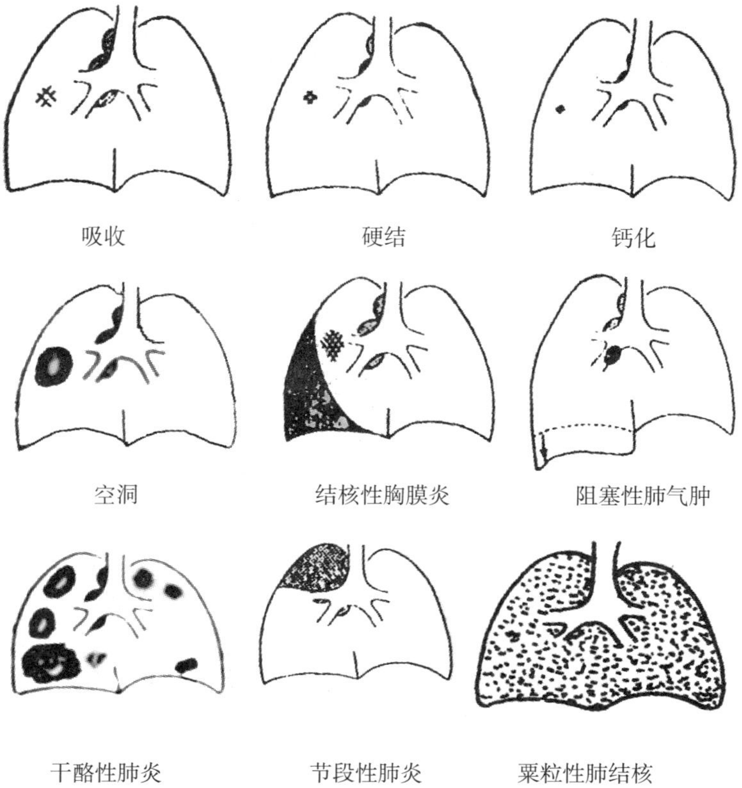

图 16-2　原发性肺结核转归示意图

等。同时伴有发热、纳差、盗汗、消瘦、呕吐等。年长儿可自诉头痛，婴儿则表现为蹙眉皱额，或凝视、嗜睡等。此时脑脊液已有改变。

2. 中期（脑膜刺激期）　1～2 周，出现：①颅内压增高；表现为剧烈头痛、喷射性呕吐、嗜睡或烦躁不安、惊厥等。②脑膜刺激征：颈项强直，Kernig 征、Brudzinski 征阳性。婴儿可表现为前囟膨隆、颅缝裂开，脑膜刺激征可不明显。③脑神经和脑实质损害：最常见有面神经、动眼神经和展神经瘫痪。脑实质损害多表现为肢体瘫痪、多动、失语、手足徐动或震颤等定向、运动或语言障碍。并可有感觉过敏。④烦躁与嗜睡交替出现，以后逐渐进入昏睡状态。结核中毒症状加重，低热、食欲缺乏、盗汗、消瘦更明显。

3. 晚期（昏迷期）　1～3 周，以上症状进一步加重，由意识朦胧，半昏迷继而昏迷。频繁发作阵挛性或强直性惊厥。角弓反张或去大脑强直，弛张高热，呼吸不整等明显的颅内高压表现，甚至出现脑疝死亡。患儿极度消瘦，呈舟状腹。常伴有代谢性酸中毒、稀释性低钠血症、脑性失盐综合征、低钾血症等水、电解质代谢紊乱及酸碱平衡失调。

【辅助检查】

1. 结核菌素试验　阳性对诊断有帮助，但高达 50% 的患儿可呈假阴性反应。

2. X 线检查　约 85% 结脑患儿胸片有结核病改变，且大部分为活动性病变，其中 48% 为粟粒型肺结核。胸片证明有血行播散性结核病对确诊结脑很有意义。

3. CT 扫描　可见脑池密度增高、模糊、钙化、脑室扩大、脑水肿或早期局灶性梗死症。

4. 脑脊液检查　最有诊断意义。压力增高，外观无色透明或呈毛玻璃样，蛛网膜下腔阻塞时，可呈黄色。白细胞数多为（50～500）$\times 10^6$/L，分类以淋巴细胞为主，蛋白量增高，糖和氯化物均降低（为结脑的典型改变）。脑脊液静置 12～24h 后可出现蜘蛛网状薄膜，取之涂片做抗酸染色或用直接荧光抗体法可检出结核分枝杆菌。

5. 聚合酶链反应（PCR）技术　在结脑患儿脑脊液中检测出结核分枝杆菌所特有的DNA。

【诊断及鉴别诊断】

早期诊断极为重要。根据患儿临床表现、卡介苗接种史、结核接触史、结核菌素试验、X线检查及脑脊液检查可作出诊断。头颅CT或MRI等对协助诊断和预后有帮助。应与以下疾病鉴别。

1. 化脓性脑膜炎（简称化脑）　婴儿急性起病者，易误诊为化脑。重要鉴别点是脑脊液检查，化脑脑脊液外观混浊，细胞数多＞1000×10^6/L，分类以中性粒细胞为主，涂片或培养可找到致病菌，鉴别一般不难，但治疗不彻底的化脑脑脊液改变不典型，单凭脑脊液检查有时难与结脑鉴别，应结合病史、临床表现及其他检查综合分析。

2. 病毒性脑膜炎　起病较急，早期脑膜刺激征较明显，脑脊液无色透明，白细胞（50～200）$\times10^6$/L，分类以淋巴细胞为主，蛋白质一般不超过1.0g/L，糖和氯化物含量正常。

3. 隐球菌性脑膜炎　起病较结脑更缓慢，病程更长，多有长期使用广谱抗生素和（或）免疫抑制剂史。病初多无明显发热。颅高压症状显著，头痛剧烈，与脑膜炎其他表现不平行。视力障碍及视神经乳头水肿较常见。症状有时可自行缓解。脑脊液呈蛋白细胞分离，糖显著降低，脑脊液墨汁涂片可找到厚荚膜圆形发亮的菌体即可确诊，抗结核治疗无效。

4. 脑肿瘤　一般无发热史，少见抽搐、昏迷，颅高压症状与脑膜刺激征不相平行，脑脊液改变较轻微，脑部CT扫描或磁共振（MRI）有助于诊断。

【并发症和后遗症】

最常见的并发症为脑积水、脑实质损害、脑出血及颅神经障碍。严重后遗症为脑积水、肢体瘫痪、智力低下、失明、失语、癫痫及尿崩症等。晚期结脑大多数会发生后遗症。

【治疗】

关键是尽早和有效治疗，重点是抗结核治疗和降低颅高压，防止病情发展。

1. 一般疗法应卧床休息，细心护理，做好眼睛、口腔、皮肤的清洁护理。加强营养，对昏迷患者可予鼻饲或全静脉营养，以保证足够热量。应经常变换体位，以防止褥疮和坠积性肺炎。

2. 抗结核治疗　联合应用易透过血脑屏障的抗结核杀菌药物，分阶段治疗。

（1）强化治疗阶段：INH、RFP、PZA及SM四联治疗，疗程为3～4个月。开始治疗1～2周内INH全日量的一半加入10%葡萄糖中静脉滴入，余量口服。

（2）巩固治疗阶段：INH、RFP或EMB三联治疗9～12个月，然后继续用INH治疗，抗结核药物总疗程不少于18～24个月，或待脑脊液恢复正常后继续治疗6个月。

3. 降低颅高压

（1）脱水剂：20%甘露醇，每次0.5～1.0g/kg，4～6h一次，脑疝时可加大剂量至每次2g/kg。颅高压症状好转后逐渐减少次数，7～10天停用。

（2）利尿剂：乙酰唑胺可减少脑脊液的产生。可在停用甘露醇前1～2天加用该药，每日20～40mg/kg（＜0.75g/d）分2～3次口服，或间断服用（服4日停3日），可服用数周或数月。

（3）根据适应证选择侧脑室穿刺引流、腰穿减压及鞘内注药、分流手术等。

4. 糖皮质激素　早期使用效果好。能减轻中毒症状及脑膜刺激症状，抑制炎症渗出，减少粘连，防止或减轻脑积水的发生。一般使用泼尼松，每日1～2mg/kg（＜45mg/d），1个月后逐渐减量，疗程为8～12周。

5. 对症治疗

（1）惊厥的处理：可用地西泮或苯巴比妥等抗惊厥药物。见第十七章第七节。

（2）水、电解质紊乱的处理：①稀释性低钠血症：可用3%氯化钠液静滴，每次6～12ml/kg，可提高血钠5～10mmol/L，同时控制入液量。②脑性失盐综合征：可用2∶1等张液补充部分失去的体液后，酌情补以3%氯化钠液以提高血钠浓度。③低钾血症：静脉或口服补钾。

6. 随访观察 复发病例全部发生在停药后4年内。停药后随访观察至少3 ~ 5年，凡临床症状消失，脑脊液正常，疗程结束后2年无复发者，方可认为治愈。

【预后】

与下列因素有关：①抗结核治疗的早晚；②年龄愈小，预后愈差；③脑实质损伤的程度；④是否原发耐药菌株感染；⑤治疗方案、剂量、疗程是否正确。

第七节 寄生虫病

一、蛔虫病

蛔虫病（ascariasis）是小儿最常见的肠道寄生虫病，可引起小儿的腹痛、消化不良，影响小儿的生长发育，且可引起肠梗阻、胆道蛔虫症等。

【病原和流行病学】

蛔虫是寄生在人体内的大型线虫，形似蚯蚓，雌雄异体，活虫略带粉红色或微黄色。成虫寄生于人体小肠，以肠内容物为食物，雌虫每天排卵可多达20万个，随粪便排出的蛔虫卵在适宜环境条件下5 ~ 10天发育成具感染性的感染期虫卵。由于雌虫产卵量极大和虫卵具有对恶劣环境条件的抵抗力而广泛流行，虫卵可在泥土中生存数月仍具感染力，在5 ~ 10℃可生存2年。

蛔虫病患者是主要的传染源，感染性虫卵污染的水、土壤、蔬菜经口吞入是主要的传染途径，虫卵亦可随飞扬的尘土被吸入咽下而感染。人群普遍易感。在温暖、潮湿和卫生条件差的地区感染较普遍。感染率农村高于城市，儿童高于成年人。

【临床表现】

1. 幼虫移行引起的症状

（1）蛔虫卵移行至肺，可引起蛔蚴性肺炎或蛔虫性嗜酸性粒细胞性肺炎，即Löffler综合征。表现为咳嗽、胸闷、血丝痰、血嗜酸性粒细胞增多，肺部体征不明显，X线胸片可呈现一过性肺部点状、片状或絮状阴影。

（2）异位器官损害：幼虫可侵入脑、肝、脾、肾、甲状腺和眼，引起相应的临床表现，如癫痫、肝大、腹痛等。

2. 成虫引起的症状 轻度感染者可无症状，蛔虫大量寄生时可造成营养不良，影响生长发育。

（1）消化系统症状：最常见，表现为食欲缺乏，多食易饥，异食癖，脐周阵发性腹痛。

（2）神经系统症状：可出现烦躁易惊或萎靡、磨牙。

（3）过敏症状：虫体的异种蛋白可引起全身反应，如荨麻疹、血管神经性水肿、皮肤瘙痒、鼻黏膜及咽部刺激症状等。

【并发症】

1. 胆道蛔虫症 是最常见并发症。蛔虫经肠壁的开口钻入胆道时，表现为突起剧烈腹部绞痛、屈体弯腰、哭叫打滚、恶心呕吐。腹部检查仅有右上腹轻压痛，这种腹部剧烈疼痛症状与腹部阳性体征不一致的特点，是本病的特征。虫体可自行退出，可反复发作。部分患儿可发生胆道感染，出现发热、黄疸、外周血白细胞数增高。亦可引起肝脓肿、胆道大出血、胆结石、急性胰腺炎、胆囊破裂、胆汁性腹膜炎等。

2. 蛔虫性肠梗阻 可因大量蛔虫团阻塞肠道，或蛔虫毒素刺激肠壁引起痉挛发生部分或完全性肠梗阻所致。多见于10岁以下的儿童，又以2岁以下发病率最高。常为不完全性肠梗阻，起病急骤、脐周或右下腹阵发性剧痛、呕吐、腹胀、肠鸣亢进、可见肠型和蠕动波、可扪及条索状包块，有活动性的绳索感，为本病特征。腹部X线检查可见肠充气和液平面。

3. 肠穿孔及腹膜炎　多继发于持续较久的蛔虫性肠梗阻或阑尾炎，由于肠壁血循环障碍缺血、坏死而穿孔，发生腹膜炎。表现为剧烈腹痛、进行性腹胀、腹膜刺激症状。腹部X线可见膈下游离气体。

4. 阑尾炎或胰腺炎　蛔虫钻入阑尾或胰腺而引起，出现相应的临床表现。

【诊断和鉴别诊断】

根据临床表现、排虫史、粪便中检出蛔虫卵可以确诊。出现上述并发症时，需与其他外科急腹症相鉴别。

【治疗】

（一）驱虫治疗

1. 苯咪唑类　是治疗蛔虫病的首选药物，为广谱驱虫药，对蛔虫、蛲虫、钩虫的成虫、蚴虫、虫卵均有杀灭作用。常用甲苯达唑（商品名称安乐士），>2岁儿童年龄驱蛔剂量为每日200mg，顿服或每次100mg，每日2次，连服3天；或用阿苯达唑（商品名称肠虫清）剂量为每日4 00mg，睡前顿服。副作用小，偶见胃肠不适、腹泻、呕吐、头痛等。未愈者3周后可重复第二疗程。

2. 枸橼酸哌嗪（商品名称驱蛔灵）　可阻断虫体神经肌肉接头冲动传递，使虫体不能吸附在肠壁而随粪便排出体外，麻痹前不兴奋虫体，适用于有并发症的患儿。每日剂量为150mg/kg（最大剂量不超过3g），睡前顿服，连服2天。肝肾功能不良及癫痫患儿禁用。在蛔虫性肠梗阻时，最好不用，以免引起虫体骚动。

3. 左旋咪唑　为广谱驱肠虫药，对钩虫、蛲虫也有效。驱蛔虫每日剂量2～3mg/kg，睡前或空腹顿服。肝肾功能不良者慎用。本药同时也是一种免疫调节剂，可恢复细胞免疫功能。

（二）并发症的治疗

1. 胆道蛔虫症　给予解痉止痛、驱虫、控制感染及保持水电解质和酸碱平衡。最好选用虫体肌肉麻痹驱虫药。蛔虫有厌酸习性，可用食醋100～200ml顿服。并发感染时，可选择控制胆道系统感染的抗生素，如氨苄西林、头孢哌酮；内科治疗持久不缓解者，可请外科进行处理。

2. 蛔虫性肠梗阻　不完全性肠梗阻可采用禁食、胃肠减压、温生理盐水灌肠，解痉、止痛、抗感染、纠正水电解质及酸碱平衡紊乱等处理，疼痛缓解后可予驱虫治疗。完全性肠梗阻时应及时手术治疗。

3. 蛔虫性阑尾炎、胰腺炎或腹膜炎　一旦诊断明确，应及早手术治疗。

【预防】

培养良好的卫生习惯，注意饮食卫生和个人卫生，教育儿童做好饭前、便后洗手，不吃未洗净的瓜果蔬菜。做好粪便管理。对蛔虫感染者积极驱虫治疗。在托儿所和学校按期进行普遍的驱虫治疗。

二、蛲虫病

蛲虫病（enterobiasis）是蛲虫引起的肠道寄生虫病。儿童多见，临床表现为肛门和会阴部瘙痒致睡眠不安为特征。

【病原和流行病学】

蛲虫成虫细小，为乳白色，如线头，长约1 cm，雌雄异体。成虫主要寄生在人体的盲肠、结肠及直肠等处。交配后雄虫很快死亡；雌虫受孕后向肠腔下段移行，从肛门爬出，在肛周、会阴皮肤皱褶处产卵，产卵后雌虫大多数死亡。虫卵在肛周约6h发育成为感染性卵。

蛲虫患者是唯一的传染源，主要通过肛门-手-口直接感染，也可因虫卵污染食物、衣物、玩具，经吞食或空气吸入等方式传播。人群普遍易感，蛲虫病常在集体儿童机构和家庭中传播流行。

【临床表现】

病情虽不严重，但影响正常生活。

1. 局部症状　主要为肛周和会阴皮肤瘙痒，以夜间为甚，影响睡眠。局部皮肤可因搔抓而发生皮炎和继发感染。偶有因蛲虫钻入阑尾、女性尿道、阴道，造成局部炎症。

2. 全身症状　有胃肠激惹现象，如恶心、呕吐、腹痛、腹泻、食欲缺乏，还可见烦躁、夜惊、遗尿、磨牙及精神症状。

【诊断】

凡有肛周及会阴部瘙痒症状、女孩尿频、尿急而尿常规检查正常者应考虑本病。在夜间观察肛周皮肤皱褶处有无乳白色的小线虫，或在凌晨用胶带在肛周粘取虫卵，在显微镜下检查检出虫卵或成虫者可确诊。

【治疗】

驱蛲虫的药物多，快速有效，但应同时采取预防等综合措施，避免相互感染和自身重复感染。

1. 内服药

（1）恩波吡维铵：是治疗的首选药物。剂量为 5mg/kg（最大量 0.25g）睡前一次顿服，2～3 周可重复治疗一次。不良反应轻微，口服本药粪便为红色。

（2）甲苯达唑：剂量为 100mg，一次顿服。治愈率 90%～100%。

（3）阿苯达唑：2 岁以上儿童剂量为 200mg，一次顿服。治愈率 100%。

（4）复方阿苯达唑：每片含阿苯达唑 67mg，噻嘧啶 83.3mg，2 岁以上儿童 1.5 片，一次顿服，治愈率 100%。

2. 外用药　每晚睡前清洗会阴和肛周，局部涂擦蛲虫软膏 [含 30% 百部浸膏、2% 甲紫（龙胆紫）]；或用噻嘧啶栓剂塞肛，连用 3～5 天，杀虫止痒。

为巩固疗效，最好间隔 10 天左右重复治疗一次，期间充分清洁环境，清洗衣物，家庭及幼儿机构的成员也应同时接受治疗。

【预防】

强调预防为主，培养良好的卫生习惯，饭前便后洗手，纠正吮手指习惯，勤剪指甲，婴幼儿尽早穿满裆裤，玩具、用具、被褥要常清洗和消毒。在集体机构定期进行普查普治工作。

三、钩虫病

钩虫病（ancylostomiasis）是钩虫寄生于人体小肠所引起的疾病。临床主要表现为贫血、营养不良、胃肠功能失调和异嗜癖。轻者可无症状，称钩虫感染。严重贫血可致心功能不全。长期反复感染可影响小儿生长发育和智力。

【病原和流行病学】

寄生人体的钩虫常见有十二指肠钩虫和美洲钩虫。成虫很小似绣花针，长约 1cm，雌雄异体，寄生于人体小肠上段，以其口囊咬吸在肠黏膜上，摄取血液及组织液，形成出血点及小溃疡，并分泌抗凝素阻止肠壁伤口血液凝固，使咬附点伤口不易凝血而慢性失血。虫卵随粪便排出，在温暖、潮湿、疏松适宜土壤中孵育成幼虫，在 1～2 周中，经过二次蜕皮后发育为具有感染性的丝状蚴。丝状蚴主要通过毛囊、汗腺口、皮肤破损处及口腔黏膜钻入人体进入血管和淋巴管，随血流经右心至肺，穿过肺微血管进入肺泡，向上移行至咽部，被吞咽入胃，达小肠发育为成虫。成虫在人体内一般可存活 3 年左右，最长可达 15 年。

传染源是钩虫病患者和带虫者。含钩虫卵的人类粪便未经处理就作为肥料使用，使农田成为重要的污染场所。皮肤接触污染的土壤是主要感染途径。也可因进食污染的蔬菜或用污染的食具或玩具经口感染。人群普遍易感，感染率农村高于城市，成人高于儿童。小儿年龄越大，感染率越高。

【临床表现】

轻重不一。轻者无症状，称钩虫感染；重者可导致生长发育障碍及严重贫血；长期反复感染可影响生长发育和智力发育。

1.钩蚴引起的症状

（1）钩蚴性皮炎：钩蚴侵入皮肤后，出现局部烧灼感，皮肤瘙痒，随后形成小红丘疹、疱疹；可因搔抓而破溃继发感染，出现发热、淋巴结炎。

（2）呼吸道症状：急性感染期，钩蚴通过血循环移行至肺部，可引起肺部的炎症和出血。可出现咳嗽、咳痰、痰中带血、发热、喘息等。肺部可听到啰音。X线检查可见一过性肺部浸润性病变。外周血中嗜酸性粒细胞增高。多于数日或数周后自行消退。

2.成虫引起的症状

（1）贫血：表现为慢性失血性贫血。成虫在肠黏膜上吸食血液和并分泌抗凝血物质，造成肠道慢性失血，引起小细胞低色素性贫血，严重者可导致贫血性心脏病。病久可影响小儿体格和智力发育。

（2）消化道症状：可出现食欲缺乏或多食易饥、胃肠功能紊乱、异食癖等，营养不良，体重下降。

3.婴儿钩虫病　多发病于5～12个月婴儿。可有急性便血性腹泻，粪便黑色或柏油样，面色苍白，生长发育迟缓，肝、脾肿大，严重贫血等症状，多数患儿周围血白细胞总数增高。

【诊断】

在流行地区，对有贫血、胃肠功能紊乱、异食癖、营养不良、生长发育障碍的小儿应疑诊钩虫病，粪便中检出钩虫卵可确诊。粪便饱和盐水漂浮法较直接镜检阳性率高。

【治疗】

采取病因治疗，加强护理、纠正贫血等综合措施。

1.对症治疗　以纠正贫血为主，给予富含维生素和蛋白质的食物，补充铁剂，严重贫血可少量多次输血，每次5～10ml/kg，缓慢输入。

2.驱虫治疗　对婴幼儿或严重贫血患儿应先纠正贫血而后驱虫，选择高效低毒的药物联合使用，反复多次治疗方可根治。

（1）甲苯达唑：每次100mg，每日2次，连服3日。重复治疗者可于3周后进行。

（2）阿苯达唑：仅用于2岁以上的儿童，200mg，一次顿服，10天后重复1次。

（3）左旋咪唑：1.5～2.5mg/kg，每晚顿服，连服3个晚上。

（4）噻嘧啶：10mg/kg，睡前顿服，连服3日。

（5）联合用药：①甲苯达唑100mg＋噻嘧啶10mg/kg，连服2天；②复方甲苯达唑（每片含甲苯达唑100mg，左旋咪唑25mg）每天2次，每次1片，连服2～3次。

3.局部治疗 手足皮肤发痒部位可浸入50℃以上热水中，持续30min左右即可达到杀灭蚴虫止痒作用；也可局部涂抹左旋咪唑药膏或2％碘液。

【预防】

在流行区定期普查普治可减少传染源。加强卫生宣教，注意饮食卫生，不随地排便，加强粪便的无害化处理。避免赤手赤脚接触污染的土地和粪肥，加强个人防护。

本章小结

1. 麻疹是传染性极强的呼吸道传染病，临床上以发热、上呼吸道炎症、麻疹黏膜斑及全身麻疹斑丘疹及疹退后遗留色素沉着伴糠麸样脱屑为特征；常并发肺炎、喉炎等。可根据出疹特点与风疹、幼儿急疹、水痘、猩红热、手足口病相鉴别。水痘的特点是皮肤黏膜分批出疹，斑疹、丘疹、疱疹和结痂多种皮疹可同时存在，皮疹呈向心性分布；治疗禁忌用糖皮质激素。手足口病是一种儿童传染病，以手足及口腔等部位的斑丘疹、疱疹和溃疡为特征。少数重症患儿出现心、肺、脑并发症。主要是对症支持治疗，酌情使用糖皮质激素和免疫球蛋白，加强监测，做好疫情报告。

2. 中毒性细菌性痢疾多发于 2 ～ 7 岁健康小儿，夏秋季节突起高热，伴有惊厥、脑病、休克等表现，粪便检查有大量脓细胞和红细胞。该病凶险，病死率高，必须尽早诊断和及时抢救。

3. 儿童结核病的主要类型是原发性肺结核。结核分枝杆菌可经血行播散引起结核性脑膜炎，死亡率高，后遗症严重。结核性脑膜炎的脑脊液改变有其特征性。结核菌素试验对诊断有很大的价值。治疗应早期、联合、规则用药、剂量适中、坚持全程，分段治疗。普及卡介苗接种是预防儿童结核病最有效的措施。

4. 儿童常见寄生虫病有蛔虫病、蛲虫病及钩虫病，可影响小儿生长发育和营养状况，引起贫血和其他严重并发症等。广谱驱虫药可治愈。强调预防为主，注意饮食卫生和个人卫生。

思考题

1. 识记题

（1）试述麻疹的临床特点、常见的并发症及其隔离期。

（2）试从病原学、皮疹特点、发热和皮疹的关系鉴别麻疹、风疹、幼儿急疹、水痘、手足口病、猩红热。

（3）试述结核菌素试验阳性和阴性的临床意义。

（4）蛔虫病的常见并发症有哪些？

2. 应用题

（1）患儿，2 岁，4 天前出现发热，伴咳嗽、流涕、流泪，今晨发现耳后、颈后、发际边缘有淡红色斑丘疹，疹间皮肤正常，眼结膜充血，口黏膜红，体温 T 39.8℃，精神不振，心肺（-）。请思考：①该患儿最可能的临床诊断是什么？需要和哪些疾病鉴别？②该病常见有哪些并发症？③该患儿应隔离至出疹后几天？应如何预防？

（2）患儿，男，3 岁半。不规则发热咳嗽 2 周，伴一过性关节痛。纳差，出生时接种过卡介苗。体检：精神萎靡、消瘦，无青紫，呼吸稍快，双眼结膜充血，伴疱疹。右肺上方呼吸音减低。双下肢有结节性红斑数个。周围血 WBC 8×10^9/L，N0.3，L0.7。胸片示右肺门淋巴结肿大，右下肺呈片状渗出。请思考：①该患儿的最可能的临床诊断是什么？诊断依据是什么？②进一步采用的辅助检查是什么？

（杨正鲁）

第十七章　儿科常见急危重症

学习目标

通过本章内容的学习，学生应能：

识记：

叙述急性中毒、心跳呼吸骤停、充血性心力衰竭、急性呼吸衰竭、感染性休克、颅内高压综合征、小儿惊厥等常见儿科急诊的临床表现及诊疗措施。

理解：

解释上述儿科常见急症的病因及发病机制。

应用：

运用本章知识，对上述儿科常见急症做出初步诊断并拟定治疗计划。

第一节　急性中毒

中毒是指具有毒性作用的物质通过不同途径进入人体，在体内与体液、组织相互作用后引起机体组织、器官损伤，出现一系列临床症状和体征，严重者可导致患者死亡或终身残疾。常见毒物包括化学品、药物、植物和气体等。摄入毒物后数小时至数天内出现中毒表现者称为急性中毒。急性中毒（acute poisoning）是儿科的常见急症之一，以误食毒物中毒最多见，1～5 岁小儿为中毒高发年龄段。

【病因】

1. 药物或其他毒物使用、保管不当　小儿因辨识能力差，易造成有毒物质、药物的误服；有些儿童家长也存在不遵医嘱滥用或过量服用药物现象。

2. 误食有毒食物　食用或误食各种处理不当的有毒食物，如毒蕈、发芽马铃薯、河豚鱼等。

3. 其他　呼吸道吸入有毒有害物质、皮肤接触毒物等。

【诊断】

1. 病史　中毒病史对及时诊断和治疗极为重要。应详细询问摄入或接触毒物的名称、时间、剂量等；不能提供以上信息的应详细询问患儿发病前的进食情况、活动范围及接触人员、家中有无存放相关药品、有毒物品及这些物品有无被移动或数量改变等情况。

2. 临床表现　因毒物品种繁多，中毒的临床表现差异很大。

（1）症状：多以急性腹痛、腹泻、呕吐起病，有的可以惊厥或呼吸困难为首发症状。严重者可出现多器官功能衰竭表现。

（2）体格检查：除严密观察生命体征改变外，应重点检查意识及瞳孔改变、皮肤黏膜有无青紫或出血、口腔或呼出的气体有无特殊气味等。

3. 实验室检查

（1）毒物鉴定：应尽快采集包括原毒物样品，胃液或呕吐物、血液、尿液等标本及时做出毒物鉴定。

（2）一般实验室检查：包括血、粪便、尿常规检查，血气分析、血清电解质、心肌酶学、肝功能、血清尿素氮、血清肌酐等检查。

【治疗】

治疗原则：维持生命体征；清除及减少毒物吸收；解毒剂的使用。

（一）维持生命体征

有生命体征改变、惊厥、意识障碍的患儿应立即进行抢救，严密监护并维持生命体征稳定，纠正内环境紊乱；对存在呼吸衰竭者应及早给予呼吸支持；血压下降且不稳者给予多巴胺 5～10μg/（kg·min）静脉维持。

（二）清除毒物

尽可能清除已与体表、体腔接触，但尚未进入体内的毒物，以减少毒物的继续吸收。

1. 口服中毒　可采取催吐、洗胃、导泻等方法

（1）催吐：适用于进食毒物在 4～6h 之内且神志清醒者。常用方法：①直接刺激咽喉部诱发呕吐反射；②口服 1：2000 高锰酸钾、吐根糖浆、阿朴吗啡等药物催吐。

（2）洗胃：适用于年长儿，多在进食毒物 4～6h 内进行。常用洗胃液为温开水或生理盐水。注意每次灌洗液入量应小于胃容量的 1/2，回抽液应尽可能接近或超过入量，只要患儿情况允许，应反复多次进行，直至回抽液清澈无异味为止。如误服的毒物为强腐蚀性物质则严禁洗胃。

（3）导泻：适用于洗胃和催吐治疗后，或无条件进行洗胃和催吐者，常用药物为 25% 硫酸镁（也可选用 25% 山梨醇或 20% 的甘露醇），依不同年龄用 5～20g 加水 50～250ml 口服；中毒时间较长（>4～6h）或导泻后 2h 尚未排便者可加用温盐水或 1% 的肥皂水高位灌肠导泻。

3. 皮肤黏膜接触中毒

（1）立即脱去被污染的衣物。

（2）用清水冲洗污染处皮肤（如为高腐蚀性毒物可用软棉布轻轻擦拭），清除尚未吸收的毒物。强酸，强碱毒物分别用弱碱、弱酸中和冲洗，如用清水冲洗酸、碱等毒物应至少 10min 以上。已造成皮肤黏膜损伤者应注意保持创面清洁。

（三）促进毒物排泄

1. 补液和利尿　积极利尿有利于毒物的排泄，可给予 5% 葡萄糖电解质溶液 500～1000ml/d（或每天 30～40ml/kg）静滴，同时静脉注射呋塞米（速尿）每次 1mg/kg。

2. 透析疗法（dialysis therapy）　中毒治疗的重要措施之一。经初步治疗症状无好转或继续加重者，可考虑做腹膜透析或血液透析治疗。

（四）正确应用解毒剂

1. 一般解毒剂　有中和作用的弱酸、弱碱性药物；有吸附毒物作用的药物，如牛奶、蛋清、活性炭等。

2. 特效解毒剂　指对某种特定毒物有中和、拮抗、失能作用的药物。常用的有针对有机磷农药中毒的阿托品、解磷定、复磷定等；针对氰化物中毒的硫代硫酸钠、亚甲蓝；针对亚硝酸盐中毒的亚甲蓝、大剂量维生素 C；针对肉毒杆菌中毒的多价抗肉毒血清等。

（五）对症处理

加强护理尽量使患儿保持安静；有效控制惊厥；高热者应给予物理及药物退热；积极防治各重要脏器功能衰竭，注意预防继发感染；维持水、电解质及酸碱平衡。

第二节 心跳呼吸骤停

心跳呼吸骤停（cardiac respiratory arrest）为儿科危重急症，临床表现为突发意识丧失、面色青紫或苍白，可伴有抽搐，体格检查脉搏消失，血压测不出，呼吸、心跳停止。呼吸心跳骤停说明患儿面临死亡，及时发现，争分夺秒，积极抢救往往可起死回生。大力普及院外心肺复苏知识，有利于疾病及意外事故致呼吸心跳骤停患者就地抢救，增加成功机会。

【病因】

各种严重疾病、窒息、中毒及电击、溺水、严重外伤等突发意外事故均有可能导致呼吸心跳骤停，其中以各种原因造成的窒息最为常见。

【病理生理】

1. 缺氧及代谢性酸中毒：心跳、呼吸骤停一旦发生，血液的氧合及循环功能丧失，导致全身组织器官缺氧，无氧酵解增加，随之发生代谢性酸中毒。

2. 二氧化碳潴留和呼吸性酸中毒：因呼吸骤停，机体代谢产生的二氧化碳不能排出体外，以每分钟 0.4～0.8kPa（3～6mmHg）的速度在体内潴留，引起继发呼吸性酸中毒。

【诊断】

1. 临床表现 ①神志突然丧失，可伴有短暂抽搐、便失禁；②大动脉搏动消失，血压测不出，面色青紫或苍白；③瞳孔散大固定，对光反射消失；④心音消失或心动过缓（年长儿心率＜30 次 / 分，新生儿＜80 次 / 分）直至消失；⑤呼吸停止或呼吸微弱，无有效气体交换。

2. 心电图检查 可表现为：心动过缓、室性心动过速、心室颤动、心电活动停止等。

【治疗】

争分夺秒施行心肺脑复苏（cardio pulmonary cerebral resuscitation，CPCR）。

1. 心肺复苏方案（在传统的 CABDE 方案基础上加 F，G）（图 17-1） ①心脏按压（C，circulation）：胸外或胸内心脏按压；②清理呼吸道（A，airway）：保证呼吸道通畅；③立即人工呼吸（B，breathing）；④应用心肺复苏药物（D，drugs）；⑤心电图监护（E，EKG）；⑥除颤（F，defibralation）；⑦保护脑、肾功能（G，good record keeping）。

2. 用药原则

（1）心搏、呼吸停止时应用肾上腺素、洛贝林进行心肺复苏。

（2）心动过缓时应用肾上腺素或异丙肾上腺素，阿托品增快心率，并加用 5% 碳酸氢钠、地塞米松等，低血钙者可静脉注射钙制剂。

（3）呼吸心跳基本恢复后，可用 20% 甘露醇、速尿，减轻缺氧引起的脑水肿。

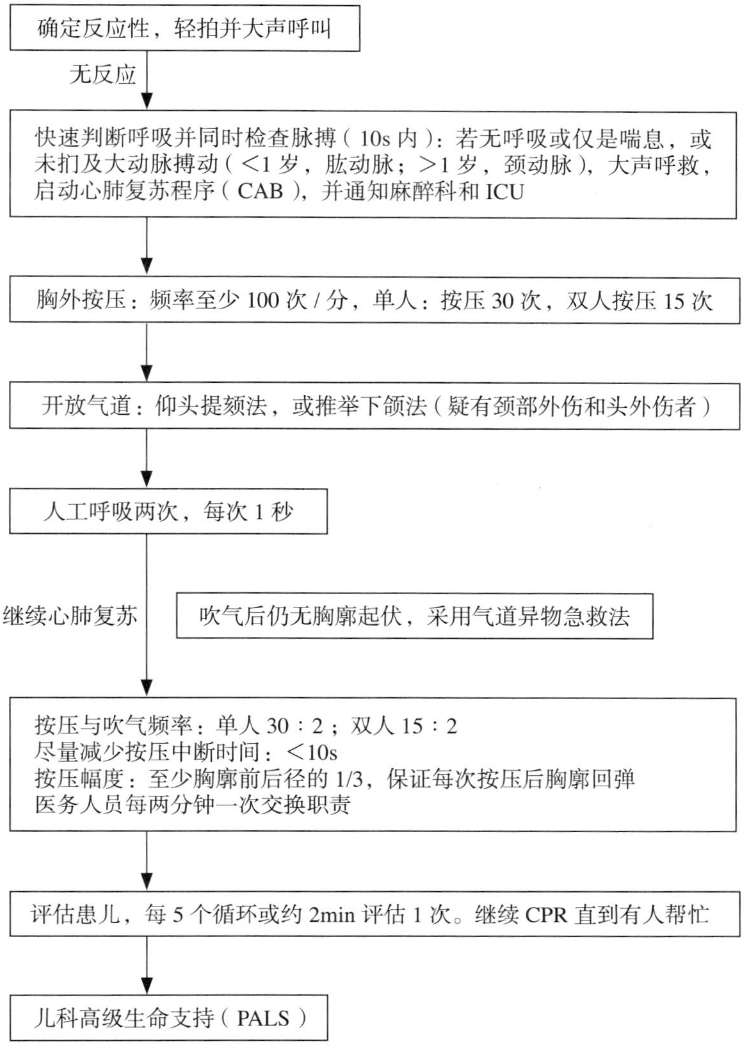

图 17-1　小儿心肺复苏流程图

第三节　充血性心力衰竭

充血性心力衰竭（congestive heart failure）是指各种病因导致心脏收缩和（或）舒张功能障碍，心输出量不能满足机体组织代谢需要，临床主要表现为因心功能减退导致的运动耐力下降、静脉回流受阻、脏器淤血以及心律紊乱等一系列病理改变，是小儿时期常见的危重症之一。

【病因及分类】

引起心力衰竭的病因很多。婴儿期发病率最高，以先天性心脏病引起者最常见，亦可继发于重症肺炎、病毒性心肌炎、川崎病、心肌病、心内膜弹力纤维增生症等。儿童期则以病毒性心肌炎、风湿性心脏病和急性肾炎所致者较常见。

根据心力衰竭的血流动力学及病理生理改变一般可分为以下几类。

1. 心肌收缩功能障碍：包括各种原因引起的心肌炎、心肌病、克山病、心内膜弹力纤维增生症、心糖原累积症和风湿性心脏病等。

2. 心室负荷过重：又分为心室前负荷（容量负荷）过重和心室后负荷（阻力负荷）过重。前者多见于左向右分流型先天性心脏病、瓣膜反流性疾病和输液量过多等；后者见于主动脉瓣狭窄、肺动脉瓣狭窄和高血压等。

3.心室充盈障碍：如缩窄性心包炎、心包填塞综合征等。

4.其他：重度贫血、甲状腺功能亢进、维生素 B_1 缺乏症、电解质紊乱和缺氧等也可引起心力衰竭。

【临床表现】

临床常根据病情进展的速度分为急性和慢性充血性心力衰竭；也可依左右心室发病的先后，分为左心衰竭和右心衰竭（如病情不能及时缓解可发展至全心衰竭）。

1.左心衰竭主要表现为缺氧及肺循环淤血。

（1）缺氧：是左心衰竭的早期表现。平时感觉疲乏无力，活动耐力下降，轻微体力活动后即有心慌胸闷等症状，因此慢性心力衰竭患儿往往喜静少动。而病情进展较快或缺氧症状突然加重时患儿则表现为烦躁不安、哭闹、出汗增多，口唇及面色发绀，听诊心音低钝，心率增快（婴儿心率＞160 次 / 分，学龄儿童＞100 次 / 分）；重者出现奔马律，叩诊或 X 线胸片显示心脏扩大；合并休克时可有微循环障碍的表现：患儿脉搏细数，血压偏低，脉压差变小，四肢末梢发凉及皮肤发花等；严重者可有意识障碍。

（2）肺循环淤血的表现

1）呼吸困难：呼吸频率增快，婴儿可高达 60 ~ 100 次 / 分，伴三凹征及喘鸣音。活动或哭闹后呼吸困难加重，年长儿可伴发阵发性夜间呼吸困难，婴儿则表现为喂养困难、哺乳时间延长及愿竖抱等。

2）咳嗽、咳痰：因支气管黏膜充血可有阵发性咳嗽、咳痰。并发急性肺水肿时痰液呈粉红色泡沫状，听诊双肺有较多的湿性啰音。

3）发绀：以口唇、鼻根部、甲床等部位最常见（严重贫血所致者，可无发绀）。

2.右心衰竭主要表现为体循环淤血

1）肝肿大：患儿肋下常可触及肿大的肝，呈进行性增大者更有临床意义。肝区还可有触压痛，肝 - 颈静脉返流征阳性。

2）颈静脉怒张和水肿：颈静脉怒张见于较大儿童，婴幼儿因颈部较短不易观察；水肿特点为全身性，以体位较低处明显，严重者可伴有胸腔及腹腔积液。

3）腹痛：因内脏淤血引起。

【辅助检查】

1.X 线检查　可见心影扩大，心尖搏动减弱，肺纹理增多及肺淤血。

2.心电图　对心力衰竭的病因诊断及指导洋地黄类药物应用有重要价值。

3.超声心动图　可见心脏各腔室内径增大，心室收缩时间延长及射血分数降低。

【诊断】

小儿充血性心力衰竭的诊断标准：

1.安静时心率增快，婴儿＞180 次 / 分，幼儿＞160 次 / 分，不能用发热或缺氧解释者。

2.呼吸困难，青紫突然加重，安静时呼吸达 60 次 / 分以上。

3.肝大达肋下 3cm 以上，或在密切观察下短时间内较前增大，而不能以横膈下移等原因解释者。

4.心音明显低钝，或出现奔马律。

5.突然烦躁不安，面色苍白或发灰，而不能用原有疾病解释。

6.尿少和下肢水肿。除外其他疾病造成者。

【治疗】

治疗原则为：积极治疗原发疾病，采用强心、利尿、扩张血管等方法迅速控制心力衰竭。

1. 一般治疗

（1）休息：注意休息，尽量避免烦躁和哭闹不安，以减少心肌耗氧量，减轻心脏负担。必要时可应用苯巴比妥、地西泮、氯丙嗪等中枢镇静剂。

（2）吸氧：有呼吸急促和发绀者，在保持呼吸道通畅的情况下采用 40%～50% 的氧气湿化后经鼻导管或面罩吸入。

（3）饮食：应给予易消化和富有营养的食物，少量多餐，同时应限制钠盐摄入，一般每天不超过 0.5～1.0g。

（4）维持水、电解质及酸碱代谢平衡：每日液体总入量不应超过 60ml/kg。如需静脉输液者应以 10% 葡萄糖液为主，电解质的补充根据生理需要及血液生化检查结果而定。合并代谢性酸中毒时，可给予碱性药物（常用 5%$NaHCO_3$）纠正。

2. 强心药物　最常用的为洋地黄制剂，该类药物具有增强心肌收缩力和延缓心率的作用，适用于各种原因引起的心力衰竭。

（1）用法　首先达到洋地黄化，然后根据病情补充维持量。

1）洋地黄化法：一般采用快速饱和量法，首先给予洋地黄饱和量的 1/2，余量分两次，间隔 4～6h 给予，多数患儿在 8～12h 内达到洋地黄化。

2）维持量法：洋地黄化后 12h 开始给维持量（饱和量的 1/4～1/5），维持量的疗程视病情而定。

（2）小儿常用的洋地黄药物

1）西地兰：饱和量为 2 岁以下 0.04mg/kg, 2 岁以上 0.03mg/kg，静脉或肌内注射。首次用饱和量 1/2，余量分 2 次，每次间隔 6～8h。以后根据病情需要每天补充维持量（饱和量的 1/4～1/5）。

2）毒毛旋花子苷 K：2 岁以下每次 0.007～0.01mg/kg，2 岁以上每次 0.004～0.007mg/kg 必要时 4～8h 后重复 1 次。

3）地高辛：是最常用的剂型。饱和量为 2 岁以下 0.05mg/kg，2 岁以上 0.04mg/kg，首次给饱和量的 1/2，余量分 2 次，6 小时 1 次。病情危急或昏迷、呕吐不能进食者可采用静脉注射给药。如需维持疗效，可于末次用药 12h 后口服维持量。由于口服吸收完全，半衰期略长，故用量应较地高辛减少 1/4～1/5。

（3）洋地黄药物使用注意事项　①先询问患儿 2～3 周内使用洋地黄类药物的情况，以防药物过量引起中毒；②使用洋地黄药物的剂量应个体化；心肌炎、电解质紊乱、肝肾功能障碍患儿对洋地黄耐受性降低，一般按常规量减少 1/3；未成熟儿及 2 周内的新生儿因肝肾功能不成熟，应按常规量酌减 1/2～1/3。③不能与钙剂同时应用，因可加重洋地黄的毒副作用；④用药前后要做心电图检查或心电监护进行对照。

（4）洋地黄中毒的表现及处理　小儿洋地黄中毒最常见表现是各种类型的心律失常，如室性早搏、房室传导阻滞及阵发性心动过速等；其次为恶心、呕吐等胃肠道症状；还可有神经系统症状如嗜睡、头晕、色视等。一旦发现洋地黄中毒应立即停用洋地黄及利尿剂，同时补充钾盐。

3. 利尿剂　首选呋噻咪或噻嗪类药物，可有效减少回心血量，减轻心脏负担，特别适宜伴严重水肿的患儿。需长期应用者应注意适当补钾或与潴钾类利尿剂如安体舒通等合用。

4. 血管扩张药物　通过扩张小动脉和小静脉，减轻心脏的前、后负荷。常用药物为：酚妥拉明、卡托普利、硝普钠等。

5. 心力衰竭伴低血压时可使用多巴胺、多巴酚丁胺等。

6. 防止继发感染　由于体循环、肺循环淤血及严重水肿，患儿机体免疫力低下，应注意保持居住环境及饮食的清洁卫生；减少探视，尽量不要和患有感染性疾病的人接触；长期卧床或有严重水肿者应注意皮肤护理，预防褥疮发生。

第四节　急性呼吸衰竭

急性呼吸衰竭（acute respiratory failure，ARF），是指因各种疾病累及呼吸中枢和（或）呼吸器官，在短时间内产生肺通气和（或）肺换气功能严重障碍，导致动脉血氧分压（PaO_2）低于正常范围和/或二氧化碳分压（$PaCO_2$）升高，引起一系列病理生理改变的临床综合征。发生于小儿时期的急性呼吸衰竭除呼吸系统原发疾病外，还可见于意外事故如溺水、触电、急性中毒、呼吸道异物吸入等。急性呼吸衰竭起病急骤，病情危重，预后与现场急救密切相关。

【分类】

1. 按发病部位　可将呼吸衰竭分为中枢性和周围性呼吸衰竭两种。

2. 按病理生理改变　可分为通气功能和换气功能衰竭。

3. 按血气分析结果　可分为Ⅰ型呼吸衰竭（低氧血症）；Ⅱ型呼吸衰竭（低氧血症，同时兼有高碳酸血症）。

需注意的是，患右向左分流型先天性心脏病的小儿，可有明显的低氧血症，但不属于呼吸衰竭。

【病因和病理生理】

1. 呼吸道病变　喉部及支气管炎症、痉挛、异物等阻塞气道，导致缺氧和二氧化碳潴留。

2. 肺组织病变　重症肺炎、新生儿呼吸窘迫综合征（NARDS）等，可引起肺容量、通气量、有效弥散面积减少，通气/血流比例失调引起缺氧和（或）二氧化碳潴留。

3. 胸廓病变　如胸廓外伤、气胸和胸腔积液等，影响胸廓活动和肺扩张，导致肺通气及换气功能下降。

4. 神经系统及呼吸肌严重疾患　脑血管病变、脑炎、脑外伤、药物中毒等直接或间接抑制呼吸中枢；脊髓灰质炎以及多发性神经炎所致的肌肉神经接头阻滞影响传导功能；重症肌无力等损害导致呼吸无力引起通气不足。

呼吸衰竭的基本病理生理变化为低氧血症和高碳酸血症，并由此引起机体代谢紊乱和重要脏器功能障碍。

【临床表现】

（一）呼吸系统表现

呼吸困难是呼吸衰竭最常见和最早出现的临床症状。

1. 中枢性呼吸衰竭　临床以呼吸节律改变为主，表现为呼吸快慢、深浅不一，出现各种异常呼吸，如潮式呼吸、毕奥式呼吸、双吸气和下颌式呼吸等。

2. 周围性呼吸衰竭　主要表现为各种类型的呼吸困难，呼吸表浅频率增快，伴有鼻扇、三凹征等。

（二）低氧血症表现

1. 发绀　以口唇、口周、鼻根部以及甲床等毛细血管丰富的部位最为明显。

2. 循环系统症状　早期可以出现血压升高、心率增快，心排血量增加等交感神经兴奋性增高的表现。晚期则因严重缺氧，出现心率不齐，心排血量减少，甚至休克等表现。

3. 神经系统症状　早期可表现为烦躁不安，激动、视物模糊，随病情进展逐渐出现神志淡漠、嗜睡、意识障碍、惊厥等。严重者可以出现颅内压增高以及脑疝的表现。

4. 消化系统症状　消化道出血是呼吸衰竭的严重并发症。临床表现为呕吐物呈咖啡色，粪便潜血阳性。肝严重缺血时可因小叶中心坏死，出现转氨酶增高，肝功能异常。

5. 肾功能障碍　出现少尿、无尿及血尿、蛋白尿、管型尿，肾衰竭时，可有氮质血症。

6. 水电解质和酸碱平衡紊乱　严重缺氧导致细胞线粒体的能量生成障碍，细胞膜上的离子泵功能障碍，加上无氧酵解，使乳酸等酸性代谢产物增多，出现高钾血症及代谢性酸中毒。

（三）高碳酸血症表现

当 $PaCO_2$（动脉血二氧化碳分压）比正常增高 5 ~ 10 mmHg 时，患儿可表现为摇头、出汗、烦躁不安、意识障碍，皮肤潮红，瞳孔缩小，脉搏细数，血压升高，以及脉压差的增大。当 $PaCO_2$ 比正常增高大于 15 mmHg 时，可以表现为嗜睡、肢体颤动，心率增快，球结膜充血。如果 $PaCO_2$ 继续增高，可以出现惊厥、昏迷、视神经乳头水肿。

【诊断】

1. 临床表现　存在引起呼吸衰竭的原发疾病，有不同程度的呼吸困难、青紫等缺氧表现。

2. 动脉血血气分析 $PaO_2 \leqslant 6.67kPa$（50mmHg），$PaCO_2 \geqslant 6.67kPa$（50mmHg），$SaO_2 \leqslant 85\%$。

（1）Ⅰ型：$PaO_2 \leqslant 6.67kPa$（50mmHg），$PaCO_2$ 可正常。常见于呼吸衰竭早期或轻症。

（2）Ⅱ型：$PaO_2 \leqslant 6.67kPa$（50mmHg），$PaCO_2 \geqslant 6.67kPa$（50mmHg）。常见于呼吸衰竭的晚期和重症。

【治疗】

急性呼吸衰竭治疗原则：改善呼吸，维持重要脏器功能，纠正电解质和酸碱平衡紊乱，以及治疗原发病和诱发因素。

1. 积极治疗原发疾病，去除诱因。

2. 改善呼吸功能

（1）加强气道管理，保持呼吸道通畅。

（2）正确给氧：保证 PaO_2 在短时间内迅速提高到 60mmHg 或 SaO_2 达 90% 以上。给氧浓度（计算方法：吸氧浓度 % = 21+4× 氧流量，单位：L/min）依病情轻重而定，①低浓度吸氧（<40%）：多用于低氧血症伴二氧化碳潴留患者；②中等浓度吸氧（40% ~ 60%）：用于 pH 明显下降或心输出量不足患者；③高浓度吸氧（>60%）：用于低氧血症不伴二氧化碳潴留者；④如吸入>60% 氧仍不能缓解缺氧症状的可吸入纯氧，但时间不易过长，超过 6h 者，有可能造成氧中毒。可通过鼻导管、鼻塞、开放式面罩、头罩等方式给氧。用不同方式吸氧时应注意调节氧流量，以保证吸入氧的浓度。

（3）增加通气量，改善 CO_2 潴留：严重的通气和（或）换气功能障碍时，可使用人工辅助通气装置（呼吸机）以维持必要的肺泡通气量，提高 PaO_2 和降低 $PaCO_2$。

（4）呼吸兴奋剂：呼吸兴奋剂能直接兴奋延髓的呼吸中枢或通过刺激颈动脉和主动脉化学感受器反射性兴奋呼吸中枢，提高呼吸中枢对 CO_2 的敏感性，使呼吸加深、加快，改善缺氧。

3. 及时纠正水电解质和酸碱平衡紊乱，并供给足够热量和液体量。

4. 维持脑、心、肾等重要脏器功能　及时将重症患者转入 ICU。加强对重要脏器功能的监测与支持，注意防治多器官功能障碍综合征（multiple organ dysfunction syndrome，MODS）。

第五节　感染性休克

感染性休克（septic shock）亦称脓毒性休克。是指因严重感染引起的有效循环血量锐减，组织器官血液灌注不足，导致重要生命器官急性功能不全的临床综合征。临床上以面色苍白、四肢发凉、皮肤紫纹、尿量减少、血压下降为主要表现，是儿科常见的危重症之一。

【病因】

多种病原微生物均可引起感染性休克，其中以细菌特别是革兰阴性菌感染最为常见，其次为金黄色葡萄球菌、溶血性链球菌、肺炎链球菌。中毒性细菌性痢疾、流行性脑脊髓膜炎、金黄色葡萄球菌性败血症等是导致小儿感染性休克的常见疾病。

【临床表现】

感染性休克的特点是起病急、进展快，典型者除原发病症状外伴休克表现，但小儿特别是新生儿和6个月以下的小婴儿早期症状往往不典型。临床常根据病情将感染性休克分为轻重两型（表17-1）。

【诊断】

临床有感染中毒症状并伴休克表现者，应首先考虑感染性休克。

1.感染性休克代偿期（早期） 符合下列6项中3项者可诊断：①意识改变，烦躁不安或萎靡，表情淡漠，意识模糊，甚至昏迷、惊厥（多见于失代偿休克）；②皮肤改变，面色苍白发灰，唇周、指趾发绀，皮肤花纹，四肢凉；③外周动脉搏动细弱，心率、脉搏增快；④毛细血管再充盈时间≥3s（需除外环境温度影响）；⑤尿量 1ml/（kg·h）；⑥代谢性酸中毒（除外其他缺血缺氧及代谢因素）。

2.感染性休克失代偿期 ①代偿期临床表现加重；②血压下降，收缩压＜该年龄组第5百分位或该年龄组正常值2个标准差，或1个月～1岁＜70mmHg，1～10岁＜70mmHg＋[2×年龄（岁）]，≥10岁＜90mmHg。

【治疗】

（一）一般治疗

患儿取平卧位，尽量保持安静，必要时可用小剂量镇痛、镇静药物；保持呼吸道通畅，适当吸氧；尽量维持正常体温；密切观察生命体征变化，及早建立静脉通路；重视全身支持治疗以提高机体抗病能力。

（二）抗休克治疗

1.快速扩容 迅速补充有效循环血量是抗休克治疗的关键。（具体方法参见液体疗法章节）

2.纠正酸中毒 休克时因有效循环血量不足，组织缺血缺氧，无氧酵解增加，导致大量酸性代谢产物堆积，适当使用碱性药物纠正酸中毒可增强心肌收缩力、恢复血管对血管活性药物的反应性，并防止DIC的发生。

3.血管活性药物 调整血管舒缩功能以利休克的逆转。

（1）缩血管药物：休克治疗早期的应急措施，可短期维持重要脏器血液灌注。常用药物有间羟胺（阿拉明）、多巴胺、多巴酚丁胺、去氧肾上腺素（新福林）、去甲肾上腺素等。起始剂量应从最小开始。

表17-1 感染性休克的临床表现

临床表现	轻型	重型
神志	神志清醒，可表现为烦躁不安或萎靡	嗜睡、昏迷
四肢温度	四肢温暖，末梢发凉	手足湿冷
心率、脉搏	心率增快，脉搏细数	心率明显增快或缓慢，脉搏微弱
呼吸	呼吸困难、增快	呼吸深长或浅慢，可不规则
血压	血压正常或偏低，脉压差变小	血压下降甚至测不到
皮肤黏膜	口周发绀，皮肤轻度花纹样改变	口周明显发绀，面色灰暗，皮肤发花
尿量	尿量减少，婴儿＜5～10ml/h， 儿童＜10～20mL/h	婴儿＜5ml/h，儿童＜10ml/h
毛细血管再充盈时间	毛细血管充盈时间延长（1～3s）	毛细血管充盈时间明显延长（＞3s）

（2）扩血管药物：扩张毛细血管前括约肌，以利于组织灌流，适用于扩容后中心静脉压（CVP）明显升高而临床征象无好转，或有交感神经活动亢进征象、心输出量明显下降、有心力衰竭及肺动脉高压表现者。常用药物有异丙基肾上腺素、酚妥拉明（苄胺唑啉）、山莨菪碱、东莨菪碱、硝普钠等。扩血管药必须在充分扩容的基础上使用，否则将导致血压下降，不利于休克的治疗。用量和滴入浓度也应从最小开始。

4. 维护重要脏器功能 ①应用增加心肌收缩力的药物，防治心力衰竭；②加强呼吸管理，维持呼吸功能；③密切关注尿量，维护肾功能；④脑水肿的防治；⑤积极防治 DIC。

（三）控制感染

病原菌未明确前，可根据原发病灶、临床表现等，选用抗菌谱广的杀菌剂进行治疗。病菌培养成功后，应按药敏试验结果选用药物。抗生素使用原则：①剂量要足，首次可给冲击量；②静脉给药；③联合用药；④按疗程给药。

（四）抗介质治疗

在使用有效抗菌药物前提下，可考虑短期应用肾上腺皮质激素，以减少组织炎性介质（如内毒素、肿瘤坏死因子、白细胞介素 1 、一氧化氮等）的产生，缓解临床症状。

第六节 急性颅内压增高

急性颅内压增高（acute intracranial hypertension），简称颅内高压，是因颅内容物体积增加所致的一种临床综合征。

通常以脑脊液的静水压代表颅内压力（安静状态下侧卧位时脑脊液的压力），正常值：新生儿为 0.29～0.78kPa（30～80mmH_2O），儿童为 0.69～1.76kPa（70～180 mmH_2O）。脑脊液压力超过各年龄段的上限值即为颅内高压，若达到 4.9kPa（500 mmH_2O）时为严重颅内压增高，此时常可引起脑疝，危及患儿生命。

【病因与发病机制】

颅内压是颅腔内容物对颅壁产生的压力。正常情况下，颅内的脑组织、脑脊液和脑血流量可在一定范围内进行调节，以保持颅内压的相对恒定。任何因素导致颅内容物容积的增加超过代偿范围时，均可引起颅内压增高。颅内压增高常见病因有：

1. 脑组织体积增加

（1）脑外伤、感染、严重缺氧、急性中毒等：均可导致脑细胞及脑间质水肿致脑组织体积增加。

（2）脑肿瘤、血肿、脓肿、寄生虫感染等：除病变本身占有一定的颅腔容积外，还可引起病变周围的脑组织水肿或脑脊液循环通路的梗阻。

2. 脑血容量增加：严重缺氧及各种原因导致血液中的氧分压下降，二氧化碳分压增高、酸中毒等，引起脑血管扩张，脑血流量急剧增加；其次外伤及炎症、出血等造成丘脑下部、鞍区或脑干损伤时，脑血管调节中枢的功能紊乱，脑血管反应性扩张，也可使脑血流量急剧增加。

3. 感染或肿瘤压迫等造成的脑脊液循环障碍。

颅内高压影响脑的血液供给和代谢，加重脑水肿，使颅内压进一步升高，形成恶性循环，最终导致脑功能衰竭。严重颅内高压时，部分脑组织受到挤压并通过天然的孔隙向邻近压力相对小的方向移动而形成脑疝。疝出的脑组织可压迫周围重要的脑组织结构，危及生命。常见的有小脑幕切迹疝和枕骨大孔疝两种。

【临床表现】

临床表现及预后与颅内压增高的速度和程度、年龄大小、有无占位病变及压迫部位等均有密切关系。根据病理生理改变的不同，常将颅内高压症分为代偿期、早期、高峰期和晚期（衰竭期）四个不同阶段，以便于临床观察，及时做出诊断和治疗。

1. 代偿期　颅内压开始升高，但由于颅腔内有 8% ~ 10% 的代偿容积，通过自身调节，临床上无明显颅内压增高的症状和体征，此期持续时间长短，取决于病变性质、部位及进展速度等因素。代偿期因临床症状不明显，诊断较为困难。

2. 早期　病变继续发展，逐渐出现头痛、喷射性呕吐、视力障碍等颅内压增高的表现；眼底检查可发现视神经乳头水肿。临床将头痛、呕吐、视神经乳头水肿统称为颅内压增高三主征。新生儿及婴儿因前囟门和（或）骨缝未闭，可缓解部分颅内压力的增高，上述症状常不明显，临床主要表现为烦躁不安或哭声尖直，伴前囟膨隆、头围增大、骨缝增宽、双眼凝视等。

3. 极期　病情进一步恶化，除前期出现的头痛、呕吐、视力障碍和视神经乳头水肿等表现更加明显外，病人逐渐出现意识障碍，甚至昏迷。大脑皮层受刺激时出现肌张力增高并伴惊厥发作。延髓受累时出现生命体征改变，表现为血压增高、脉搏减慢、呼吸节律不整或暂停（如伴双侧瞳孔大小不等时，应考虑合并脑疝）。下丘脑体温调节中枢受累时可致高热。此期如不能及时采取有效治疗措施，往往迅速出现脑干功能衰竭。

4. 晚期（衰竭期）　病人处于濒危阶段，临床表现为深度昏迷，双侧瞳孔散大固定，呈去大脑强直状态，血压下降，心跳加快，脉搏细数，呼吸变浅或节律紊乱甚至停止。最终脑细胞活动停止，脑电图检查无生物电释放表现，即进入临床“脑死亡”阶段。此时虽进行抢救但多数难以挽救生命。

【辅助检查】

1. 医学影像学检查　可根据患儿年龄、病情需要选择进行头颅超声波、CT、磁共振检查。

2. 脑脊液检查　是颅内疾病病因诊断和确诊颅内高压的重要手段，但重度颅内压增高时，腰椎穿刺有可能诱发脑疝，导致严重后果。因此选择腰穿时一定要慎重，必须做此项检查者，应先进行脱水治疗，术中应严格控制脑脊液的滴速和量，禁做奎克实验。

3. 其他检查　疑有硬脑膜下血肿、积液或积脓者，可做硬膜下穿刺检查；复查血气分析、血液生化检查，了解有无酸碱及水电解质平衡紊乱。

【治疗】

治疗原则为积极治疗原发疾病，迅速控制脑水肿，防止脑疝发生。

（一）一般治疗

1. 安静卧床，上半身抬高 30°，以利于脑脊液循环（有脑疝前驱症状时应平卧或头略低位）。

2. 注意观察生命体征及神志、瞳孔改变。

（二）降低颅内压

1. 利尿剂　常选用渗透性利尿剂甘露醇和强力利尿剂呋塞米。

1）甘露醇：每次 0.5 ~ 1g/kg，静脉注射或快速静脉点滴（发生脑疝时加大至每次 2g/kg，2 ~ 4 小时 1 次）。4 ~ 8h 后可重复使用。用药后 10min 开始起效，30 ~ 90min 达最大效果，可维持 3 ~ 8h。心肾功能障碍和颅内出血者慎用。

2）呋塞米：剂量为每次 1 ~ 2mg/kg，静脉注射或快速静脉滴注，必要时 8 ~ 12h 给药 1 次。静注后 2 ~ 5min 开始利尿，维持 2 ~ 3h。

2. 肾上腺糖皮质激素　可降低脑血管壁的通透性，改善和调整血脑屏障功能，对脑水肿有良好的治疗效果。常用地塞米松，每次 0.2 ~ 0.5mg/kg，每 6 小时 1 次，用药后 6 ~ 8h 起效，4 ~ 5 日达最大效果，维持 6 ~ 9 日。

3. 人血白蛋白　白蛋白具有很强的亲水性，可有效提高血浆的胶体渗透压，促进血管外水分向血管内转移，减轻脑间质水肿。

4. 侧脑室引流　采用持续控制性引流。速度为 2 ~ 3 滴 / 分，根据病情需要可持续 1 ~ 2 日甚至 1 周。

5. 控制性过度通气　用人工呼吸机增加通气量，降低血中 CO_2 浓度，可使脑血管收缩，脑血流量下降而减低颅内压，对进展迅速的颅内高压有效。

6. 低温亚冬眠疗法　体温每下降 1℃，颅内压可下降 5.5%。用氯丙嗪和异丙嗪等量混合，每次 1 ~ 2mg/kg；并辅以物理降温，在大血管走行部位如在头部、腋下、腹股沟等处放置冰袋，使体温维持在 35℃左右。

（三）维持水、电解质及酸碱平衡

严格控制液体入量，防止脑水肿加重，同时应避免发生严重脱水，最好保持患儿处于轻度脱水状态；及时纠正因应用大剂量脱水剂造成的电解质代谢紊乱。

（四）防治呼吸衰竭

严重颅内压增高常累及呼吸中枢而出现中枢性呼吸衰竭，当患儿出现呼吸节律不规整或呼吸频率过慢时应积极抢救（详见本章第四节）。

（五）病因治疗

在降低颅内压同时要积极寻找原发病，并针对原发病进行有效治疗。

第七节　小儿惊厥

惊厥（convulsion）俗称“抽风”或“惊风”，小儿时期最常见的急症，属多种病因导致脑神经元异常放电而引起的暂时性脑功能障碍。临床表现为全身或局部骨骼肌发生不自主的强烈收缩，多伴有意识障碍。约 5% ~ 6% 的小儿曾有过一次或多次惊厥病史，其中以三岁以下婴幼儿多见，一年四季均可见到。

惊厥频繁发作或持续状态可危及患儿生命或遗留智力障碍、运动功能障碍及其他神经系统后遗症，严重影响小儿健康及生活质量。

【病因及发病机制】

（一）病因

1. 神经系统解剖及生理特点

（1）小儿神经系统发育不完善，大脑皮质的抑制功能差，神经髓鞘未完全形成，一旦受到外界刺激（如高热等），兴奋易泛化，导致各种异常脑电活动而诱发惊厥。

（2）免疫功能及血脑屏障功能低下，易发生感染，而各种感染的病原体及产生的毒素容易透过血脑屏障进入中枢神经系统。

2. 感染因素　由感染性疾病引起的惊厥多伴有发热又称有热惊厥，一般起病较急，伴有原发病症状。根据发病部位的不同又可分为颅内感染和颅外感染。

（1）颅内感染：如流行性脑脊髓膜炎、化脓性脑膜炎、乙型脑炎以及病毒性脑膜炎、结核性脑膜炎、脑囊肿、脑型疟疾等。

（2）颅外感染：可分为：

1）热性惊厥（febrile convulsions FC）：又称“高热惊厥”（因部分患儿体温＞38℃，甚至＞37℃时就可发生惊厥，此名词目前已少用），是小儿时期最为常见的一种惊厥类型。

2）中毒性脑病（toxic encephalopathy）：败血症、重症肺炎、中毒性痢疾等全身感染性疾病，严重毒血症导致脑部微循环障碍，使脑细胞缺氧、脑组织水肿，引发惊厥。

破伤风虽是由感染引发的惊厥性疾病，但因破伤风梭状杆菌不产生内毒素、外毒素等致热原，故在惊厥发作时不伴发热。是感染性惊厥中的一个特殊类型。

3. 非感染性因素　因在惊厥发作前多不伴发热，又称无热惊厥。

（1）颅内疾病：①颅脑损伤：如产伤、脑外伤、新生儿缺氧缺血性脑病、颅内出血等；②脑发育异常：如先天性脑积水、脑血管畸形、脑发育不全、神经皮肤综合征等；③颅内占位性疾病：如脑肿瘤、脑囊肿等；④各种类型的癫痫：如癫痫大发作、婴儿痉挛症等；⑤脑退行性病变：如脱髓鞘性脑病、脑黄斑变性。

（2）颅外疾病：①各种代谢性及营养障碍性疾病：低钙血症、低镁血症、高钠或低钠血症、低血糖、维生素 B_1 及维生素 B_6 缺乏症、苯丙酮尿症等；②各种原因的中毒：中枢神经兴奋性药物如氨茶碱、呼吸兴奋剂、抗组胺药物等使用过量；接触或误服各种化学制剂如有机磷农药、灭鼠药、氯气等；有毒动物及植物中毒，如被毒蛇、蜈蚣等咬伤，误食有毒蘑菇、变质食物等；③重要器官如心、肝、肾等功能严重障碍引起惊厥；④遗传性疾病：如苯丙酮尿症、半乳糖血症、肝豆状核变性等。

（二）发病机制

惊厥的发病机制一般认为是由于各种刺激因子作用于中枢神经系统或大脑的某一部位，致使神经元群发生过度反复异常放电，超过生理界限所致。

【临床表现】

惊厥病人往往有原发疾病或既往史，部分病人可有家族遗传史。少数患儿在惊厥发作前可有精神紧张、极度烦躁或“惊跳”现象；有的可表现为体温骤升、面色改变、四肢肌张力突然增加等先兆表现。

（一）典型表现

患儿突然意识丧失，伴两眼上翻、凝视或斜视；面部肌肉和四肢强直、痉挛、抽动，因咽部肌肉抽搐可致口吐白沫、喉头痰鸣、窒息，伴呼吸肌抽搐时有呼吸暂停、发绀；伴意识障碍时可伴大小便失禁；并可伴舌咬伤、肌肉关节损害、跌倒摔伤等情况。惊厥发作的时间，持续数秒至数分钟不等，大多在 5～10min 之内。发作后常有无力、嗜睡等。

（二）非典型表现

多见于婴幼儿，常无典型的强直性发作，只表现为面肌、四肢肌肉的局限性阵挛，小婴儿特别是新生儿可仅表现为呼吸暂停、双眼凝视、眼睑抖动或吸吮动作突然中止等。

（三）惊厥持续状态

惊厥持续时间超过 30min 或两次发作间歇期意识不能完全恢复称惊厥持续状态，为惊厥的危重型。

（四）热性惊厥

小儿惊厥最常见病因，大多由各种感染性疾病引起，其中以上呼吸道感染最为多见。约 1/3 患儿有阳性家族史。根据发作特点和预后分为两型：

1. 单纯型热性惊厥（benign febrile convulsions，BFC）　又称良性热性惊厥，预后较好。特点：①初发年龄多在 6 个月 ～3 岁，有显著遗传倾向，发作前后小儿情况良好；②发作前均有发热，体温多在 38.5℃以上，常于发热初体温骤升时发生；③以全身性发作为主，时间短（＜10～15min），次数少（每次发热过程大多只有 1 次惊厥发作），恢复快；④无神经系统疾病史及神经系统阳性体征，发作后可有轻微嗜睡。惊厥发作后 1 周内约 20% ～60%患儿脑电图可见非特异性慢波活动增多，1～2 周后恢复正常。

2. 复杂型热性惊厥（complex febrile convulsions，CFC）　预后相对较差，有 2%～7% 的患儿可发展成为癫痫。特点：①初发年龄多＜6 个月或＞6 岁；②发作形式多呈局灶性；③发作持续时间较长，多在 15min 以上；一次发热过程可反复发作≥2 次；④发作频繁，累积总数达 5

次以上；⑤可有神经系统疾病史及神经系统阳性体征，发作停止后 1～2 周脑电图检查仍可有明显异常。

【诊断】

1. 病史　除详细了解本次发病情况外，还应询问惊厥发作情况、初发年龄、有无先兆、是否有发热及其他伴随症状等。

2. 体格检查　在全面体格检查的基础上，应重点注意患儿意识、瞳孔变化、有无神经系统阳性体征等。

3. 辅助检查　①血常规：如为细菌性感染，周围血中白细胞及中性粒细胞分类增高；②脑脊液检查：如为中枢神经系统感染性疾病所致者，脑脊液可有相应改变；③血液生化检查：可有与病因有关的电解质、生化物质的改变；④血气分析：惊厥持续状态者可有低氧血症、高碳酸血症及酸碱平衡紊乱的表现；⑤医学影像学检查；头部 B 超、CT、MRI 等均可选用。⑥脑电图检查：对判断预后及癫痫的诊断有帮助。

【治疗】

治疗原则：迅速控制惊厥发作；防治脑水肿；及时查找消除病因；预防惊厥复发。

（一）一般治疗

急救处理：①患儿取侧卧位，松解衣领、腰带，用纱布包好压舌板放在上下磨牙之间，防止舌咬伤；②注意保持呼吸道通畅，维持有效呼吸，必要时给予氧气吸入；③及时送检血生化、血常规、血气分析及辅助检查等，积极寻找病因及了解目前病情；④尽快使用止惊药物（无条件者可采用指压或针刺人中、十宣、合谷等穴位）。

（二）控制惊厥

止惊药物应选择作用快、用药方便、毒性小、足量使用不影响呼吸和循环功能的药物。

1. 地西泮　为首选药物，剂量每次 0.2～0.5mg/kg（一次剂量年长儿≤10mg，幼儿≤5mg，新生儿≤3mg），以 1mg/ 分钟速度静脉注入。一般 3～5min 内起效，因维持时间短暂，必要时 15～30min 后重复给药一次。

2. 劳拉西泮（氯羟安定）　因作用维持时间长，为惊厥持续状态首选药，每次 0.05～0.1mg/kg，一次最大剂量≤4mg，15～30min 后可重复给药一次。

3. 氯硝西泮　适用于惊厥持续状态，每次 0.05～0.1mg/kg。

4. 苯巴比妥钠　新生儿止惊首选药物，首剂 10mg/kg，缓慢静脉注射，必要时 20～30min 后重复给药一次。惊厥控制后，于初次给药后 12～24h 给予维持量，5mg/(kg·d)，分 2～3 次口服。

5. 苯妥英钠　上述药物治疗无效时可选用。首次给予负荷量 15～20mg/kg 静脉注射，每分钟速度不超过 1mg/kg，必要时首次用药 12h 后给予维持量 5mg/(kg·d)。

6. 10% 水合氯醛　适用于无条件迅速建立静脉通道者。每次 0.5ml/kg（一次剂量不得＞10ml），加等量生理盐水保留灌肠。

（三）对症治疗

惊厥持续状态者，常继发脑水肿和颅内压增高，应及时给予甘露醇等脱水治疗，并限制液体入量。

（四）病因治疗

在控制惊厥的同时，应尽快查明病因并针对病因进行治疗。

（五）预防复发

积极治疗原发疾病。继往有良性热性惊厥史的患儿，于发热初起时，可同时服用地西泮等预防惊厥发作。复杂型热性惊厥患儿，最好长期服用苯巴比妥或丙戊酸钠等药，可有效防止惊厥发作或减轻惊厥发作的程度。

本章小结

本章介绍的疾病均为儿科常见急危重症，多需紧急处理。在急危重症的抢救中应本着先救命再治病的原则，采取以下措施：(1) 首先判断病人目前是否有危及生命的情况，如有应立即采取措施处理当前危及生命最为严重的问题。(2) 简要询问病史，有针对性地选择相关的辅助检查，快速做出病因诊断。(3) 抢救治疗措施：①维护心脏功能，保证有效循环。②保持呼吸道通畅，保证有效供氧。③注意防治脑、肝、肾等重要脏器功能衰竭。④保证水、电解质和酸碱平衡。⑤合理使用抗生素及相关药物。⑥在生命功能得到初步保障的情况下注意营养支持。(4) 急救中应注意与护士及其他科室医师的协调合作；重视急救中的医疗护理文书的记录；及时请示报告争取上级医师或上级医院的会诊支持。(5) 注意及时与病人或家属进行沟通，交待病情应注意方式方法并把握适当的尺度。

思考题

1. 识记题

(1) 简述急性中毒的诊断和治疗方法。

(2) 心肺脑复苏流程。

(3) 心力衰竭患儿洋地黄药物的使用方法和注意事项。

(4) 急性呼吸衰竭的分类方法有哪些？

(5) 简述感染性休克的诊疗原则。

(6) 什么是颅内高压三联症？降低颅内压治疗方法有哪些？

(7) 小儿惊厥的处理原则。

2. 应用题　患儿，男，9个月，因咳嗽5天，呼吸困难1天入院。患儿5天前出现咳嗽、昨天来咳嗽加重，呼吸急促，憋气，面色发绀，吃奶差，烦躁哭闹。既往史：生后2个月时在XX医院诊断为先天性心脏病。曾患过肺炎2次。查体：T37.5℃，P180次/分，R78次/分，BP70/50mmHg。神志清，反应差，呼吸急促，面色发绀，鼻翼扇动，三凹征阳性，口唇发绀。两肺可闻密集中小水泡音，心音低钝，胸骨左缘3～4肋间可闻及4/6收缩期吹风样杂音。肝肋下3cm。辅助检查：血常规：WBC13.6×10^9/L，N 0.55，Hb100g/L。胸片示：心影增大，肺血增多，双肺内带可见淡片状阴影。请思考：①说出该患儿的诊断及诊断依据。②请为该患儿拟定治疗方案。

（栾建国）

附　　录

附录 1　小儿临床化验正常参考值

全血细胞计数正常参考值(均数)

项目	第1日	第2～7日	2周	3个月	6个月	1～2岁	4～5岁	8～14岁
红细胞								
($\times 10^{12}$/L)	5.7～6.4	5.2～5.7	4.2	3.9	4.2	4.3	4.4	4.5
(/mm^3)	570万～640万	520万～570万	420万	390万	420万	430万	440万	450万
血红蛋白								
(g/L)	180～195	163～180	150	111	123	118	134	139
(g/dl)	18.0～19.5	16.3～18.0	15.0	11.1	12.3	11.8	13.4	13.9
血细胞比容(%)	53	……	43	34	37	37	40	41
红细胞平均体积(MCV)(fl)	109	……	103	81	83	85	91	92
红细胞平均血红蛋白(MCH)(pg)	35	……	34	29	28	29	30	31
红细胞平均血红蛋白浓度(MCHC)(%)	32	……	34	33	33	32	33	34
(g/L)	320	……	340	330	330	320	330	340
红细胞平均直径(μm)	8.0～8.6	……	7.7	7.3	……	7.1	7.2	……
有核红细胞(/100白细胞)	3～10	3～10	0	0	0	0	0	0
网织红细胞(占红细胞的%)	3	……	0.3	1.5	0.5	0.5	0.5	……
白细胞($\times 10^9$/L)	20	15	12	……	12	11	8	8
(/mm^3)	20000	15000	12000	……	12000	11000	8000	8000
中性粒细胞(%)	65	40	35	……	31	35	58	55～65
嗜酸与嗜碱性粒细胞(%)	3	5	4	……	3	2	2	2
淋巴细胞(%)	20	40	55	……	60	56	34	30
单核细胞(%)	7	12	6	……	6	6	6	6
未成熟白细胞(%)	10	3	0	……	0	0	0	0
血小板($\times 10^9$/L)	150～250			250	250～300			
(/mm^3)	15万～25万			25万	25万～30万			

尿液检查正常参考值

项　目	国际单位(SI)正常值	传统单位正常值
蛋白		
定性		阴性
定量		<40mg/24h
糖		
定性		阴性
定量	新生儿<1.1mmol/L	新生儿<20mg/dl
	儿童<0.28mmol/L	儿童<5mg/dl
比重		1.010～1.030
渗透压	婴儿50～700mmol/L	婴儿50～700mOsm/kgH_2O
	儿童300～1400mmol/L	儿童300～1400mOsm/kgH_2O

续表

项　目	国际单位（SI）正常值	传统单位正常值
pH 值		4.8～7.8
沉渣 　白细胞 　红细胞 　管型		 <5 个/HP <3 个/HP 无或偶见透明管型/HP
Addis 计数 　白细胞 　红细胞 　管型		 <100 万/12h 0～50 万/12h 0～5000/12h
钠	95～310mmol/24h	2.2～7.1g/24h
钾	35～90mmol/24h	1.4～3.5g/24h
氯	80～270mmol/24h	2.8～9.6/24h
钙	2.5～10mmol/24h	100～400mg/24h
磷	16～48mmol/24h	0.5～1.5g/24h
镁	2.5～8.3mmol/24h	60～200mg/24h
铅	<0.39μmol/L	<80μg/L
肌酸	0.08～2.06mmol/24h	11～270mg/24h
肌酐	9～18mmol/24h	1～2g/24h
尿素	250～600mmol/24h	15～36g/24h
尿胆原		1∶20 以上稀释为阳性 <4mg/24h
淀粉酶		<64U（温氏法）
儿茶酚胺 （总，游离）	0～1 岁 10～15μg/24h 1～5 岁 15～40μg/24h 6～15 岁 20～80μg/24h	同左
黏多糖	<2 岁<5.7mg/mmol 肌酐 2～4 岁<2.8mg/mmol 肌酐 4～15 岁<2.3mg/mmol 肌酐	<50μg/g 肌酐 <25μg/g 肌酐 <2.3μg/g 肌酐
半乳糖	新生儿≤3.33mmol/L 以后<0.08mmol/24h	≤60mg/dl 14mg/24h
苯丙氨酸	10 天～2 周 6～12μmol/24h 3～12 岁 24～110μmol/24h 以后微量～103μmol/24h	1～2mg/24h 4～18mg/24h 微量～17mg/24h
香草扁桃酸 （VMA）	<1 岁<11nmol/mol 肌酐 2～4 岁<6nmol/mol 肌酐 >5 岁<5nmol/mol 肌酐	18.8mg/g 肌酐 <11mg/g 肌酐 <8mg/g 肌酐
17-羟类固醇	<1 岁 儿童	0.5～1mg/24h 1～5.6mg/24h
17-酮类固醇	<2 岁<3.5μmol/24h 2～6 岁<7μmol/24h 6～10 岁 3.5～14μmol/24h	<1mg/24h <2mg/24h 1～4mg/24h

续表

项 目	国际单位（SI）正常值	传统单位正常值
	12～14 岁 10～35μmol/24h 14～16 岁 17～42μmol/24h	7～10mg/24h 17～42mg/24h
尿蛋白电泳	白蛋白 0.379 α_1 球蛋白 0.273 α_2 球蛋白 0.195 β 球蛋白 0.088 γ 球蛋白 0.033	37.9% 27.3% 19.5% 8.8% 3.3%

小儿脑脊液正常参考值

项目	国际单位(SI)正常值	传统单位正常值
压力	新生儿 290～780Pa 儿童 690～1960Pa	新生儿 30～80mmH_2O 儿童 70～200mmH_2O
细胞数		
红细胞	初生至 2 周可达 675×10^6/L 2 周后 0～2×10^6/L	初生至 2 周可达 675/mm^3 2 周后 0～2/mm^3
白细胞(多为淋巴细胞)	婴儿 0～20×10^6/L 儿童 0～10×10^6/L	婴儿 0～20/mm^3 儿童 0～10/mm^3
蛋白定性(Pandy 试验)		阴性
蛋白定量	新生儿 200～1200mg/L 儿童＜400mg/L	新生儿 20～12mg/dl 儿童＜40mg/dl
糖	婴儿 3.9～4.9mmol/L 儿童 2.8～4.4mmol/L	婴儿 70～90mg/dl 儿童 50～80mg/dl
氯	婴儿 111～123mmol/L 儿童 118～128mmol/L	婴儿 111～123mmol/L 儿童 118～128mmol/L

血液生化检验正常参考值（S= 血清，P= 血浆，B= 全血，A= 动脉血，V= 静脉血）

项目	国际单位(SI)		换算率	传统单位	
	正常值	单位		正常值	单位
钠(S)	135～145	mmol/L	×1 / 1×	135～145	mmol/L
钾(S)	3.5～5.1	mmol/L	×1 / 1×	3.5～5.1	mmol/L
氯化物(S)	96～108	mmol/L	×1 / 1×	96～108	mmol/L
磷(S)	1.30～1.78	mmol/L	×3.1 / 0.323×	4～5.5	mg/dl
钙(S)	2.24～2.75	mmol/L	×4.01 / 0.25×	9～11	mg/dl
镁(S)	0.74～0.99	mmol/L	×2.43 / 0.412×	1.8～2.4	mg/dl
铁(S)	9.0～32	μmol/L	×5.58 / 0.179×	50～180	μg/dl

续表

项目	国际单位(SI)		换算率	传统单位	
	正常值	单位		正常值	单位
铁结合力(S)	48～72	μmol/L	×5.6 / 0.179×	250～400	μg/dl
转铁蛋白(S)	1～3岁 2.18～3.47	g/L	×100 / 0.01×	218～347	mg/dl
	4～9岁 2.08～3.78	g/L		208～378	mg/dl
	10～19岁 2.24～4.44	g/L		224～444	mg/dl
铁蛋白(S)	新生儿:25～200 1个月:200～600	μg/L μg/L	×1 / ×1	25～200 200～600	ng/mol ng/ml
	2～5个月:50～200	μg/L		50～200	ng/ml
	6个月～15岁:7～140	μg/L		7～140	ng/ml
pH(38℃)(P.S.B)	—	—	—	7.30～7.45	—
二氧化碳分压(A)	4.5～6	kPa	×7.5 / 0.133×	34～45 30～35(新生儿)	mmHg
二氧化碳总含量(V.S)	23～27	mmol/L	×2.24 / 0.446	50～60 23～27	Vol% mEq/L
氧分压(A)	10.64～13.3	kPa	×7.5 / 0.133	80～100 60～90(新生儿)	mmHg
血氧饱和度(A)	0.91～0.977	mol/mol	×100 / 0.01×	91～97.7	%
(V)	0.60～0.85			60～85	%
碳酸氢盐(P,S)	22～29	mmol/L	×1 / 1×	22～29	mmol/L
缓冲碱(B)	—	—	—	45～52	mmol/L
碱剩余(B)	—	—	—	−2.3～+2.3	mmol/L
葡萄糖(空腹)(B)	4.44～6.72	mmol/L	×18 / 0.056×	80～120	mg/dl
总蛋白(P)	60～80	g/L	×0.1 / 10×	6～8	g/dl
白蛋白(P)	34～54	g/L	×0.1 / 10×	3.4～5.4	g/dl
球蛋白(P)	20～30	g/L	×0.1 / 10×	2～3	g/dl
蛋白电泳(S)白蛋白	—	—	—	55～61	%
球蛋白					
α_1	—	—	—	4～5	%
α_2	—	—	—	6～9	%
β	—	—	—	9～12	%
γ	—	—	—	15～20	%
左旋乳酸(B)	静脉血:0.5～2.2	mmol/L			
	动脉血:0.5～1.6				
右旋乳酸(P)	0～0.3				
酮体(S)	5～30	mg/L	×0.1 / ×10	0.5～3.0	mg/dl
糖化血红蛋白(B)	4～16岁:0.06～0.1	mmol/L		6.0～10.0	%
总胆固醇(S)	1～3岁:1.15～4.70		×38.69 / ×0.026	45～182	

续表

项目	国际单位(SI)		换算率	传统单位	
	正常值	单位		正常值	单位
	4～6 岁:2.80～4.80			109～189	mg/dl
三酰甘油(S)	<5 岁:0.38～0.99 6～11 岁:0.31～1.14 12～15 岁:0.36～1.38	mmol/L	←×0.01	33～99 31～114 36～138	mg/dl
高密度脂蛋白 胆固醇(S)	1～13 岁:0.9～2.15 14～19 岁:0.9～1.65	mmol/L	←×0.0259	35～84 35～65	mg/dl
低密度脂蛋白 胆固醇(SP)	1～9 岁:1.55～3.89 10～19 岁:1.30～4.40	mmol/L	←×0.0259	60～150 50～170	mg/dl
总胆红素(S)	3.42～13.68	μmol/L	×0.0585 ⇄ 17.1×	0.2～0.8	mg/dl
直接胆红素(S)	0.51～3.42	μmol/L	×0.0585 ⇄ 17.1×	0.03～0.2	mg/dl
黄疸指数(S)	—	—	—	4～6	
游离血红蛋白(S)	<40	mg/dl		<4	mg/dl
结合珠蛋白(S)	300～1750	mg/L		30～175	mg/dl
非蛋白氮(B)	19.8～28.6	mmol/L	×1.4 ⇄ ×0.714	25～40	mg/dl
尿素氮(B)(S,P)	新生儿:1.1～4.3 婴儿、儿童:1.8～6.4 以后:2.5～6.4	mmol/L	←×0.357	3～12 5～18 7～18	mg/dl
肌酐(S)(P)	新生儿:27～88 婴儿:18～35 儿童:27～62 青春期:44～88	μmol/L	←×88.4	0.3～1.0 0.2～0.4 0.3～0.7 0.5～1.0	mg/dl
尿酸(S)	1～5 岁:100～350 6～11 岁:130～390 12～19 岁: 男:180～460 女:160～340	μmol/L	←×59.48	1.7～5.8 2.2～6.6 3.0～7.7 2.7～5.7	mg/dl
肌酸(S)	15～46	μmol/L	×0.013 ⇄ ×76.86	0.2～0.6	mg/dl
氨(B)	29～58	μmol/L	×1.7 ⇄ ×0.588	50～100	μg/dl
维生素 A(S)	1～12 岁:0.7～1.7 13～19 岁:0.9～2.5	μmol/L		20～48 26～72	μg/dl
维生素 C(P)	34～113	μmol/L	←×56.78	0.6～2.0	mg/dl
维生素 D_2(P)	夏季:37～200 冬季:35～105	nmol/L	←×2.496	15～80 14～42	ng/ml
维生素 D_3(S)	60～108	pmol/L	←×2.4	25～45	pg/ml
维生素 E(S)	1～6 岁:7～21	μmol/L	←×2.32	3.0～9.0	mg/L

续表

项目	国际单位(SI)		换算率	传统单位	
	正常值	单位		正常值	单位
	7～19岁:16～24			4.4～10.4	
补体C3(S)	脐带血:570～1160	mg/L	$\overleftarrow{\times 10}$	57～116	mg/dl
	1～3个月:530～1310			53～131	
	3个月～1岁:620～1800			62～180	
	1～10岁:770～1950			77～195	
补体C4(S)	脐带血:70～230	mg/L	$\overleftarrow{\times 10}$	7～23	mg/dl
	1～3个月:70～270			7～27	
	3个月～10岁:70～400			7～40	
抗核抗体(B)				<1∶16	
循环免疫复合物	<20	mg/L	$\overleftarrow{\times 10}$	<2	mg/dl
肥达反应(S)	O:0～1∶80				
	H:O～1∶160				
C反应蛋白(S)	脐血:52～1330	μg/L		52～1330	ng/ml
	2～12岁:67～1800			67～1800	
免疫球蛋白G(IgG)	脐血:6.36～16.06	g/L	$\overleftarrow{\times 0.01}$	636～1606	mg/dl
(S)	1个月:2.51～9.06			251～906	
	2～4个月:1.76～6.01			176～601	
	5～12个月:1.72～10.69			172～1069	
	1～5岁:3.45～12.36			345～1236	
	6～10岁:6.08～15.72			639～1349	
免疫球蛋白A(IgA)	脐血:14～36	mg/L	$\overleftarrow{\times 10}$	1.4～3.6	mg/dl
(S)	1～3个月:13～530			1.3～5.3	
	4～6个月:44～840			4.4～84	
	7个月～1岁:110～1060			11～106	
	2～5岁:140～1590			14～159	
	6～10岁:330～2360			33～236	
免疫球蛋白M(IgM) (S)	脐血:63～250 1～4个月:170～1050	mg/L	$\overleftarrow{\times 10}$	6.3～25 17～105	mg/dl
	5～9个月:330～1260			33～126	
	10个月～1岁:410～1730			41～173	
	2～8岁:430～2070			43～207	
	9～10岁:520～2420			52～242	
免疫球蛋白D(IgD) (S)	新生儿:测不出 以后:0～80	mg/L	$\overleftarrow{\times 10}$	测不出 0～8	mg/dl
淋巴细胞亚群(B)					
CD_1	<0.01			<1	%

续表

项目	国际单位(SI)		换算率	传统单位	
	正常值	单位		正常值	单位
CD_2	0.70～0.90			70～90	
CD_3	0.60～0.80			60～80	
CD_4	0.25～0.55			25～55	
CD_8	0.15～0.45			15～45	
CD_4/CD_8	1～2.5			1～2.5	
铜蓝蛋白(S)	0.2～0.4	g/L	×100 / 0.01×	20～40	mg/dl
黏蛋白(S)	0.4～0.9	g/L	×100 / 0.01×	40～90	mg/dl（按蛋白计）
	0.02～0.04			2～4	mg/dl（按酪氨酸计）
纤维蛋白原(P)	2～4	g/L	×0.1 / 10×	0.2～0.4	g/dl
纤维蛋白降解产物(FDP)	<10	mg/L	×1 / ×1	<10	μg/ml
抗凝血酶Ⅲ（AT—Ⅲ）	放免法:200 酶免法:300	mg/L mg/L	×0.1 / ×10	20 30	mg/dl mg/dl
抗链球菌溶血素 O(S)	—	—	—	<500	U
蛋白结合碘(S)	275～550	nmol/L	×0.0127 / 78.8×	3.5～7.0	μg/dl
17-羟皮质醇(P)	276～372.6	nmol/L	×0.0362 / 27.8×	10～13.5	μg/dl
凝血酶时间(P)	15～20	s	—	15～20 <25(新生儿)	s
凝血酶原时间*	12～14	s	—	12～14	
				新生儿<4天:<15	s
				新生儿>4天:<13	
凝血酶原消耗时间(S)	<35	s	—	<35	s
生长激素(hGH)(S,P)	脐血:10～50 新生儿:10～40	μg/L		10～50 10～40	ng/ml
	儿童:<5			<5	
促甲状腺激素(nTSH)(P)	14～165	pmol/L	×2.759	5～60	pg/ml
甲状腺素游离 T_4(S)	10～31	pmol/L	×12.87	0.8～2.4	ng/dl
总 T_4(S)	新生儿:116～232	nmol/L	×12.87	9～18	μg/dl
	婴儿:90～194			7～15	
	1～5岁:94～194			7.3～15	
	5～10岁:83～172			6.4～13.3	
	以后:65～155			5～12	
总 T_3(S)	新生儿:1.16～4.00	nmol/L	×0.0154	75～260	ng/dl
	1～5岁:1.54～4.00			100～260	

续表

项目	国际单位(SI)		换算率	传统单位	
	正常值	单位		正常值	单位
	5～10 岁:1.39～3.70			90～240	
	10～15 岁:1.23～3.23			80～210	
	以后:1.77～2.93			115～190	
醛固酮(S,P)	1 周～1 岁:0.03～4.9	nmol/L	×0.0277	1～160	nU/dl
	1～3 岁:0.14～1.7			5～60	
	3～5 岁:<0.14～2.2			<5～80	
	5～7 岁:<0.14～1.4			<5～50	
	7～11 岁:0.14～1.9			5～70	
	11～15 岁:<0.14～1.4			<5～50	
胰岛素(S)	新生儿:3～20 以后:7～24	mU/L		3～20	μg/ml
C 肽(P)	0.5～2	μg/L			
肾素(活性)(P)	<3 岁:<16.6	μg/h		<16.6	ng/(ml·h)
	3～6 岁:<6.7			<6.7	
	6～9 岁:<4.4			<4.4	
	9～12 岁:<5.9			<5.9	
	12～15 岁:<4.2			<4.2	
丙氨酸转氨酶	Reitman 法:2～40	U/L			
(sALT,sGPT)(S)	酶法:5～35	U/L			
天门冬氨酸转氨酶	酶法(30℃):<36	U/L			
(S)(sAST,sGOT)	(37℃):15～55	U/L			
碱性磷酸酶(S)	King-Amstrong 法:	μmol/(L·s)		106～213	U/L
(ALP,AKP)	1.8～3.6				
	Lockitch 等法(37℃)	U/L			
	1～9 岁:145～420				
	10～11 岁:130～560				
	12～13 岁:150～495				
胆碱酯酶活性	0.80～1.00			80～100	%
(CHE)(S)					
酸性磷酸酶(S) (ACP)	King-Amstrong 法: 117～467	nmol/L·s	×0.06 ×16.67	7～28	U/L
乳酸脱氢酶(S)	Metes(37℃)	U/L			
(LDH)	<1 岁:170～580				
	1～9 岁:150～500				
	>10 岁:120～330				
	乳酸丙酮酸法:	μmol/L·s			
	新生儿:4.8～8.3				
	<1 个月:5.0～25.0				

附录 2　正常小儿体格发育衡量标准

附表 1　2005 年九市城区 7 岁以下儿童体格发育测量值

年龄组（Age group）	男												女											
	n	体重（kg）		身高（cm）		坐高（cm）		头围（cm）		胸围（cm）		n	体重（kg）		身高（cm）		坐高（cm）		头围（cm）		胸围（cm）	
		Mean	SD	Mean	SD	Mean	SD	Mean	SD	Mean	SD		Mean	SD	Mean	SD	Mean	SD	Mean	SD	Mean	SD
0～3d	1554	3.33	0.39	50.4	1.7	33.5	1.6	34.5	1.2	32.9	1.5	1512	3.24	0.39	49.7	1.7	33.2	1.6	34.0	1.2	32.6	1.5
1mo～	1599	5.11	0.65	56.8	2.4	37.7	1.9	38.0	1.3	37.5	1.9	1573	4.73	0.58	55.6	2.2	37.0	1.9	37.2	1.3	36.6	1.8
2mo～	1571	6.27	0.73	60.5	2.3	40.1	1.8	39.7	1.3	39.9	1.9	1559	5.75	0.68	59.1	2.3	39.2	1.8	38.8	1.2	38.8	1.8
3mo～	1566	7.17	0.78	63.3	2.2	41.7	1.7	41.2	1.4	41.5	1.9	1588	6.56	0.73	62.0	2.1	40.7	1.8	40.2	1.3	40.3	1.9
4mo～	1589	7.76	0.86	65.7	2.3	42.8	1.8	42.2	1.3	42.4	2.0	1581	7.16	0.78	64.2	2.2	41.9	1.7	41.2	1.2	41.4	2.0
5mo～	1576	8.32	0.95	67.8	2.4	44.0	1.9	43.2	1.3	43.3	2.1	1580	7.65	0.84	66.1	2.3	42.8	1.8	42.1	1.3	42.1	2.0
6mo～	1604	8.75	1.03	69.8	2.6	44.8	2.0	44.2	1.4	43.9	2.1	1585	8.13	0.93	68.1	2.4	43.9	1.9	43.1	1.3	42.9	2.1
8mo～	1608	9.35	1.04	72.6	2.6	46.2	2.0	45.3	1.3	44.9	2.0	1622	8.74	0.99	71.1	2.6	45.3	1.9	44.1	1.3	43.8	1.9
10mo～	1584	9.92	1.09	75.5	2.6	47.5	2.0	46.1	1.3	45.7	2.0	1581	9.28	1.01	73.8	2.7	46.4	1.9	44.9	1.3	44.6	2.0
12mo～	1591	10.49	1.15	78.3	2.9	48.8	2.1	46.8	1.3	46.6	2.0	1595	9.80	1.05	76.8	2.8	47.8	2.0	45.5	1.3	45.4	1.9
15mo～	1583	11.04	1.23	81.4	3.1	50.2	2.2	47.3	1.3	47.3	2.0	1578	10.43	1.14	80.2	3.0	49.4	2.1	46.2	1.4	46.2	2.0
18mo～	1582	11.65	1.31	84.0	3.2	51.5	2.3	47.8	1.3	48.1	2.0	1572	11.01	1.18	82.9	3.1	50.6	2.2	46.7	1.3	47.0	2.0
21mo～	1582	12.39	1.39	87.3	3.4	52.9	2.4	48.3	1.3	48.9	2.0	1573	11.77	1.30	86.0	3.3	52.1	2.3	47.2	1.4	47.8	2.0
2.0y～	1580	13.19	1.48	91.2	3.8	54.7	2.5	48.7	1.4	49.6	2.1	1582	12.60	1.48	89.9	3.8	54.0	2.5	47.6	1.4	48.5	2.1
2.5y～	1551	14.28	1.64	95.4	3.9	56.7	2.5	49.3	1.3	50.7	2.2	1561	13.73	1.63	94.3	3.8	56.0	2.4	48.3	1.34	9.6	2.2
3.0y～	1586	15.31	1.75	98.9	3.8	57.7	2.3	49.8	1.3	51.5	2.3	1601	14.80	1.69	97.6	3.8	56.8	2.3	48.8	1.35	0.5	2.2
3.5y～	1588	16.33	1.97	102.4	4.0	59.2	2.4	50.1	1.3	52.5	2.4	1600	15.83	1.86	101.3	3.8	58.4	2.2	49.2	1.35	1.3	2.4
4.0y～	1588	17.37	2.03	106.0	4.1	60.7	2.3	50.5	1.3	53.4	2.5	1602	16.84	2.02	104.9	4.1	59.9	2.3	49.5	1.35	2.1	2.4
4.5y～	1593	18.55	2.27	109.5	4.4	62.2	2.4	50.8	1.3	54.4	2.6	1599	18.01	2.22	108.7	4.3	61.5	2.3	49.9	1.25	3.0	2.6
5.0y～	1592	19.90	2.61	113.1	4.4	63.7	2.4	51.1	1.3	55.5	2.8	1595	18.93	2.45	111.7	4.4	62.7	2.4	50.1	1.35	3.7	2.8
5.5y～	1605	21.16	2.82	116.4	4.5	65.1	2.5	51.4	1.3	56.6	3.0	1597	20.27	2.73	115.4	4.5	64.4	2.4	50.4	1.35	4.8	3.0
6～7y	1629	22.51	3.21	120.0	4.8	66.6	2.5	51.7	1.3	57.5	3.3	1623	21.55	2.94	118.9	4.6	65.8	2.4	50.7	1.35	5.7	3.1
0～3d	1534	3.32	0.40	50.4	1.7	33.5	1.7	34.2	1.3	32.8	1.5	1544	3.19	0.39	49.8	1.7	33.0	1.7	33.7	1.3	32.4	1.5

续表

年龄组（Age group）	男											女										
	n	体重（kg）		身高（cm）		坐高（cm）		头围（cm）		胸围（cm）		n	体重（kg）		身高（cm）		坐高（cm）		头围（cm）		胸围（cm）	
		Mean	SD	Mean	SD	Mean	SD	Mean	SD	Mean	SD		Mean	SD	Mean	SD	Mean	SD	Mean	SD	Mean	SD
1mo～	1528	5.12	0.73	56.6	2.5	37.7	1.9	38.0	1.4	37.4	2.0	1537	4.79	0.61	55.6	2.2	36.9	1.8	37.2	1.2	36.6	1.8
2mo～	1496	6.29	0.75	60.5	2.4	40.1	1.8	39.8	1.3	39.8	2.0	1498	5.75	0.72	59.0	2.4	38.9	1.9	38.8	1.3	38.7	1.9
3mo～	1538	7.08	0.82	63.0	2.3	41.5	1.9	41.1	1.4	41.3	2.1	1521	6.51	0.76	61.7	2.2	40.5	1.8	40.1	1.2	40.2	2.0
4mo～	1549	7.63	0.89	65.0	2.2	42.5	1.8	42.2	1.3	42.2	2.1	1552	7.08	0.83	63.6	2.3	41.5	1.8	41.2	1.3	41.1	2.0
5mo～	1528	8.15	0.93	67.0	2.2	43.5	1.7	43.1	1.2	42.9	2.1	1516	7.54	0.91	65.5	2.4	42.5	1.9	42.1	1.3	41.8	2.1
6mo～	1562	8.57	1.01	69.2	2.5	44.6	1.9	44.2	1.3	43.7	2.1	1567	7.98	0.94	67.6	2.5	43.5	1.8	43.1	1.3	42.6	2.1
8mo～	1548	9.18	1.07	72.1	2.6	45.9	1.8	45.2	1.3	44.5	2.1	1536	8.54	1.05	70.5	2.7	44.8	1.9	44.0	1.3	43.5	2.2
10mo～	1548	9.65	1.10	74.7	2.8	47.2	2.1	46.0	1.3	45.3	2.1	1522	9.00	1.04	73.2	2.7	46.1	1.9	44.7	1.3	44.2	2.0
12mo～	1564	10.11	1.15	77.5	2.8	48.4	2.0	46.4	1.3	46.2	2.0	1539	9.44	1.12	75.8	2.8	47.3	2.1	45.2	1.3	44.9	2.0
15mo～	1584	10.59	1.20	80.2	3.1	49.7	2.1	46.9	1.3	46.9	2.1	1559	9.97	1.13	78.9	3.1	48.8	2.1	45.8	1.3	45.8	2.0
18mo～	1571	11.21	1.25	82.8	3.2	51.0	2.2	47.5	1.2	47.8	2.0	1546	10.6	31.20	81.7	3.3	50.2	2.2	46.4	1.3	46.7	2.2
21mo～	1560	11.82	1.36	85.8	3.4	52.5	2.2	47.9	1.3	48.3	2.1	1548	11.2	11.27	84.4	3.3	51.5	2.2	46.8	1.3	47.3	2.0
2.0y～	1605	12.65	1.43	89.5	3.8	54.1	2.3	48.4	1.3	49.2	2.2	1602	12.0	41.38	88.2	3.7	53.2	2.3	47.3	1.3	48.1	2.2
2.5y～	1646	13.81	1.60	93.7	3.8	55.9	2.3	49.0	1.3	50.3	2.3	1643	13.1	81.52	92.4	3.7	55.0	2.3	47.9	1.2	49.1	2.1
3.0y～	1577	14.65	1.65	97.2	3.9	57.0	2.3	49.3	1.3	50.9	2.2	1577	14.2	21.66	96.2	3.9	56.2	2.2	48.3	1.3	50.0	2.2
3.5y～	1655	15.51	1.77	100.5	4.0	58.4	2.2	49.7	1.3	51.7	2.2	1620	15.0	91.82	99.5	4.2	57.6	2.3	48.8	1.3	50.7	2.3
4.0y～	1564	16.49	1.95	103.9	4.4	59.8	2.4	50.0	1.3	52.5	2.3	1557	15.9	91.89	103.1	4.1	59.1	2.3	49.0	1.2	51.4	2.3
4.5y～	1646	17.47	2.18	107.4	4.3	61.3	2.4	50.3	1.3	53.4	2.5	1574	16.8	42.07	106.2	4.5	60.4	2.4	49.4	1.3	52.0	2.4
5.0y～	1572	18.46	2.32	110.7	4.5	62.7	2.4	50.6	1.3	54.2	2.6	1565	17.8	52.35	109.7	4.6	61.9	2.5	49.6	1.4	52.8	2.6
5.5y～	1609	19.58	2.72	113.6	4.7	63.9	2.5	50.9	1.3	55.0	2.8	1596	18.8	32.49	112.7	4.7	63.2	2.5	49.9	1.3	53.6	2.7
6～7y	1666	20.79	2.89	117.4	5.0	65.5	2.6	51.1	1.45	6.0	2.9	1646	20.1	12.87	116.5	5.0	64.7	2.6	50.1	1.4	54.5	3.0

主要参考文献

1. 薛辛东 . 儿科学 . 2 版 . 北京：人民卫生出版社，2010.
2. 朱宗涵，申昆玲 . 小儿内科学 . 北京：人民卫生出版社，2009.
3. 黎海芪，毛萌 . 儿童保健学 . 2 版 . 北京：人民卫生出版社，2009.
4. 申昆玲 . 儿科学 . 2 版 . 北京：北京大学医学出版社，2009.
5. 金汉珍，黄德珉，官希吉 . 实用新生儿学 . 3 版 . 北京：人民卫生出版社，2009.
6. 李齐岳，杜军保，冯学斌 . 儿科学 . 3 版 . 北京：北京大学医学出版社，2008.
7. 沈晓明，王卫平 . 儿科学 . 7 版 . 北京：人民卫生出版社，2008.
8. 冯益真 . 实用小儿呼吸病学 . 北京：中国协和医科大学出版社，2006.
9. 沈晓明 . 临床儿科学 . 北京：人民卫生出版社，2005.
10. 刘湘云，陈荣华 . 儿童保健学 . 3 版 . 南京：江苏科学技术出版社，2005.
11. 杨思源 . 小儿心脏病学 . 3 版 . 北京：人民卫生出版社，2005.
12. 薛辛东 . 儿科学 . 北京：人民卫生出版社，2005.
13. 吴希如，李万镇 . 临床儿科学 . 北京：科学出版社，2005.
14. 汪翼，郭学鹏 . 儿科学 . 5 版 . 北京：人民卫生出版社，2005.
15. 石树中，虞人杰，黄醒华 . 新编新生儿窒息复苏 . 上海：上海科技教育出版社，2005.
16. 陈树宝 . 儿科临床医嘱手册 . 南京：江苏科学技术出版社，2004.
17. 杨锡强，易著文 . 儿科学 . 6 版 . 北京：人民卫生出版社，2004.
18. 吴希如，秦炯 . 儿科学 . 北京：北京大学医学出版社，2003.
19. 左启华 . 小儿神经系统疾病 . 2 版 . 北京：人民卫生出版社，2002.
20. 胡亚美，江载芳 . 诸福棠实用儿科学 . 7 版 . 北京：人民卫生出版社，2002.
21. 中国营养学会 . 中国居民膳食营养素参考摄入量（简要本）. 北京：中国轻工业出版社，2001.
22. 杨锡强 . 儿童免疫学 . 北京：人民卫生出版社，2001.
23. 廖清奎 . 小儿血液病基础与临床 . 北京：人民卫生出版社，2001.
24. 吴希如，林庆 . 小儿神经系统疾病基础与临床 . 北京：人民卫生出版社，1999.
25. 王继山，陈俭红 . 实用小儿胃肠病学 . 北京：北京医科大学中国协和医科大学联合出版社，1997.
26. 沈晓明，王卫平 . 儿科学 . 7 版 . 北京：人民卫生出版社，2008.
27. 申昆玲，姜玉武 . 儿科学 . 3 版 . 北京：北京大学医学出版社，2013.
28. 王卫平 . 儿科学 . 8 版 . 北京：人民卫生出版社，2013.

中英专业词汇索引